"十四五"职业教育国家规划教材

供护理、助产及其他医学相关类专业使用

急救护理技术

JIJIU HULI JISHU

主　编　程忠义
副主编　龙　冰　李栓梅　杨春晖
编　者（按姓氏汉语拼音排序）
程忠义（天水市卫生学校）
贾福强（营口市卫生学校）
李　敏（石河子大学护士学校）
李栓梅（宁夏卫生学校）
龙　冰（新疆巴音郭楞蒙古自治州卫生学校）
钱晓琼（昆明卫生职业学院）
任丽伟（首都医科大学附属卫生学校）
孙嘉伟（石河子大学护士学校）
杨春晖（梧州市卫生学校）
张　路（南阳医学高等专科学校）

科学出版社
北　京

内 容 简 介

本教材紧扣护理专业人才培养目标，以急救基本知识和技能为基本出发点，以简单有效的抢救措施为重点，紧密结合临床实际，按照绪论、院前急救、急诊科救护、重症监护技术、常用急救护理技术、心肺脑复苏、临床常见急症救护、急性中毒患者的救护、理化因素损伤患者的救护和灾难救护技术的顺序介绍在遇到突发疾病或意外伤害时的紧急处理方法，力求挽救患者生命，减少伤残。本教材充分体现了“互联网+教育”模式，附有实用数字化教学资源（设置于某些考点处，手机扫描可呈现），构思新颖，形式多样，融知识性、趣味性于一体，宜教易学。

本教材可供卫生职业院校护理、助产等医学类专业学生使用。

图书在版编目（CIP）数据

急救护理技术 / 程忠义主编. —北京：科学出版社，2018.1

“十四五”职业教育国家规划教材

ISBN 978-7-03-055396-6

Ⅰ. 急… Ⅱ. 程… Ⅲ. 急救-护理-中等专业学校-教材 Ⅳ. R472.2

中国版本图书馆 CIP 数据核字（2017）第 281922 号

责任编辑：池 静 / 责任校对：张凤琴

责任印制：赵 博 / 封面设计：铭轩堂

科学出版社 出版

北京东黄城根北街 16 号

邮政编码：100717

http://www.sciencep.com

天津市新科印刷有限公司印刷

科学出版社发行　各地新华书店经销

*

2018 年 1 月第 一 版　开本：787×1092 1/16

2025 年 1 月第十五次印刷　印张 11 1/2

字数：285 200

定价：29.80 元

（如有印装质量问题，我社负责调换）

中等职业教育数字化课程建设规划教材

教材目录

书　名	主编名	书　号
1. 语文	孙敬华　李经春	978-7-03-055597-7
2. 英语	方　莉	978-7-03-055594-6
3. 医护英语	曹　岚	978-7-03-055598-4
4. 计算机应用基础	张全丽	978-7-03-055596-0
5. 职业生涯规划与就业指导	宋晨升	978-7-03-055723-0
6. 护理礼仪	李　蕾	978-7-03-055595-3
7. 人际沟通	王艳华	978-7-03-055397-3
8. 解剖学基础	万爱军	978-7-03-055390-4
9. 生物化学	钟楠楠　丁金娥	978-7-03-055482-6
10. 化学（第3版）	丁宏伟	978-7-03-055914-2
11. 医用物理（第2版）	李长驰	978-7-03-055913-5
12. 生理学基础	柳海滨	978-7-03-055393-5
13. 病理学基础	周士珍　卢桂霞	978-7-03-055395-9
14. 药物学基础	符秀华	978-7-03-055387-4
15. 医学遗传学基础	王　懿	978-7-03-055349-2
16. 病原生物与免疫学基础	郑小波　王有刚	978-7-03-055449-9
17. 护理学基础	郭　蔚	978-7-03-055480-2
18. 内科护理	张晓萍	978-7-03-055354-6
19. 外科护理	王　萌　郝　强	978-7-03-055388-1
20. 妇产科护理	李民华	978-7-03-055355-3
21. 儿科护理	李砚池	978-7-03-055394-2
22. 健康评估	袁亚红　程　颖	978-7-03-055391-1
23. 社区护理	马　英	978-7-03-055389-8
24. 老年护理	杨建芬　张　玲	978-7-03-055350-8
25. 传染病护理	曾志励	978-7-03-055720-9
26. 中医护理基础	韩新荣	978-7-03-055558-8
27. 急救护理技术	程忠义	978-7-03-055396-6

前 言 QIAN YAN

党的二十大报告指出："培养造就大批德才兼备的高素质人才，是国家和民族长远发展大计。"教材是教学内容的重要载体，是教学的重要依据、培养人才的重要保障。本次教材编写旨在贯彻党的二十大报告精神和党的教育方针，落实立德树人根本任务，坚持为党育人、为国育才。科学出版社组织全国多家医药职业院校优秀教师依据教育部最新《中等职业学校专业教学标准（试行）》要求，结合我国医药职业院校当前的教学要求编写了本套教材。本套教材具有以下特点。

1. 新形态教材　本套教材是以纸质教材为核心，通过互联网尤其是移动互联网，将各类教学资源与纸质教材相融合的一种教材建设的新形态。读者可通过中科云教育平台，用手机扫描书页，快速实现图片、音频、视频、3D模型等多种形式教学资源的共享，并可在线浏览重点、考点及对应习题，促进教学活动的高效开展。

2. 对接岗位需求　本套教材中依据科目的需要，增设了大量的案例和实训、实验及护理操作视频，以期让学生尽早了解护理工作内容，培养学生学习兴趣和岗位适应能力。教材中知识链接的设置，旨在扩大学生知识面，鼓励学生探索钻研专业知识，不断进步，更好地对接岗位需求。

3. 切合护考大纲　本套教材紧扣最新"国家护士执业资格考试大纲"的相关标准，清晰标注考点，并针对每个考点配以试题及相应解析，便于学生巩固所学知识，及早与护考接轨，适应护理职业岗位需求。

4. 落实立德树人根本任务　将思政教育融入专业知识的学习过程中，着力培养医学专业学生敬佑生命、救死扶伤、甘于奉献、大爱无疆的崇高精神。

《急救护理技术》是本套教材中的一本。急救护理技术是用现代科学技术和医学理念对急危重症患者实施急救与护理的一门学科，目的是为了挽救患者生命，减少伤残，促进康复。其主要内容包括院外急救、院内急救、心肺复苏、常见急危重症监护与救护、理化因素所致急性损伤的急救方法等。本书以讲授急救基本知识和技能为基本出发点，在内容选择上力求与急救的临床实际及护士执业资格考试接轨，根据中职学生的认知特点，用文字、多媒体等多种方式讲述最基本的急救知识和技能，避免与相关专业内容重复。通过案例、知识链接、考点等模块，介绍新知识，拓展学生视野，突出学习重点；考点试题和自测题的设置，可对所学知识中的重点、难点进行强化和疏理。旨在明显提高学生的学习质量及效率。

本教材在编写过程中，得到了全国多家医药院校专家的鼎力支持，在此表示诚挚的谢意。由于水平所限，教材中若有不当之处，敬请同行批评指正！

编　者

2023 年 5 月

目录 MU LU

第1章 绪论

急救护理学是以挽救患者生命、减少伤残、提高抢救成功率、促进康复为目的，以现代医学和护理专业理论为基础，研究急危重症患者抢救、护理和科学管理的一门重要的临床医学学科，是现代医学的重要组成部分。急救护理技术是急救护理学的核心内容，目的是当突发疾病或意外伤害不期而至时，尤其当伤病员较多时，及时正确地组织抢救，通过自救和互救，及时、高效地抢救各类急危重症患者，大大改善预后，降低死亡率。是一个国家、地区、医院的管理水平和医疗水平的具体体现。

第1节 概述

急救护理技术是用现代科学和医学理念对急危重症患者实施急救与护理的一门学科，内容包括院前急救、院内急救、危重症监护、心肺复苏、理化因素引起的急性损伤患者急救、各科急危重症患者急救、灾难救援和急救护理知识宣传普及急救新技术研究等。

一、院前急救

院前急救是指患者进入医院前的医疗救护。是挽救患者生命，提高抢救成功率，减少伤残的关键。主要内容包括现场评估病情、呼救、受伤患者检伤分类、现场救护、搬运与转送等。及时正确的院前急救对抢救患者生命，防止再损伤，减轻患者痛苦，提高抢救成功率，减少致残率具有极其重要的意义，为进一步的诊断、抢救和护理创造条件，是急救医疗服务体系的重要组成部分。

院前急救的质量和效果不仅取决于专业急救人员的急救水平，更与全社会人员对急救知识普及和掌握有关，因此院前急救是一项服务于广大人民群众的公益事业。只有加强院前急救的宣传教育，提高全民急救知识的知晓率、自救互救的意识与能力，实现非医护人员与专业救护人员的救护配合，才能提高抢救的成功率。

二、急诊科救护

急诊科救护是院前急救的延续，是医院急危重症患者的首诊场所，也是急救医疗服务体系的重要组成部分。急诊科是急危重症患者最为集中、抢救任务最为繁重的临床一线科室，承担急诊患者的急诊接诊、危重患者抢救、突发公共卫生事件救援等多项急救工作。

急诊科不仅应配备受过专业训练、掌握急救医学专业知识和技能的医护人员，也应配备先进设施设备、有效的急救药品，还应有与开展急救工作相适应的工作环境。只有这样才能对来院的急诊患者提供高效的紧急医疗救护服务，挽救生命，稳定病情，为患者及时获得后续的专科医疗服务提供支持和保证。

急诊科病种繁多复杂，一切医疗护理活动以“急”为特点，是医院的“前沿阵地”，急救水平反映着医院整体水平。

三、重症监护

重症监护是指受过专门训练的医护人员，利用先进的监护和急救设备对危重症患者进行的全面监护与治疗。通过重症监护可发现患者病情变化，选择与病情变化相一致的抢救方法。重症监护的研究范围不仅是危重症患者的监护和治疗，还要包括重症监护病房人员配备、设备使用维护、患者准入、并发症防治等多项相关工作。

四、灾难救援

我国处于自然灾难（如台风、地震、泥石流、洪水、火灾等）高发区，灾难救援显得尤为重要。当然灾难救援不仅是自然灾难后的救援，也包括人为灾难（如战争、交通事故、化学物质污染、物理性损害等）的救援。灾难发生后往往造成大量人员的伤亡。灾难救援需要得到社会各界的重视、支持和帮助，尤其是大型灾害事故及战争救援，需要动员全社会的力量，有组织、有计划协调工作，全面统筹，合理安排人力、物力、财力，在最短的时间内争取最佳的救援效果。

五、急救人才培养

随着现代急救医学的快速发展，急救护理的知识技术也在飞速发展，人民群众对急救质量要求不断提高，急救护理岗位的专业化程度越来越高、知识和技能更新越来越快。能够现场评估病情、伤病员检伤分类、现场救护、搬运与转送，能够在急诊科独立完成急诊分诊、病情评估、紧急救护、协调配合等工作，能够正确判读各项监护指标、发现病情变化，能够依据复杂病情和个体化需求完成急诊特殊护理程序，能够掌握多元化最新知识和技能，才能成为合格的急救护理人员。

急救护理人才的培养是多层次的。《急救护理技术》在中等卫生职业学校护理、助产专业的开设，就是为了培养更多的、合格的急救护理人才，满足我国急救医学的发展需求。

知识链接

在我国，每年约有 7000 万患者到各地医院就诊，其中 7%为急危重症患者，需要立即得到有效救治，而我国从事急诊医学的医护人员远远不能满足，因此加强急诊医学教育的基本建设，加强急诊医护人员的培养已成为我国发展急诊医学的当务之急。

第 2 节　急救护理发展简史

急救是在人们谋求生存和发展的过程中逐步产生的，古人在与自然的搏斗中要受到猛兽的攻击和自然灾难的摧残，受伤后止血、疼痛时用热灰热敷、休息等说明急救是和人类社会发展同步的。

19 世纪中叶，南丁格尔率领 38 名护士前往战地救护伤员，使前线受伤的英国士兵死亡率从接近 42%下降至 2.2%，出色的表现奠定了她在现代护理学中的地位，充分说明了有效的抢救及护理对提高伤病员的生存率是非常重要的。

20 世纪中叶，随着社会的发展，交通事故所致的伤害急剧增加，为使急危重症患者得到及时救治，各国都十分注重现场救护与转运，积极培训急救医护人员并加强院外运输装备。20 世纪 50 年代欧洲曾发生脊髓灰质炎大流行，许多患者出现呼吸麻痹，不能自主呼吸，而呼吸机等先进急救设备及医疗技术的应用挽救了众多人的生命。

我国在 20 世纪 50 年代，开始在大中城市建立急救站，但只是将危重患者集中在靠近护士站的病房和急救室，以便于护士的密切观察和护理；将外科手术后患者先送入术后苏醒室，待清醒后再转入病房。1980 年 10 月，卫生部（2013 年后称为国家卫生和计划生育委员会）“关于加强城市急救工作的意见”要求根据条件加强急救工作，各地各医院逐步开展急救工作，急救医学迎来了快速发展，相继建立了急救中心，各医院也先后成立了急诊科和（或）重症监护室（ICU）；1986 年 11 月，随着《中华人民共和国急救医疗法》实施，急救工作有法可依步入正轨，急救医学在我国得到高速发展。随后，急救医学逐步形成了较为完善的急救医疗服务体系，设立了全国统一呼叫号码“120”，但各地发展并不均衡，特别是广大农村地区许多急诊患者仍不能得到及时救治。随着人们急救意识的增强，急救知识和技术的普及，急救医疗服务体系越来越健全，急救医疗护理水平将会不断提高，满足广大人民群众日益增长的急救需求。

第 3 节　急救医疗服务体系

急救医疗服务体系（EMSS）是院前急救、院内急诊科诊治、重症监护病房（ICU）救治和各专科的“生命绿色通道”为一体的急救网络。院前急救负责现场急救和运输途中的救护，急诊科和 ICU 负责院内救护，既适合于平时的急救医疗工作，也适合于大型灾害或意外事故的急救。急救医疗服务体系应包括完善的通信指挥系统、现场救护、有监测和急救装置的运输工具及高水平的医院急诊服务和强化治疗。该系统的组成部分既有各自的工作职责和任务，又相互密切联系，是一个有严密组织和统一指挥的急救网络。实践证明，该体系的建立在抢救患者的生命中发挥着越来越大的作用。

知识链接

英国，从 1948 年开始建立由门诊、诊所、健康中心、急救站和医院所组成的急救网。法国，1956 年在巴黎首先组成了一个急救系统，1965 年建成较完整的 EMSS。美国 EMSS 由警察、消防和医疗救援综合为一体，形成“911”体系。我国在 1987 年 5 月设急救医学为一门独立的医学学科，急救医学得到快速发展，EMSS 正逐步加强和进一步完善。

一、建立、健全急救医疗服务体系

对于急危重症患者的急救，“时间就是生命”，及时在现场进行正确、有效的初步急救，可使患者在生命体征尽可能稳定的情况下被送到医院进行确定性的治疗。而急救医疗服务体系的有效运行，是患者最短时间内获得救治的保证。

急救医疗服务体系（EMSS）是在卫生行政部门和所在单位直接统一领导下，实施急救的专业组织。有的地区还将公安、交警、消防及医疗的报警系统整合，建立了联合出动救援模式。理想的急救医疗服务体系是各组成部分既能履行各自职责和任务，又能相互密切联系，协调一致完成全体系工作。即患者在发病或事故现场能得到及时有效的初步救护，并安全快速转运到医院，在急诊科、重症监护病房实现高水平监护与救治。

我国现行急救医疗服务体系由急救中心、医院急诊科（室）、乡镇卫生院、城市社区服务中心（站）等基层卫生组织相结合组成。

（一）急救中心

目前，我国地市级及以上城市均建有急救中心，下设若干急救站。设立了统一的“120”急救呼叫电话和通信指挥网络，在市卫生行政部门的领导下统一指挥全市日常急救工作和上级指派的临时救护任务。主要职责是从“120”呼叫之初就开始有组织地指挥、协调现场急救，最大限度发挥EMSS的优势与作用。急救站在急救中心的领导下工作，承担一定的现场急救，负责对急危重症患者和意外事故伤病员进行现场急救和转运。

急救中心（站）的主要任务：①急救中心（站）在市卫生行政部门直接领导下，统一指挥全市日常急救工作，急救站在中心急救站的领导下，担负一定范围的抢救任务；②以医疗急救为中心，负责对各科急危重症患者及意外灾害事故受伤人员的现场和转送医院途中的抢救治疗；③在基层卫生组织和群众中宣传、普及急救知识，有条件的急救中心承担一定的科研教学任务；④接受上级领导指派的临时急救任务。

（二）医院急诊科

医院急诊科（室）是院内急救的首诊场所，是院前急救的延续，是急救医疗服务体系的第二个重要环节，急诊科实行24h开放，在医疗护理过程中应突出“急”。急诊科任务：①承担急救站转送的急危重症患者的诊治、抢救和留院观察工作；②有些城市的医院急诊科同时承担急救站的任务，其医疗服务水平是医院整体医护水平的缩影。急诊科特点是急危重症患者集中、病种多、病情复杂，抢救和管理任务繁重。为减少各种矛盾的发生，应加强科室之间、医患之间的沟通。急诊科是医院的窗口科室，工作中应时刻维护医院的形象。

（三）重症监护

重症监护是指应用现代医学理论、先进的诊断方法及监测技术，由专业化的精干医护人员对急危重症患者进行连续监测、诊断、强化治疗与护理。重症监护病房（ICU）是实施监护的场所。系统的、高质量的医学监护和救治是提高急危重症患者抢救成功率、降低死亡率和伤残率的重要保障。

（四）卫生院、社区服务中心

卫生院、社区服务中心作为基层医疗服务机构，在急救医疗服务体系中的作用越来越突出，能使急救医疗服务体系更加接近现场，为患者提供更加及时的急救服务。任务：①在急救专业机构的指导下，学习和掌握现场救护基本知识及技术操作；②负责所在地的战伤救护、防火、防毒等知识的宣传教育工作；③一旦出现急危重症患者或意外灾害事故，在急救专业人员到达前及时、正确地组织开展现场自救、互救工作。

二、急救医疗服务的特点

急救医疗服务对象为急危重症患者，具有起病急、病情重、变化快、病因复杂等特点，特别是在灾难救援时，较多的患者、复杂的病情、恶劣的救护环境、紧缺的救护设备和人力资源常常影响急救医疗服务的开展。救护人员在救护患者的过程中需要应用各临床专科技术和急救技术，其业务范围广，工作性质具有独立性和专业性，要求在最短的时间内用最有效的救护手段做出判断，独立或合作开展紧急救护，这对从事急救医疗服务的医护人员提出了更高要求。

三、急救医疗服务体系（EMSS）的主要参与人员

1．第一目击者　也就是发现急危重症患者、能正确地进行呼救并参与实施初步急救的人员。

2．急救医护人员　一般情况下，救护车上应配备1～2名合格的急救人员，参加随救护车在现场和运送途中的救护工作。重大事故灾害现场需要更多的急救医护人员。

3．医院急诊科的医护人员　患者到医院，由急诊科医护人员进行正确治疗。

四、急救医疗服务体系的管理

（一）完善的政策法规

从1980年10月卫生部（国家卫生和计划生育委员会）颁布《关于加强城市急救工作的意见》开始，到2013年12月国家卫生和计划生育委员会颁布《院前医疗急救管理办法》的落实，我国制定并实施了一系列关于急救医疗的政策法规，使我国急救事业得到迅速发展，从急救组织建立、体制管理、救治质量等方面给予了政策性和指导性支持，推动了我国急救医疗服务体系的进程，逐步建立了较为完善的急救医疗服务体系，并将在抢救患者的生命中发挥越来越大的作用。

（二）布局合理的急救医疗服务体系

我国人口众多，各地区经济发展差异大，卫生资源配置不均衡，急救医疗服务体系布局也不相同，在经济发达地区布局合理，而在经济不发达地区急救医疗服务体系的各环节存在许多衔接不良的问题。各地应根据当地实际情况积极完善急救医疗服务体系。通过合理布局、科学管理，使急救医疗服务体系更加完善，取得最佳效益。

（三）加强急救专业人员培训

急救知识日新月异，建立健全急救人员长效培训机制，不断提高专业急救人员技术水平，是保证急救质量的关键。通过普及急救知识、培训相关人员，提高院前急救人员的业务水平和能力；急救医疗服务体系管理人员也应具有医学资格并接受相关专业管理培训；建立复训制度；有计划地组织急救知识讲座、急救新技术培训，积极开展急救护理学术与信息交流，更新急救理念，使急救护理科研、教学、实践紧密结合，促进急救护理人才培养，适应快速发展的急救事业需求。

（四）加强急救医疗服务体系硬件建设

1．配备符合院前急救的转运工具　急救转运工具是转运患者的载体，也是在转运途中实施监护救护的场所，能快速将患者送往医院，为开展进一步的救护争取时间。急救转运工具要符合标准；标志灯具、报警装置、图案要符合相关规定；要配备必要的抢救和监护设备；做到专车专用。

2．建立灵敏高效的急救通信网络　灵敏高效的急救通信网络是提高急救应急能力的硬件保证，能及时准确传递急救信息。急救中心通信系统应当具备系统集成、急救车定位跟踪、呼叫号码和位置显示、计算机辅助指挥、移动数据传输、无线集群语音通信等功能。

知识链接

急救警示标志

紧急医疗服务体系（EMSS）的国际标志是“生命之星”。广泛应用于救护设备与器材、转运工具、救护服装上。

国际医疗急救标志用蓝、黄两种颜色。以圆环为基底。圆环外以蓝色橄榄枝组合，圆环中心是蓝色“生命之星”及其中心的白色的蛇与手杖。生命之星有六条臂，臂间为黄色。

（五）普及急救知识

普及急救知识对缩短急救反应时间，尽早开始抢救工作，提高生存率、减少伤残的发生具有重要意义。只有广泛开展急救知识宣传，树立全民急救意识，普及急救技术，才能在意外事故发生时，在专业人员还没有到达现场前，现场民众立即进行自救互救，各部门给予多方面的全力支持。

第4节　急救护理人员的素质要求和学习方法

一、人员素质要求

1. 具备良好的职业道德　面对急危重症患者，救护人员要有强烈的责任心，牢固树立“时间就是生命”的观念，发扬不怕脏、不怕累、不怕危险的奉献精神，快速高效地开展抢救，最大限度地争取抢救和治疗时机。

2. 具备良好的身心素质　急救护理工作紧张激烈、强度大、精神压力大。救护人员不仅要有健康的体魄、较强的耐受力和体力、吃苦耐劳的品质，还应具备强大的心理承受力和良好的心理调适能力，要始终保持充沛的精力随时应对突发事件。急救管理者应关注急救医护人员身心健康，定期组织放松活动，提供心理咨询与疏导，减少职业倦怠，提高关注效率，保证工作安全。

3. 掌握扎实的理论知识　急救人员面对的患者常常有多种疾病同时存在，是涉及多个专科的急危重症，这就要求急救护士不仅要有扎实的急救理论知识，还要有内、外、妇、儿等各专科的理论知识和伦理学、心理学、社会学等相关学科知识。要善于将学科知识融会贯通，善于运用评判性思维，敏锐观察分析抢救过程中遇到的各种问题。认真思考，科学总结成功和失败的经验与教训，不断提高工作能力。

4. 熟练掌握常用的急救护理技术　紧急医疗救护是一个系统工程，需各方面人员协调作战、各环节密切配合，特别是大量急危重症患者的抢救，对救护人员的急救水平要求很高，必须准确熟练完成各项急救护理操作，才能保证急救工作顺利开展，提高抢救成功率，减少伤残，否则会影响整体抢救效果。

二、学习急救护理的方法

1. 树立正确的人生观和价值观　《护士守则》指出：护士应当奉行救死扶伤的人道主义精神，履行保护生命、减轻痛苦、增进健康的专业职责。学习急救护理技术的基本目的是挽救急危重症患者生命，减少伤残，提高患者生存质量，更好地为人类健康服务。学好急救护理技术是为了提高自身为人民服务的本领，更好地为人类健康服务。只有学习目的明确，才能付出精力、学好急救护理技术。

2. 以现代护理观念为指导　现代医学认为“健康是身体上、精神上和社会适应上均处与完好状态，而不仅仅是没有疾病或不衰弱。”护士不仅要帮助和护理患者，还需要提供健康咨询和健康指导，是护理的提供者、决策者、管理者、沟通者、研究者及教师、督导。

自 测 题

A_1型题

1. 急救护理的目的是（ ）
   A. 抢救患者生命
   B. 提高抢救成功率
   C. 促进患者康复
   D. 减少伤残率和提高生命质量
   E. 以上都是
2. 急救护理学起源于（ ）
   A. 17世纪
   B. 18世纪
   C. 19世纪初
   D. 19世纪中叶
   E. 20世纪
3. 急救护理学研究内容（ ）
   A. 院外急救　B. 急诊科抢救
   C. 危重症监护　D. 急救医疗服务体系
   E. 以上都是
4. 能使伤病员在最短时间获得救助的保证是（ ）
   A. 有装备良好的救护车
   B. 有无线电通信
   C. ICU
   D. 高素质医护人员
   E. 急救服务体系的有效运行
5. 患者在发病或受伤时，最好由谁来进行最初的救护（ ）
   A. 第一目击者　B. 医疗单位赶赴现场
   C. 交通警察　D. 家属
   E. 红十字会卫生员赶赴现场
6. 急救医疗服务体系中第一个重要环节是（ ）
   A. 院外急救　B. 心肺脑复苏
   C. 止血　D. 救护车送医院
   E. 途中监护
7. 院外急救应该包括（ ）
   A. 伤员本人自救　B. 亲属、朋友间互救
   C. 救护车现场急救　D. 途中救护
   E. 以上都是
8. 猝死患者抢救的最佳时间是（ ）
   A. 4min　B. 8min
   C. 10min　D. 30min
   E. 60min
9. 院外急救遵守的原则是（ ）
   A. 先救治后运送　B. 急救与呼救并重
   C. 先复苏后固定　D. 先重伤后轻伤
   E. 以上都是
10. 我国定的医疗急救电话是（ ）
    A. 15　B. 120
    C. 199　D. 911
    E. 999

（程忠义）

第2章 院前急救

第1节 概　述

院前急救也称院外急救，是指在医院之外的环境中对各种危及生命的急症、创伤、中毒、灾难事故等伤病者进行现场救护、转运及途中救护的统称。它是抢救生命的重要保证，同时也是急救工作中的重要环节。

一、院前急救的重要性及特点

（一）院前急救的重要性

1. 医疗角度　院前急救是急救医疗服务体系的重要组成部分。对猝死、严重创伤等危重症患者的抢救，时间就是生命，抢救越及时，患者存活率越高。否则，一旦错过最佳抢救时间，即使医院设备再好，医生医术再高明，也无法起死回生。而对于非危重症患者，及时有效的对症治疗可明显减轻患者痛苦，降低致残率，提高治愈率。

2. 社会救灾角度　院前急救是一个国家、城市和地区对于各种灾害的应急防御功能的重要组成部分，是衡量其经济发展、精神文明建设和综合服务能力的重要标志。同时，院前急救也是社会医疗保障体系的重要组成部分，能够有效降低各种急、慢性疾病及意外伤害事故的死亡率和伤残率。

（二）院前急救的特点

1. 随机性　引起急危重症的原因可能是急症、创伤、中毒、灾难事故等各种原因，事件发生突然，伤病员有时少，有时多，有时分散，有时集中；伤病员的情况也是无法预测的，伤情有时较轻，有时严重，病种有时单一，有时多发，随机性强。

2. 紧迫性　救护人员在接到“呼救”后，时间紧急，需迅速行动，立即奔赴现场实施抢救，抢救过程中需果断进行紧急处理，刻不容缓。同时，由于大部分伤病员病情紧急，患者及其家属心理上存在焦急和恐惧，要求迅速送往医院的心情也十分迫切。

3. 复杂性　伤病员病情各异，病种复杂，可能涉及各科疾病，而且是未经筛选的急危重症。在无充足时间和全面设备进行详细诊断的情况下，现场急救只能以对症治疗为主。

4. 艰难性　现场急救环境较差，如空间狭窄、光线暗淡，群众围观、环境嘈杂，事故现场险情未排除，可能造成人员再损伤等；劳动强度较大，如长距离颠簸、随身携带急救箱和担架、爬高层楼梯等；人身安全存在风险，如进入塌方现场、救治精神病患者等。

5. 灵活性　由于急救现场都在院外，急救人员携带急救药品和设备能力有限，常常处于缺医少药的状况，因此需要急救人员灵活多变，就地取材。

6. 社会性　工作范围常常超出纯粹的医学和护理领域，涉及社会各个方面，如与患者家属、事件目击者、围观者、警察、记者、犯罪嫌疑人等人员接触交流。

二、院前急救的任务

（一）平时呼救患者的院前急救

这是日常急救的主要任务。呼救患者通常可分为3类：①短时间内有生命危险的急危重症患者。如急性心肌梗死、窒息、严重创伤等，这类患者必须进行现场抢救，目的在于挽救患者的生命或给予基础生命支持。此类患者占呼救患者的10%～15%，其中需就地进行心肺复苏的患者少于 5%。②病情紧急但短时间内无生命危险的急诊患者。如骨折、急腹症、哮喘等，这类患者现场急救的目的在于稳定病情，减轻痛苦，防止并发症的发生。此类患者占呼救患者的70%～80%。③慢性病患者。这类患者呼救的目的是需要救护车提供转运及途中监护服务，而不需要现场急救。此类患者占呼救患者的10%～15%。

（二）灾害或战争时的院前急救

当遭遇自然灾害、人为灾害或战争时，需在做好现场急救的前提下，密切配合现场的其他救灾系统，如消防、公安、交通等部门。当有大批伤病员时，应结合实际情况执行有关抢救预案。如无预案，则需加强伤员的分类和现场救护，合理分流和运送。

（三）特殊任务的救护值班

特殊任务是指当地的大型集会、重大赛事、重要会议及外宾来访等。执行救护值班任务的急救系统应处于一级战备状态。

（四）通信网络的枢纽任务

院前急救的通信网络承担着急救信息的接收、传递、指挥调度任务，起着承上启下、沟通信息的作用。一般由3个方面构成：①居民与急救中心（站）的联络；②急救中心（站）与所属分中心（站）、救护车、医院急诊科的联络；③中心（站）与上级领导、卫生行政部门及其他救灾系统的联络。

（五）急救知识的宣教

通过广播、电视、宣传栏、网络等媒体普及急救知识，举办各种急救知识与技能培训班，提高民众自救、互救的意识与能力，让更多的人成为能够在突发现场开展现场救护的“第一目击者”。

三、院前急救的原则

院前急救的总原则：经院前急救能存活的伤员应优先救治。在此基础上，还应遵循以下几条原则。

（一）先排险后施救

是指在实施现场救护前应先进行环境评估，如有必要，应先迅速排险后再实施救护。如地震造成的塌方现场，应先将患者脱离险区后再进行救护，以保证急救人员与患者的安全。

（二）先重伤后轻伤

是指优先抢救危重者，后抢救较轻者。在抢救过程中，当遇有心搏、呼吸骤停应先进行心肺复苏，如同时伴有骨折，则待心搏、呼吸恢复后，再进行骨折固定，即先复苏后固定；当遇有大出血又伴创口者，应先立即止血，再进行创口包扎，即先止血后包扎。但当遇到大批伤病员时，在有限的时间、人力、物力情况下，应在遵循先重伤后轻伤原则的同时，重点抢救有可能存活的伤病员。

（三）先救治后运送

是指对危重患者，必须在现场进行初步的紧急处理后，才可在严密监护下转送至医院。

（四）急救与呼救同时进行

是指当有多人在现场时，应将救护与呼救同时进行，以尽快得到外援；当只有一人在现场时，应在施救的同时，争取在短时间内进行电话呼救。

（五）转运与监护急救相结合

是指在转运过程中要密切监护患者病情，并根据需要进行相应的急救措施，尽量确保患者安全到达目的地。

四、我国院前急救工作模式

由于我国各地在经济实力、城市规模、急救意识、服务区域及传统观念影响方面差异较大，院前急救模式较多，大致可分为以下几类。

（一）独立型

有独立的急救中心，具有现代化水平和专业配套设施。急救中心接到呼救后，调度出车出人到现场急救，然后监护运送患者回急救中心或附近医院。

（二）单纯型

由医疗救护站及其所属分站与该市若干医院紧密协作的急救模式。救护中心接到呼救后，调度指派就近分站出车出人到现场急救，然后监护运送患者到协作医院继续院内救护。

（三）指挥型

由急救指挥中心负责全市急救工作的总调度，以若干医院的急诊科为相对独立的急救单位，按医院专科性质和区片划分，分片出诊。急救通信指挥中心接到呼救后，立即通知该区域承担院前急救任务的医院急诊科，急诊护士接到电话指令后，由值班护士按病情通知相关专科医生、护士及驾驶员赶赴现场，进行抢救，然后监护运送患者回本院继续治疗。

（四）依附型

主要附属于一家综合医院，并拥有现代化的急救仪器设备和救护车，经院外处理后可送到附近医院或自己的附属医院。急救中心接到呼救后，急救中心的院外急救部派人派车到现场急救，然后监护运送患者回急救中心，由院内急救部继续救治。

（五）相对独立型

一个既依托各大医院，又自成体系的急救医疗指挥中心。急救中心实行“集中受理、分区处理、就近派车”的调度原则，以各大医院急诊科为急救单位，负责大部分出车，急救中心只负责重大事故的抢救。

（六）联动型

急救与消防、警务相结合，与其共同使用“999”通信网络。接到呼救后，消防部门从就近的救护站派人派车赶赴现场进行急救，然后监护运送患者到附近医院。

第 2 节　院前急救护理

一、现场评估与紧急呼救

（一）现场评估

快速评估造成事故、伤害或发病的原因，观察是否存在对救护者、患者或旁观者造成伤害的危险环境，及时消除险境。

快速评估危重病情，主要对意识、气道、呼吸、循环等几方面进行评估。

（二）紧急呼救

1. 救护启动 即早期呼救，是抢救危重患者的“生存链”中的第一步。快速启动急救医疗服务体系，提高救援效率。

2. 电话呼救 我国统一的医疗急救电话为“120”，在电话呼救时应清楚说明下列情况：①呼救人电话号码与姓名，患者姓名、性别、年龄及联系电话；②患者所在的确切地点，尽可能指出周围明显的标志和最佳路径等；③患者目前最危急的情况，如昏迷、骨折等；④灾害事故、突发事件，要说明伤害性质、严重程度、发生的原因、受伤人数等，以及现场已采取的救护措施。

二、检伤分类

在灾害事故现场，常常出现伤员多、伤情复杂，人力、物力、时间有限的情况，为了提高伤员的救治效率，快速有效的检伤分类是非常重要的。在检伤与分类过程中必须采取边检伤、边分类、边抢救的原则，每位伤员分检时间一般为1～2min。一般按照头部、颈部、胸部、腹部、骨盆、脊柱及四肢的顺序进行全身系统的伤情检查。

1. 头部体征

（1）头颅：头颅大小、形状；头皮有无外伤。

（2）面部：面色是否苍白、潮红或发绀；有无出汗、外伤。

（3）眼：眼球表面及晶状体有无充血、出血；患者视物是否清楚；眼周皮肤有无淤血、损伤。

（4）鼻：鼻腔是否通畅，有无呼吸气流；鼻孔有无血液或脑脊液流出；鼻骨是否断裂或鼻轮廓是否变形。

（5）口：口唇有无发绀、樱红等颜色变化或破损、出血等；口腔内有无呕吐物、血液、食物、脱落的牙齿等。

（6）耳：听力有无异常；耳廓有无损伤；耳道有无异物及血液、脑脊液流出。

2. 颈部体征 观察颈部外形与活动，有无损伤、出血、血肿；观察气管是否居中；检查颈椎处有无压痛、肿胀，有无颈项强直；触摸颈动脉的强弱和节律。

3. 胸部体征 检查有无锁骨骨折；检查胸部有无创伤、出血或畸形，双侧胸廓是否对称；检查有无肋骨骨折。

4. 腹部体征 观察腹部外形有无膨隆、凹陷，有无创伤、出血，以及腹式呼吸运动情况；检查有无腹膜刺激征等。

5. 骨盆体征 检查双侧髋部有无疼痛或骨折存在；观察外生殖器有无损伤。

6. 脊柱体征 检查有无肿胀或畸形；在未确定是否存在脊髓损伤的情况下，切不可盲目搬动患者。

7. 四肢体征 观察四肢主动活动情况，检查有无骨折、损伤、肿胀和压痛等。

对伤病员进行现场分类，利于救治，提高急救效率（详见第10章）。

三、现场救护

（一）体位

昏迷患者取平卧位头偏一侧，以防出现误吸误咽；休克患者采用中凹卧位或平卧位；其他患者可采取屈膝侧卧位，该体位可使患者最大程度地放松。

松解患者的衣领、裤带等。掌握除去患者衣物、鞋袜、头盔的护理技巧。①脱上衣：先健侧后患侧；②脱长裤：患者平卧位，将长裤从腰部退到髋下，双下肢保持平直，不可随意抬高或弯曲，将长裤平拉下；③脱鞋袜：托起并固定踝部，向下向前顺势脱下；④脱头盔：用力将头盔向外侧扳开，再向后上方托起，即可取下。情况紧急时，可用剪刀直接剪开衣物、鞋袜等。

（二）维持呼吸系统功能

保持呼吸道通畅，包括清除痰液及分泌物、吸氧。对呼吸、心搏骤停者施行口对口人工呼吸或球囊通气、气管内插管通气。对张力性气胸的患者进行穿刺排气等。

（三）维持循环系统功能

保持血压在正常范围，对心搏骤停者实施心肺复苏，必要者可给予心电监测、电除颤等。

（四）维持中枢神经系统功能

包括对急性脑水肿患者的脱水、急性脑血管病患者颅内压增高的预防、扩血管、止血和溶栓等急救护理。

（五）对症救护

根据不同病情给予止血、止痛、解痉和止吐等。

对疑有脊椎损伤患者应立即予以制动，有条件者可使用颈托或腰托加以制动保护，以免造成瘫痪。

四、急救区域划分及现场分流

当有大批伤病员时，为了便于对已分类患者进行急救，一般将急救现场划分为4个区域。

1. 收容区　患者集中区。
2. 急救区　接受危重症患者（红色或黄色卡），并做进一步抢救。
3. 后送区　接受能行走或较轻的患者（蓝色卡）。
4. 太平区　停放已死亡者（黑色卡）。

在现场检伤分类与救护的基础上，要按不同病情进行患者的快速分流，以保证患者及时得到后续救治与处理。①轻度损伤者：经一般处理后可分流到社区卫生站点；②中度损伤者：经对症应急处理后可分流到附近有条件的医院；③重度损伤者：经现场急救、维持生命措施后，生命体征稍趋稳定可分流到附近有条件的医院；④死亡者：做好善后与遗体处理。

五、转运与途中监护

转运途中应加强支持性治疗，做好患者的输液、吸氧、吸痰等护理措施，密切监测各项生命体征，一旦出现紧急情况，立即急救。做好抢救、观察、监护等有关医疗文件的详细记录，并做好患者的交接工作。

常用转运工具及途中监护注意事项如下。

1. 担架　舒适平稳，机动性强，不受地形限制，但转运速度慢，耗费人力。一般患者取仰卧位，昏迷患者头偏一侧，脊椎损伤患者应使用硬板担架。行进中患者头在后，脚在前，利于观察病情。

2. 汽车　舒适快捷，转运速度快，但受路面情况影响较大。如遇路面颠簸、转弯、上下坡时，应减速慢行，尽量减震，并密切监护患者病情，防止造成损伤加重。若病情变化，车辆行进中不能操作，应立即停车急救。

3．列车　平稳方便，转运人数多，但车厢内环境较差。当转运大批伤员时，应对患者进行分类，重点监护危重症患者，随时观察病情变化。

4．飞机　平稳快捷，转运速度快，不受路况影响，但随着飞行高度的增加，氧含量下降，会对心肺功能不全患者造成不利影响。转运过程中应加强监护，注意保暖和湿化呼吸道。一般将患者横放于机舱内，休克者头朝向机尾。

自测题

A_1/A_2型题

1．我国城市急诊中心专线电话为（　　）
A．110　B．120
C．112　D．911
E．119

2．下述哪项不属于现场急救技术（　　）
A．心肺复苏　B．止血
C．包扎　D．复位
E．固定

3．下述哪项不属于院外急救任务（　　）
A．对呼救者的急救
B．灾害事件时的急救
C．大型比赛时的救护值班
D．急救联络工作
E．营养保健知识普及宣教

4．李先生，35岁。山体滑坡掩埋现场救出，呼吸微弱。查体：意识淡漠，面色发绀，口鼻有泥土，右小腿变形，皮肤伤口出血。应首先处理的是（　　）
A．清理呼吸道，清除口鼻异物
B．人工辅助呼吸
C．清创
D．止血
E．骨折固定

5．赵先生，42岁。操作车床时右手受伤、离断。关于离断肢体，处置错误的是（　　）
A．放于清洁或无菌的容器中
B．离断肢体严格消毒
C．低温保存
D．防水保存
E．离断肢体与患者同车转送

6．王先生，29岁。从5m高处坠下。救护人员到达现场后，护理体检不妥的是（　　）
A．观察意识与瞳孔
B．测量生命体征
C．细致周到的全身检查
D．检查脊柱受伤情况
E．询问受伤经过和伤后自行活动情况

7．林先生，22岁。从3m高的树上摔落，怀疑颅底骨折，有助于诊断的依据是（　　）
A．昏迷　B．呕吐
C．血压升高　D．肢体偏瘫
E．脑脊液从耳鼻流出

8．孙女士，39岁。疑脊柱损伤。体检中错误的是
A．平卧于硬质平面（　　）
B．手平伸于后背，自下向上触摸脊突
C．不盲目翻身、搬动
D．注意有无肿胀、畸形、疼痛
E．采用3～4人平托搬运法，保持脊柱中立位

9．不属于重度损伤的患者是（　　）
A．窒息　B．大出血
C．心房颤动　D．心室颤动
E．休克

10．中度损伤的患者伤情标记为（　　）
A．绿　B．黄
C．红　D．橙
E．黑

A_3型题

（11～12题共用题干）

陈先生，40岁。车祸后15min，右下肢变形，右大腿出血。查体：意识淡漠，面色苍白，皮肤发凉，

血压 60/40mmHg，脉搏 120 /min，呼吸 28 /min。

11．当前首要的急救护理措施是（　　）

A．建立静脉通路，抗休克

B．护理体检

C．心电监护

D．立即止血、复位、固定

E．紧急转送

12．在抗休克过程中，错误的措施是（　　）

A．平卧位

B．静脉穿刺选用上腔静脉系的中、大静脉

C．保持呼吸道通畅，吸氧

D．热水袋保暖

E．监测意识、生命体征等变化

（任丽伟）

第3章 急诊科救护

急诊科是急救医疗服务体系的重要组成部分，是院内急症救治的首诊场所，也是医院工作的缩影。

第1节　急诊科的设置与任务

一、急诊科的设置

急诊科一般设在医院邻街的显著位置，独立或相对独立地位于医院的一侧或前部，并邻近各类辅助检查部门。昼夜都应有明显的路标和标识，并设有急救绿色通道。急诊科入口应通畅，设有无障碍通道、救护车通道和专用停靠处。急诊科的面积应与全院总床位数及急诊就诊总人次成合理的比例。各功能分区应明亮通风、合理布局、设施完善。

（一）基础设施与布局

1. 分诊台　设在急诊科入口明显位置，是急诊患者就诊的第一站。预检分诊工作一般由经验丰富的护士担任，负责分诊和挂号。分诊台应配备以下设施：①书写表格、常规化验单等；②检查用物，如血压计、听诊器、体温表、手电筒、压舌板、平车、轮椅等；③通信设备，如电话机、对讲机、呼叫器等。

2. 就诊室　设有内科、外科、妇产科、儿科、耳鼻喉科等诊室。诊室医师既有专职急诊医师，也有各科值班医师。室内除检查床、桌椅外，还需配备各科常用医疗器械，并定期清洁消毒、检查保养。发热和肠道急诊有独立接诊区，且备有隔离区。

3. 抢救室　靠近分诊处，房间宽敞，房门高大，照明充足，一般设多功能抢救床2～3张，每张抢救床使用面积不小于$12m^2$，每床装配电源插座10～12个。抢救室内应配备以下物资：①基本急救物品，如呼吸机、吸痰器、除颤仪、心电监护仪、气管切开包、开腹包等；②常用急救药品，如血管活性药物、抗心律失常药物、中枢兴奋药等。

4. 治疗室　包括准备室、注射室、输液室，设在各诊室的中央位置。配有配液台，无菌物品柜，治疗桌，注射用品，输液床、椅等。同时室内还应有空气消毒设备、洗手设施等。

5. 处置室　靠近外科诊室，设有检查床、治疗柜，配备各种清创缝合物品、止血带、敷料等。

6. 观察室　留观对象为短时无法确诊者或生命体征不稳定需继续观察的危重症患者。观察床位一般可按医院总床数的5%设置。急诊患者留观时间原则上不超过48～72h。

7. 急诊重症监护室（EICU）　一般设置2～8张床，由专职医护人员为各种休克、心力衰竭、呼吸衰竭等危重症患者提供持续监护和强化治疗。室内应配备呼吸机、多功能监护仪、输液泵、中心静脉压管、中心供氧和吸引装置和各种抢救药品等。

（二）辅助设施与布局

辅助设施包括急诊挂号室、各类辅助检查部门、收费处、药房、后勤服务处、安保部等。在设置布局时，常规化验、B 超、X 线片、CT 等基本的检查最好不出急诊区便可完成，比较大的检查如 MRI 等最好采取门、急诊共用的原则。

（三）急救绿色通道

急救绿色通道，即绿色生命安全通道，是指对急危重症患者实行优先抢救、优先检查、优先住院的原则，医疗相关手续酌情补办。目前我国医疗人力资源相对不足，急救绿色通道的建立是救治危重症患者的有效机制。

1. 急救绿色通道的收治范围　突然发病，所患疾病可能在短时间（＜6h）内危及生命的危重症患者。如休克、昏迷、呼吸循环骤停和异位妊娠大出血等。

2. 急救绿色通道的硬件要求

（1）设有分诊台、诊查室、抢救室、手术室、重症监护室、急诊化验、急诊药房、急诊 B 超、急诊放射等多个区域，且均有醒目的标志及指示牌。

（2）配备可移动、可升降的抢救床，便携式多功能监护仪，除颤起搏仪，心电图机，输液泵，推注泵，洗胃机，呼吸机，气管内插管器械，简易呼吸囊等医疗设备。

（3）在急救大厅设立醒目的急救绿色通道流程，如图 3-1 所示。

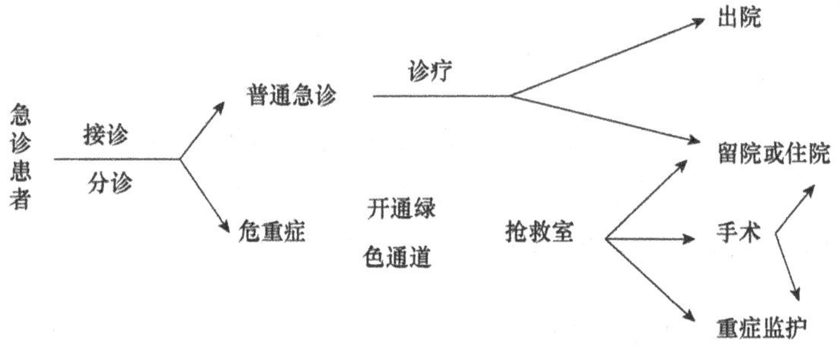

图 3-1　急救绿色通道流程

3. 急救绿色通道的人员要求

（1）急救绿色通道的临床人员必须具有 2 年以上急诊工作经验，且各环节人员均能熟练胜任各自工作。

（2）急救绿色通道的各个环节均应 24h 有人值守，随时投入抢救，并配备 3～4 名护士协助工作。院内会诊要求 10min 内到位。

（3）急救绿色通道的各环节人员需定期进行交流、培训，不断完善急救绿色通道的衔接工作。

（4）设立急救绿色通道抢救小组，由业务院长直接领导，成员包括急诊科主任、护士长和各相关科室主任等。

4. 急救绿色通道的制度要求

（1）首诊负责制度：首诊医护人员根据病情启动急救绿色通道，通知相关科室的人员，并及时报告科主任、护士长或相关院领导。科主任和护士长应随叫随到，组织抢救工作。首诊医护人员在绿色通道急救过程中要随时在场并做好各环节的交接。在适当的时候由患者家属和陪护者补办就医手续。

（2）记录制度：详细登记进入急救绿色通道的患者的各项信息，包括姓名、性别、年龄、住址、就诊时间、生命体征、初步诊断及陪护人员联系电话等。在患者的处方、辅助检查申请单、住院证等单据上加盖“急救绿色通道”印章。

（3）转送制度：转送患者前必须电话通知相关人员，急诊科首诊医护人员必须陪同转送，并有能力在途中进行抢救。交接时应明确交代注意事项、诊疗经过及可能发生的各种情况。

（4）药品管理制度：急救绿色通道中的患者可先用药后缴费。应有专门人员负责保管和清点常规急救药品，随时补充并检查其有效期。

二、急诊科的任务

（一）急诊

急诊科应 24h 随时应诊，接收紧急就诊的各类患者，急诊护士负责接收、预检分诊、治疗和护理就诊的患者。接收由院外急救转送而来的患者，并对其进行及时有效的后续救治。

（二）抢救

急诊护士应与医生密切配合，负责对病情紧急的急危重症患者进行及时有效的抢救与监护，必要时可在急诊科进行急诊手术抢救生命。

（三）急救

当遭遇灾害、事故时，医护人员应尽最大努力参加有组织的救护活动，前往第一现场，并参与医疗护送。

（四）科研

积极开展与急诊科工作相关的医护知识、技能、制度等的研究工作，提高急救质量。

（五）培训

对急诊医护人员进行专业培训，不断提高其理论知识及实践技能，促进急诊人才的成长。

第 2 节　急诊科护理工作

一、急诊科护理工作特点

1. 急　急诊患者大多发病突然、病情变化快、随时有生命危险，因此，急诊护理工作要突出一个“急”字，必须争分夺秒，迅速处理，争取抢救时间。

2. 忙　急诊患者病情复杂变化快，来诊时间、人数、病种及危重程度不确定，随机性强。尤其当发生灾害事故、急性中毒等群体事件导致患者集中就诊时，工作更加繁忙。因此，急诊护理工作要做到团体协作，合理分工，紧张而有秩序。

3. 杂　急诊患者病种复杂，经常遇有各科患者包括传染患者或无主患者，也有涉及法律及暴力事件的患者，工作环境比较复杂。因此，急诊护理工作要有高效能的指挥组织系统和协作制度，使复杂的工作变得有序。

二、急诊科护理工作流程

急诊护理工作流程分为接诊、分诊、处理三部分，如图 3-2 所示。

（一）接诊

预检护士应将急诊患者迅速接诊到位，并根据患者病情，指导安放相应体位。一般患者可坐着候诊，危重患者需安置到轮椅、平车或抢救床上。由救护车等运输工具送来的急诊患者，护士应主动到急诊科门口接应，并与护送人员一起将患者搬运并安置到合适的位置上。接诊过程中，护士应主动热情，做好协调解释工作。

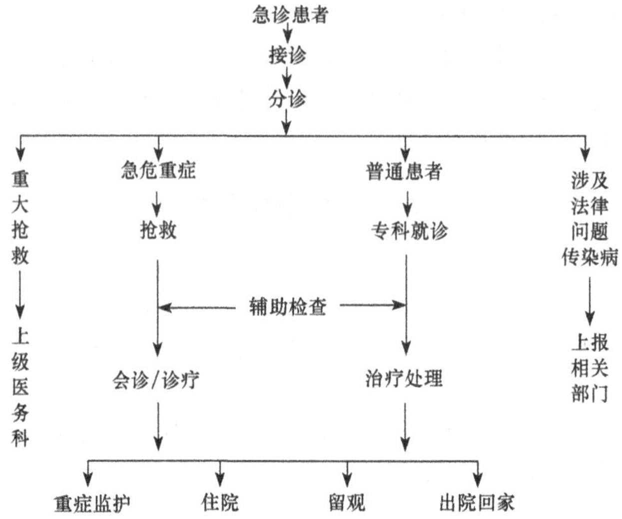

图 3-2 急诊科护理工作流程

（二）分诊

分诊是指根据患者的主诉、主要症状和体征，做出初步诊断并确定疾病的轻、重、缓、急以安排就诊顺序，同时登记入册，以便安排相应专科急诊医师进行救治，一般应在 2～5min 完成。分诊是急诊护理工作中的重要内容，高质量的分诊可使患者得到及时有效的救治。

分诊时，护士应询问患者或陪同者病情相关情况，并运用视、触、叩、听、嗅等护理评估手段，尽量收集病情资料。护理体检时应注意“三清”，即听清患者或陪同者的主诉、问清与发病有关的细节、看清与主诉相关的症状和体征。

1. 分诊方法　临床上将常用的分诊方法概括为简单易记的公式，常用公式如下。

（1）SOAP 公式：适用于所有急诊患者。

S（主观感受）：收集患者的主诉及症状。

O（客观现象）：收集患者的体征。

A（估计）：对收集的资料进行综合分析，得出初步判断。

P（计划）：根据判断结果，进行专科分诊。

（2）PQRST 公式：常用于疼痛患者的评估。

P（诱因）：疼痛发生的诱因，缓解与加重的因素。

Q（性质）：疼痛的性质，如绞痛、钝痛、烧灼痛等。

R（放射）：有无放射痛，是否向其他部位放射。

S（程度）：疼痛的程度如何，一般利用疼痛数字分级法进行判断。

T（时间）：疼痛开始、终止的时间及持续时长。

（3）CRAMS 评分：主要用于评估创伤严重程度。

C 指循环，R 指呼吸，A 指腹胸部，M 指运动，S 指语言。

每项正常记 2 分，轻度异常记 1 分，严重异常记 0 分。将 5 个部分得分相加，以总分区别创伤轻重。

2. 病情分类

Ⅰ级：急危症，生命体征极不稳定，需立即抢救，否则有生命危险，如心搏呼吸骤停、持续严重的心律失常、严重的呼吸困难、急性重度中毒、重度创伤大出血、大面积烧伤等。

Ⅱ级：急重症，病情有可能急剧变化，存在潜在危险，需紧急处理并严密观察，如胸痛怀疑心肌梗死、脑血管意外、严重创伤、危重急腹症、小儿高热等。

Ⅲ级：紧急，生命体征尚稳定，但急性症状持续不缓解，病情有可能转重，如呕吐、高热、寒战等。

Ⅳ级：亚紧急，生命体征尚稳定，没有严重并发症，如闭合性骨折、小面积烧伤等。

Ⅴ级：非紧急，病情不会转差，可等候，也可到门诊就诊，如轻度发热、小面积软组织擦伤等。

（三）处理

处理是指对急诊患者进行预检分诊后，根据其病种、病情，给予及时、合理的处置。

1. 一般急诊患者的处理　由分诊护士送到相关诊室就诊，遵医嘱执行各项治疗。病情复杂难以分诊者，按首诊负责制处理。依据病情将患者收入 EICU、专科病房、急诊观察室或转院、出院。

2. 危重患者的处理　立即送入抢救室紧急处理，在医生到来之前，抢救护士酌情予以急救处理，如心肺复苏、建立静脉通路、吸氧、吸痰等。患者的血、尿、便、生化检查等统一由专人送检，需做 X 线、B 超、CT 等检查时应有专人陪送。待病情稳定后可转出抢救室，应由医护人员护送，并将抢救处理经过与接班人员交班并签字。需手术者立即通知手术室作准备，并在监护室继续抢救治疗。

3. 成批患者的处理　遇成批患者就诊时，护士应积极参与抢救，并立即报告上级部门，协助启动应急预案，调配各专业医护人员参加抢救。

4. 复合伤患者的处理　病情涉及 2 个以上专科的患者，需进行专家会诊，由病情最严重的科室首先负责处理，其他科室密切配合。

5. 特殊患者的处理　传染或疑似传染患者，应到隔离室就诊，确诊者应及时转入传染科，同时做好传染病报告与消毒隔离工作。因交通事故、自杀、吸毒等涉及法律问题者，应在紧急救治的同时，立即通知相关部门。由路人或警察送来的无主患者，应先处理病情，再设法寻找其亲属。

6. 严格执行各项制度　严格执行床边交接制度、查对制度、口头医嘱复述制度、伤情疫情报告制度、危重患者抢救制度等。执行口头医嘱时，应复述一遍，经医护二人核对后方可用药。抢救时未开书面医嘱或未做记录，应及时补上。

（考点：口头医嘱复述制度）

第 3 节　急诊科的护理管理

一、急诊科的人员管理

急诊科应根据急诊任务轻重配备足够数量、受过专门训练、掌握急诊医学基础理论和基本操作技能和具备独立工作能力的医护人员。科室固定的急诊医护人员不少于在岗医护人员的 75%，医护梯队结构合理。急诊医生和护士应当具有 3 年以上临床工作经验。

作为急诊科护士，需具备以下素质。

1. 职业素质　具有高度的责任心、爱心及敬业奉献精神，一切从患者利益出发。

2. 业务素质　熟悉各种专科疾病的医疗护理知识，熟练掌握各种急症的抢救护理程序及操作技术。

3. 心理素质　具有稳定的情绪和坚强的意志，培养良好的自控能力和适应能力，能沉着、冷静地应对急诊工作。

4. 法律意识　积极学习法律知识，加强法制观念，学会用法律来约束和保护自己。

二、急诊科的物品管理

急诊科的各种仪器设备和急救药品应实施规范化管理，做到“五防七定”，即防潮、防震、防热、防尘、防腐蚀，定人保管、定数量品种、定点安置、定期检查、定期消毒、定期保养维修和定时清点，保证各种医疗器材和药品随时处于完好备用状态。

（考点：急诊科设备的保养要点）

三、急诊科的制度管理

依据国家卫生和计划生育委员会《全国医院工作条例》有关急诊方面的相关规定，结合各医院实际情况，制定出急诊科工作的规章制度，包括首诊负责制度、急诊分诊制度、抢救工作制度、急诊观察室制度、重症监护室工作制度、请示报告制度、急诊科出诊制度、急诊值班和交接班制度、急诊查房制度、消毒隔离制度、急诊科物品管理制度等。同时，制定各项急救规程和急救技术操作规范。

自测题

A_1/A_2型题

1. 急诊科的布局和设置要求不包括（　　）
   A. 与门诊相连，不单独设置
   B. 环境宽敞，光线明亮
   C. 空气流通，安静整洁
   D. 标志和路标醒目
   E. 夜间有明亮的灯光

2. 急诊科物品管理，下列不正确的是（　　）
   A. 定人保管　B. 定点安置
   C. 定数量品种　D. 定期保养
   E. 经常消毒

3. 关于急诊分诊，下列说法错误的是（　　）
   A. 分诊一般应在 2～5min 完成
   B. 急诊患者一律启动绿色通道
   C. 对可疑传染病患者，应隔离就诊
   D. 根据患者病情的轻、重、缓、急依次办理分诊就诊手续
   E. 成批伤病员时，应对患者进行快速检查、分类、分流处理，并立即报告上级部门

4. 危重症急诊的预检分诊正确的方法是（　　）
   A. 一查、二问、三看、四分诊
   B. 一看、二查、三问、四分诊
   C. 一问、二看、三查、四分诊
   D. 一看、二问、三查、四分诊
   E. 一查、二看、三问、四分诊

5. 急救护理措施不包括（　　）
   A. 配合抢救治疗　B. 病情观察
   C. 疾病护理　D. 心理护理
   E. 饮食护理

6. 抢救时口头医嘱处理方法正确的是（　　）
   A. 立即执行
   B. 护士复述一遍后即执行
   C. 待医生写到医嘱单上再执行
   D. 向医生复述一遍，双方确认无误再执行
   E. 须在护士长监督下执行

7. 患儿，男，3 岁。奔跑时摔倒，诊断为左前臂闭

合骨折。患儿在急诊科留观期间哭闹不止，护士提供正确的心理护理措施是（　　）

A．安慰，解释治疗的重要性

B．请患儿妈妈进入留观室陪伴

C．让患儿听舒缓的音乐

D．询问患儿需求，给予满足

E．请主治医生与患儿交谈

A_3型题

（8～10题共用题干）

患者，男性，45岁。恶心、呕吐、流涎、腹痛、腹泻、面色苍白、大汗淋漓3h，肌束颤动、呼吸极度困难、昏迷、抽搐1h急诊入院。查体：昏迷状，体温正常，心率增快，脉弱，血压下降，口唇发绀，瞳孔缩小呈针尖样，全身抽搐，肌肉颤动，两肺满布湿啰音，呼吸急促，可闻大蒜气味，二便失禁。

8．根据患者病情，判断其为哪类急诊（　　）

A．Ⅰ类　　B．Ⅱ类

C．Ⅲ类　　D．Ⅳ类

E．Ⅴ类

9．急诊处理正确的是（　　）

A．由分诊护士送到相关诊室就诊

B．立即送入抢救室紧急抢救

C．立即通知上级部门

D．立即请专家会诊

E．先进行必要的辅助检查

10．该患者目前可转入ICU进行加强监护，下面处理错误的是（　　）

A．通知ICU病房

B．备好抢救用物

C．家属将患者送入ICU

D．详细交接

E．医护人员陪送监护

（任丽伟）

第 4 章 重症监护技术

急危重症患者往往需要用心肺复苏、气管内插管、机械通气、手术、置管、大血管补液等抢救措施来挽救生命、保护肢体或器官功能。通过各种监护手段和方法对患者的病情变化适时进行生命和器官功能监测，及时评估病情，提供生命和器官功能支持和细致的护理，是急危重症监护的主要内容。重症监护病房（ICU）是专门收治危重患者、实施监护和治疗的单位（图 4-1）。

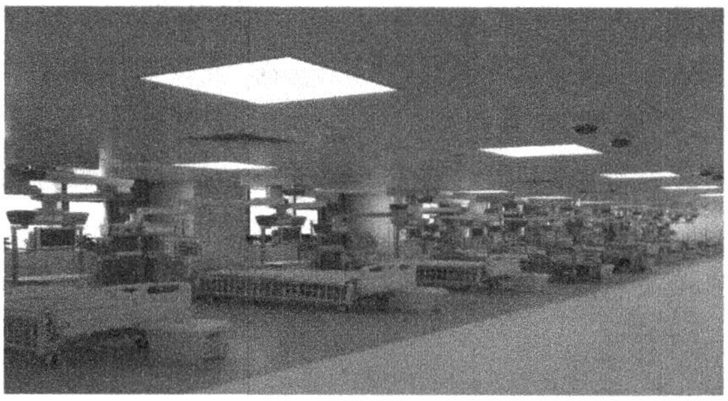

图 4-1　重症监护病房

第 1 节　重症监护病房

重症加强治疗病房（ICU），又称加强医疗病房，是重症医学、重症护理的临床基地，它为因各种原因导致一个或多个器官与系统功能障碍危及生命或具有潜在危险因素的患者，及时提供系统的、高质量的医学监护和救治技术，是医院集中监护和救治重症患者的专业科室。因此对重症患者的救治不仅能够反映医院的整体水平，也是衡量一个国家、一所医院医疗现代化程度的重要标志。

一、ICU 的设置

按照《中国重症加强治疗病房（ICU）建设与管理指南》的要求进行人力、床位及设备资源配置。

（一）ICU 的模式

根据医院的规模、科室的设置、收治的对象及脏器监护的特点不同，ICU 大致分为专科 ICU、部分综合 ICU 和综合 ICU。

1．专科 ICU　一般是临床二级科室所建立的 ICU，如心内科监护病房（CCU）、呼吸内科监护病房（RCU）等，是专门为收治某科危重患者而设立的，多属某个专业科室管理，对抢救本专业的急危重症患者有较丰富的经验。病种单一，不足之处是不能够接受其他专科危重患者。

2．部分综合 ICU　介于专科 ICU 和综合 ICU 之间，即由医院内较大的一级临床科室为基础组成的 ICU。如外科、内科和麻醉科 ICU 等。

3．综合 ICU　是一个独立的临床业务科室，抢救水平应该代表全院最高水平。受院部直接管辖，收治医院各科室的危重患者。这种体制有利于学科建设，便于充分发挥设备的效益，国内 ICU 发展趋势仍以综合 ICU 和专科 ICU 为主。

（二）ICU 的规模

1．床位设置 ICU 床位设置要根据医院规模、总床位数来确定。一般综合性医院综合 ICU 的床位数量应占全院总床位的 1%～2%，一般以 8～12 张床较为合理。发达国家 ICU 床位能占全院总床位的 5%～10%。ICU 每张床位占地面积不小于 $20m^2$，以 $25m^2$ 为宜，两床之间不应小于 1.5m，以保证各种抢救措施的实施。

2．监护站设施 中心监护站原则上应设置在所有病床的中央，能够直接观察到所有患者为佳。内设中心监护仪、电子计算机及其他设备，也可存放病历夹及各种记录表格，是各种监测记录的场所。

3．人员编制 ICU 人员编制国内外尚无统一规定，鉴于各种危重患者集中在一起，工作量较大，治疗手段繁多，操作技术复杂，医疗介入面广，医护人员的配备要明显高于其他科室。医师与床位的比例要求达到 1.5∶1～2∶1；护士与床位的比例为 3∶1～4∶1。

4．ICU 设备 包括监测设备和治疗设备两种。常用的监测设备有多功能生命体征监测仪、呼吸功能监测装置、血气分析仪、血流动力学监测设备、血氧饱和度监测仪及心电图机等；影像学检测设备包括床边 X 线机和超声设备；治疗设备有输液泵、注射泵、呼吸机、心脏除颤器、临时心脏起搏器、主动脉内球囊反搏装置、血液净化装置及麻醉机等。

5．其他 每个病床床头应安置氧气、负压吸引等插头装置，并安装多功能电源插座，设有应急照明灯。ICU 应使用带有升降功能的输液装置。为减少交叉感染，应配有洗手消毒设备、自动空气消毒机或空气层流净化装置。

二、ICU 的工作要求

（一）对护理人员的要求

ICU 护理人员最好具备本科学历，经过相关专业岗位培训，精通专科知识，护理经验丰富，能参与管理工作，并能为临床护理工作提供解决问题的方案，同时需要了解或会运用与医疗护理相关的专业学科知识，熟练掌握监护技术，熟悉监护程序、抢救药品和监护抢救仪器的使用。

（二）ICU 的工作制度

严格执行患者出入重症监护病房标准，制定切实可行的急救程序、各项护理技术操作规程及工作质量标准和相关的急救预案，制定 ICU 工作制度、ICU 抢救制度、ICU 监护制度、ICU 值班制度、ICU 查房制度、ICU 疑难与死亡病例讨论制度、ICU 消毒隔离制度、ICU 医疗设备仪器管理制度、ICU 抢救药品管理制度和重大突发事件呈报制度等，使工作规范、有章可循。

三、ICU 收治原则

ICU 既是危重患者的治疗抢救场所，又是一个多学科、多专业协作的单元，为了保证工作有序进行，必须建立和完善各项管理制度与工作职责。

（一）收治对象

ICU 收治范围包括临床各科的危重患者。可逆的危重患者是 ICU 收治的主要对象，如急性病变或慢性病急性恶化的患者、经历集中强化治疗和护理、渡过危险阶段，有恢复希望的患者。早期转入尤为重要，如果延迟到患者生命极度危险的情况下转入就会失去逆转的时机。

1．创伤、休克、感染等引起的多脏器功能衰竭患者。

2．心肺脑复苏后患者。

3．急性心肌梗死、严重心律失常、急性心力衰竭患者。

4. 大出血、昏迷、抽搐、呼吸衰竭患者。

5. 严重水、电解质、酸碱失衡患者。

6. 多发伤、复合伤和大手术后患者。

7. 代谢障碍性疾病，如甲状腺、肾上腺和垂体等内分泌危象患者。

明确为脑死亡、老龄自然死亡过程、无急性症状的慢性疾病、急性传染病及晚期恶性肿瘤患者不应收入 ICU。

（二）转出指征

1. 急性器官或系统功能衰竭已基本纠正、脱离急性期或危险期，需要其他专科进一步诊断治疗。

2. 病情转入慢性状态。

3. 患者不能从继续加强监护治疗中获益。

（考点：ICU 的收治原则）

四、ICU 的感染控制

（一）ICU 感染原因

ICU 是院内感染的高发区，也是细菌高度耐药区域，且收治的患者免疫力低下而极容易受感染。严格根据国家卫生和计划生育委员会发布的《医院感染管理办法》《消毒技术规范》等要求进行监测，执行预防标准，降低 ICU 院内感染发生率是提高抢救成功率的关键。

（二）控制 ICU 感染方法

1. 严格执行无菌操作，限制人员出入，严格更衣换鞋制度。

2. 严格执行消毒隔离制度和预防措施，凡患者使用过的器械均需进行消毒、灭菌。

3. 严格执行手卫生规范，接触处理不同患者或接触同一患者不同部位前后，必须卫生洗手或使用手消毒剂。

4. 保持创面、穿刺和插管部位无菌，如留置尿管或引流管者，插管处消毒护理每日 2 次。

5. 力求使用一次性医疗护理用品，用后集中消毒处理。

6. 呼吸机湿化液、湿化器每日更换，呼吸机管道每周更换。

7. 室内可每日用含氯消毒剂拖擦地面，拖把分区放置、固定使用、定期更换。每日定时消毒、净化空气。

8. 限制预防性应用抗生素，感染性疾病根据细菌培养和药敏试验结果，合理应用抗生素。

9. 引流液和分泌物常规并反复做培养，所有导管拔出时均应做细菌培养与药敏试验，以便早发现、早治疗。

（考点：ICU 的感染控制）

第 2 节　ICU 的监护内容及分级

一、ICU 监护内容

（一）心血管系统

包括心率、节律、心排血量（CO）或心脏指数（CI）、心脏搏出量、左心室做功指标、右心室做功指标、中心静脉压（CVP）、肺动脉压、肺毛细血管楔压（PCWP）、全身血管阻力指数和肺血管阻力指数等。

（二）呼吸系统

潮气量（VT）、每分钟通气量（MV）、呼吸频率、呼吸幅度、平均气道压力、平均气道阻力、吸气力、呼气力、气道峰值压力、肺的动态或静态顺应性、肺通气与血流比例、肺泡动脉氧分压差、末梢氧饱和度、呼气末二氧化碳分压，以及血气分析指标（如pH、氧分压、二氧化碳分压等）。

（三）泌尿系统

24h或每小时尿量，尿相对密度、尿pH、尿蛋白定量，血、尿肌酐和尿素氮的测定，内生肌酐清除率，血、尿渗透压比值，24h代谢产物（如尿素氮、肌酐、总氮及电解质成分等）在尿中排出量。

（四）水、电解质和酸碱平衡

血钾、钠、氯、钙离子测定，微量元素的测定，24h尿电解质成分的排出量，血液pH、二氧化碳分压（$PaCO_2$）、实际碳酸氢根、标准碳酸氢根、剩余碱和缓冲碱等。

（五）中枢神经系统

临床观察意识状态、瞳孔大小及对光反射、肢体肌力及肌腱反射、皮肤感觉等，有条件者可做颅内压、脑电图、脑血流图监测及头颅影像学检查。

（六）血液系统

血红蛋白、红细胞压积、白细胞计数和分类、血小板计数、出血时间、凝血时间、凝血酶原时间、部分凝血活酶时间、纤维蛋白原定量、纤维蛋白原降解产物定量、3P试验，必要时做骨髓穿刺检查。

（七）消化系统

血清总胆红素、结合胆红素、白蛋白、球蛋白、谷丙转氨酶，胃液pH、呕吐物或粪便潜血试验，观察腹胀、腹水、腹痛和肠鸣音等。

（八）代谢和营养

血清白蛋白、转铁蛋白含量、血葡萄糖、肌酐测定、24h肌酐排出量、总氮平衡、基础代谢率、吸/呼时间比（I∶E）测定、体重、皮褶厚度、上臂肌围测定。

二、分级监护

在ICU，根据患者全身脏器功能状况及对监测水平的不同要求，从重到轻，一般分为1～3级监测。

（一）一级监测

一级监测用于病情危重，多系统功能障碍，支持治疗监护项目累及两个脏器以上者。

1．呼吸系统　人工气道维持及氧疗管理，床边胸部X线片每日1次；血气分析每4～6h测录1次。

监护项目：潮气量、呼吸频率、吸入氧浓度每4～6h测录1次；肺分流率、肺泡-动脉氧分压差每12h测录1次。

2．循环系统　Swan-Ganz气囊漂浮导管护理，持续血液动力学监测、全套指标每4～6h测录1次；动脉血压持续监测，每15～30min记录1次。

3．肾功能　记录每小时、每12h尿量，每24h小结1次；尿生化检查、肌酐、尿素氮及常规，每日 1 次；尿渗透压每 12h 检查 1 次；必要时行尿比重检查；尿肌酐清除率、自由水清除率、钠的排出率，每 12h 检查 1 次。

4. 水、电解质平衡　计算每 8～24 小时的水、电解质出入平衡；血电解质、血糖，每 8～12h 检查 1 次；血渗透压每 12h 检查 1 次；测量体重每日 1 次。

5. 血液系统　血常规检查每日 1 次；凝血机制检查每日 1 次。

6. 代谢系统　计算 12～24h 的代谢平衡；水、电解质、热卡和氮平衡。

7. 中枢神经系统　意识、瞳孔、反射每小时测录 1 次，必要时行颅内压监测。

8. 肝功能　每日进行黄疸的临床观察，血谷丙转氨酶、黄疸指数、白蛋白与球蛋白比值，1～3d 检查 1 次。

（二）二级监测

二级监测用于病重、支持治疗监护项目为一个脏器以上者。

1. 呼吸系统　人工气道及氧疗管理，床边胸部 X 线检查每日 1 次；混合静脉血血气分析每 12h 检查 1 次。

监测项目：潮气量、呼吸频率、吸入氧浓度每 8～12h 测录 1 次；肺分流率、肺泡-动脉氧分压差每日测录 1 次；必要时可测定 P50、2，3-DPG 等。

2. 循环系统　Swan-Ganz 气囊漂浮导管或中心静脉压监测护理，持续血液动力学监测，全套指标每 4～6h 测录 1 次；血压监测记录每小时 1 次。

3. 肾功能　记录每小时及 24h 尿量，尿电解质及肌酐、尿素氮和尿常规检查每日 1 次；尿渗透压、尿比重检查每日 1 次。

4. 水、电解质平衡　计算每 8～24h 水、电解质出入平衡；血电解质、血糖、血渗透压每日检查 1 次。

5. 血液系统　血常规检查每日 1 次；必要时做凝血机制检查。

6. 代谢系统　水电解质、热量、氮平衡每日记录 1 次；测体重每日 1 次。

7. 中枢神经系统　意识、瞳孔、反射每 3h 测录 1 次。

8. 肝功能　临床黄疸观察、血谷丙转氨酶、黄疸指数、白蛋白与球蛋白比值每 3d 检查 1 次。

（三）三级监测

三级监测用于病重、保留无创监测，仍需在 ICU 观察治疗者。

1. 呼吸系统　呼吸频率每小时测录 1 次；血气分析每 2～24h 测录 1 次。

2. 循环功能　持续心电图、心率监测，每小时记录血压数值，并观察周围循环。

3. 肾功能　必要时记录每小时尿量，每 12～24h 小结 1 次；尿常规及电解质每日检查 1 次。

4. 水电解质平衡　每 24h 总结 1 次。

5. 血液系统　血常规检查每日 1 次；必要时行凝血机制检查。

6. 代谢系统　血电解质、血糖、血渗透压检查每日 1 次；计算 24h 能量；计算每日氮平衡。

7. 中枢神经系统　意识、瞳孔、反射每 8h 测录 1 次。

8. 肝功能　黄疸观察、血谷丙转氨酶、黄疸指数等每 3d 检查 1 次。

监测的分级是人为划分的，监测的项目应根据具体情况而随时变化，尤其是重症患者，病情变化快，监测的项目应该随时调整，不可一成不变，危重病患者常涉及许多器官功能，但主要是呼吸和循环功能。因此，对呼吸和循环功能的监测更为重要。

（考点：分级监护的内容）

第 3 节　急危重症监护技术

ICU 中大量的工作是利用先进的精密的医疗设备对危重患者的观察和监测，及时发现问题，采取有效的治疗措施，达到治疗疾病、挽救生命的目的。

一、循环系统功能监护

（一）心电监护

心电监护属于无创监护一类，经过皮肤或黏膜等途径间接获取患者心血管功能的各项参数。

1. 临床意义　心电图主要反映心脏激动过程中的电活动的指标。能够及时发现和识别心律失常。特征性的心电图改变和演变是诊断心肌梗死最可靠和最实用的方法，冠状动脉供血不足、药物及电解质改变等均可导致心电图特征性改变。因此，心电图监测一直被列为常规的监测手段，特别是对心脏病患者施行心脏或非心脏手术时。

2. 心电监测仪的种类

（1）心电监护系统：重症监护治疗病房内，常配备心电监护系统。心电监护系统由 1 台中央监测仪和 4～6 台床边监测仪组成，目前的床边监护仪，常以生命体征检测仪代替。床边监护仪的心电图信号可以通过导线、电话线或遥控输入中心监测站。心电监护仪的功能有很多，如显示、打印、数小时至 24h 的存储记录患者心电图波形和心率；出现生命体征超出设置界线时会触动报警装置，同时可记录和打印等。

（2）动态心电图监测仪（Holter）：由记录仪和分析仪两部分组成。记录仪是指可随身携带的小型心电图磁带，通过胸部皮肤电极可记录 24h 心电图波形，并动态观察心脏不同负荷状态下的心电图变化。分析仪可应用微机进行识别。24h Holter 心电监测仪主要用于冠心病和心律失常诊断，也可用于监测起搏器的功能、寻找晕厥原因及观察应用抗心律失常药物效果。

（3）遥控心电监测仪：该监测仪直接接收来自患者携带发射仪器发出的心电信号，不需用导线与心电监测仪相连，遥控半径一般为 30m，中心台可同时监测 4 名患者，每名患者身旁均携带一个发射仪器。

3. 心电导联连接及其选择　心电监护通常使用胸前综合监护导联进行监护。该导联受肢体活动干扰少，记录的图形比较清晰。监护使用的心电图连接方式有使用 3 只电极、4 只电极及 5 只电极不等。

（考点：心电监护）

（二）动脉血压监测

动脉血压检测分为有创和无创两类，血压变化作为衡量循环的状态，反映心肌耗氧量、心室后负荷及周围血管阻力。影响动脉血压的因素很多，包括循环心输出量、心率、外周阻力、主动脉和大动脉管壁的弹性及循环血量与血管容量等 5 个方面。

无创血压检测方法一般采用袖带测压，目前已有电子自动测压装置、超声多普勒无创血压计等。无创血压监测属于常规监测项目，对于危重患者可采用有创方式，有创动脉血压监测是通过动脉穿刺置管后用压力测量仪进行实时的动脉压力检测，能够反映患者每个心动周期收缩压、舒张压和平均动脉压的变化，监测结果可靠，对于严重低血压、休克、周围血管痉挛等患者具有重要临床意义。

1. 正常值　正常成人血压范围在 90～139mmHg/60～89mmHg，脉压差为 30～40mmHg。

2. 测量方法　有创血压监测和无创血压监测两种方法，前者指动脉穿刺插管直接测压法，后者包括袖套测压和自动化无创动脉测压。袖带测压是通过手动控制袖带充气，压迫周围动脉（常用肱动脉）间断测压。自动化无创动脉测压是通过使用特制气泵自动控制袖带充气，可定时、间断测压。

3. 临床意义

（1）收缩压（SBP）：主要代表心输出量和心肌收缩力，其重要性在于克服各脏器临界关闭压，保证脏器的供血。当 SBP＜70mmHg 时脏器血流减少；当 SBP＜50mmHg 时易发生心搏骤停。

（2）舒张压（DBP）：主要影响冠状动脉血流，维持冠状动脉灌注压（CPP），CPP＝DBP－PAWP（肺动脉楔压）。

（3）脉压：脉压＝SBP－DBP，代表血容量和每搏量，正常值为 30～40mmHg。

（4）平均动脉压（MAP）：是心动周期血管内平均压力。MAP 与心排血量和体循环血管阻力有关，是反映左心室泵血、脏器组织灌注情况的良好的指标之一。MAP＝（SBP＋2×DBP）/3。MAP 的正常值为 60～100mmHg，受舒张压和收缩压的双重影响。

（考点：动脉血压监测）

（三）中心静脉压监测

中心静脉压（CVP）是指血液流经右心房及上下腔静脉胸段时产生的压力。主要反映静脉回心血量、体内血容量、右心功能或右心室充盈压力的变化，对指导补液和补血的速度及量、防止心脏过度负荷及指导应用利尿药等具有重要的参考意义。CVP 与静脉张力和右心功能有关，不能反映左心功能。

1. 正常值　5～12cmH_2O（0.49～1.18kPa）。

2. 测量途径及方法　常用的中心静脉压监测置管途径有锁骨下静脉、颈内静脉、颈外静脉、大隐静脉或股静脉穿刺，其中颈内静脉临床最常用。穿刺后将导管插至腔静脉或右心房内，连接测压装置等进行监测。

3. 临床意义　CVP 是反映右心功能的间接指标，对了解循环血量和右心功能具有十分重要的临床意义。CVP 检测数值小于 5cmH_2O（0.49kPa）表示血容量不足；大于 15cmH_2O（1.47kPa）表示右心功能不全；大于 20cmH_2O（1.96kPa）表示存在充血性心力衰竭。

4. 注意事项

（1）穿刺时注意无菌操作，确定导管插入腔静脉或右心房内。

（2）零点置于第 4 肋间右心房水平。

（3）置管期间加强管理，确保静脉内导管和测压管道系统内无凝血、空气，管道无扭曲等；每日消毒穿刺部位、更换测压管道及输液系统，并严格无菌技术操作。

（4）对应用呼吸机治疗的患者，在进行 CVP 测定时应暂停使用呼吸机。

（考点：中心静脉压监测）

（四）肺动脉楔压监测

肺动脉楔压（PAWP）是指肺毛细血管楔压，漂浮导管在肺小动脉楔入部位所测得的压力。

1. 正常值　0.80～1.60kPa（6～12mmHg）。

2. 临床意义 用以评估左心前负荷和右心后负荷，有助于判定左心室功能，反映血容量是否充足。大于 2.40kPa（18mmHg），提示左心功能不全、急性肺水肿；小于 0.80kPa（6mmHg）表示体循环血量不足；介于 1.60kPa（12mmHg）与 2.40kPa（18mmHg）之间，是诊断急性肺损伤和 ARDS 的重要指标。

（五）心排血量监测

心排血量（CO）是指每分钟由心脏泵出的血液量。

1. 正常值 4～8L/min。

2. 临床意义 是反映心泵功能的重要指标。通过 CO 测定，可判断心脏功能，诊断心力衰竭和低心排血量综合征，估计预后，指导治疗。

（六）PICCO 监测

PICCO 是利用经肺热稀释技术和脉搏波型曲线下面积分析技术，对重症患者主要血流动力学参数进行检测，是新一代的容量监测仪，创伤小，无需再放置肺动脉导管。

二、呼吸系统功能监测

呼吸系统功能监护的目的是对患者的呼吸运动、呼吸功能及动脉血气分析等方面进行评估，便于病情观察和调整治疗方案及对呼吸治疗的有效性做出合理的评价等。

（一）呼吸运动监测

呼吸运动主要是依靠胸腹部呼吸肌的活动，引起胸廓的扩大和缩小完成的。呼吸运动的变化反映了呼吸中枢功能、呼吸肌功能、胸廓的完整性、肺功能、循环功能的情况。

1. 正常呼吸 正常成人呼吸频率：16～20/min，均匀、规律、平稳。成年男性及儿童以腹式呼吸为主，成年女性以胸式呼吸为主。

2. 常见的异常呼吸类型

（1）呼吸频率异常：频率超过 24/min，称为呼吸过速，常见于发热、疼痛、甲状腺功能亢进等；频率低于 10/min，称为呼吸过缓，常见于颅内高压、巴比妥类药物中毒等。

（2）呼吸深度异常：深而大的呼吸称为深度呼吸，又称库斯莫尔（Kussmaul）呼吸，常见于糖尿病酮症酸中毒、尿毒症等患者；浅表而不规则的呼吸，呈叹息样，称为浅快呼吸，常见于呼吸肌麻痹、濒死者等。

（3）呼吸节律异常：潮式呼吸是一种交替出现的阵发性的急促深呼吸后而出现的一段呼吸暂停时间，严重的心脏病、心功能不全、肾病、哮喘、脑炎、颅内压增高及中毒者均可出现此种呼吸方式；间断呼吸是指呼吸和呼吸暂停交替出现，临终患者常出现。

（4）呼吸声音异常：蝉鸣性呼吸，患者在吸气时发生高音调啼鸣音，出现三凹征，可因会厌部发生部分阻塞，空气吸入发生困难所致；鼾音呼吸，呼吸时发出粗大的鼾声，多见于昏迷或咳嗽反射无力者，主因上呼吸道内有大量分泌物潴留所致。

（5）呼吸形态异常：胸式呼吸减弱，腹式呼吸增强，常见于胸肺疾患；腹式呼吸减弱，胸式呼吸增强，常见于腹部疾患。

（考点：呼吸运动的监测）

（二）呼吸功能的监测

1. 肺容量检测 肺容量监测可作为床边监测，较为简便易行。具有指导意义的是潮气量和肺活量，这也是临床上应用机械通气时常调整的参数。

（1）潮气量（VT）：指安静呼吸时每次吸入或呼出的气体量。正常成人平均为500ml或5～7ml/kg。潮气量增大多见于中枢神经性疾病或酸中毒等所致的过度通气；潮气量减少多见于呼吸肌无力、肺部感染、肺纤维化、肺梗死等。

（2）肺活量（VC）：指深吸气后做深呼气所能呼出的最大气量，可用呼气流量表、呼吸监护仪或肺活量计在床边测定，正常人正常值为 65～75ml/kg。临床上任何引起肺实质损害的疾病，胸廓活动度减低、膈肌动度减低、膈肌活动受限制或肺扩张受限制的疾病均可使肺活量降低。

（3）功能残气量（FRC）：平静时呼气后肺内残留的气量，可衡量肺泡是否过度通气。正常值2500ml。

2．肺通气功能测定　主要是肺通气量的测定，是测定单位时间内进出肺的气体量，能反映肺通气功能的动态变化（表4-1）。

表 4-1　通气功能的监测

项目	概念	正常值	临床意义
每分钟通气量（VE）	在静息状态下，呼出或吸入的气量	男性为6.6L/min 女性为4.2L/min	>10L/min 提示通气过度； <3L/min 提示通气不足
每分钟肺泡通气量（VA）	在静息状态下每分钟吸入气量中能达到肺泡进行气体交换的有效通气量	5.5L/min	真正反映气体交换通气量，受无效腔与潮气量的比率影响
最大通气量（MVV）	单位时间内患者尽力所能吸入或呼出的最大气量	男性为104L/min 女性为82.5L/min	衡量胸廓肺组织弹性、气道阻力、呼吸肌力量
时间肺活量（TVC）	最大深吸气后再用最快的速度呼气所能呼出的全部气量	15s内用肺量计测定，1s、2s、3s的呼气绝对值。正常值分别为1s量2.83L，2s量3.30L，3s量3.41L	用来判断较大气道的阻塞性病变
生理无效腔（VD）	解剖无效腔+肺泡无效腔	2.22ml/kg	指导呼吸机使用

3．动脉血气和酸碱度监测　血气分析是直接反映人体循环、呼吸、代谢变化的重要指标，是临床上重症患者抢救、疾病诊治不可缺少的项目指标之一，有助于对呼吸状态及体内酸碱代谢状态进行全面而精确的分析，评价治疗效果，调整呼吸机参数。

（1）血液酸碱度（pH）：可以反映体内酸碱平衡的综合情况。

① 正常值：动脉血中的pH为7.35～7.45，平均7.40；静脉血比动脉血pH低0.03。

② 临床意义：pH<7.35为失代偿性酸中毒；pH>7.45为失代偿性碱中毒；若pH正常并不代表无酸碱平衡失调。

（2）动脉血二氧化碳分压（$PaCO_2$）：是指物理溶解在动脉血中二氧化碳（CO_2）所产生的张力。

① 正常值：$PaCO_2$的参考值为4.67～6.00kPa（35～45mmHg），平均5.33kPa（40mmHg）。

② 临床意义：判断肺通气量、呼吸性酸碱失衡等。$PaCO_2$增高提示呼吸性酸中毒，降低提示呼吸性碱中毒。

（3）动脉血氧分压（PaO_2）：是指动脉血浆中物理溶解氧产生的张力。

① 正常值：10.7～13.3kPa（80～100mmHg）。

② 临床意义：PaO_2是反映机体氧合状态的重要指标，可衡量有无缺氧及缺氧程度，诊断呼吸衰竭，同时又是诊断酸碱失衡的间接指标。60～80mmHg为轻度缺氧；40～60mmHg为中度缺氧；20～40mmHg为重度缺氧。

（4）动脉血氧饱和度（SaO_2）：指动脉血单位血红蛋白和氧的百分比。

① 正常值：SaO_2参考值为96%～100%。

② 临床意义：可以间接了解患者的血氧分压，了解组织的供氧情况。PaO_2越高，SaO_2越高，两者并非直线关系，成S形曲线关系。

（5）实际碳酸氢根（AB）：指实际测得的动脉血中碳酸氢根（HCO_3^-）的含量。

① 正常值：AB的参考值为（25±3）mmol/L，平均为24mmol/L。

② 临床意义：受代谢和呼吸因素的双重影响。AB下降为代谢性酸中毒或呼吸性碱中毒代偿；AB升高为代谢性碱中毒或呼吸性酸中毒代偿。

（6）标准碳酸氢根（SB）：全血在标准状态下［体温为37℃，$HbO_2$100%饱和，用$PaCO_2$为5.33kPa（40mmHg）的气体平衡］所测得的血浆HCO_3^-含量。

① 正常值：SB的参考值为（25±3）mmol/L，平均为24mmol/L。

② 临床意义：正常情况下，SB与AB大致相等；若SB正常，SB>AB为呼吸性碱中毒，SB<AB为呼吸性酸中毒。

（7）碱剩余（BE）：指在标准状态下，用酸或碱滴定1L全血标本至pH到7.40时所需的酸或碱的每升毫摩尔数。

① 正常值：BE参考值为±3.0mmol/L，平均为0。

② 临床意义：BE正值增加，代谢性碱中毒；BE负值增加，代谢性酸中毒。

（考点：呼吸功能的监测）

三、体温监测

（一）正常体温

正常成年人体温随测量部位不同而异，口腔舌下温度为36.3～37.2℃，腋窝温度为36～37℃，直肠温度为36.5～37.7℃。影响体温的因素有很多，如昼夜时间、年龄、性别、药物等。一般24h体温波动范围不超过1℃。

（二）测温部位

1．体表温度　最常用的测量部位是腋下。

2．直肠温度　为中心温度，将体温计或体温探头置入肛门5～10cm，也称肛温，主要反映腹腔脏器温度。

3．食管温度　为中心温度，将测温电极放在咽喉部或食管下段，可反映心脏或主动脉血液温度。

4．鼻咽温度　将温度计插在鼻咽部测得，可间接反映脑部温度，但容易损伤鼻黏膜。

5．耳膜温度　将专用的耳鼓膜测温电极置于外耳道内鼓膜上，可反映流经脑部血流的温度，与脑温非常接近。

（三）异常体温

根据腋窝温度，临床上将体温升高分为下列4种程度。

（1）低热：37.4～38℃。

（2）中等度发热：38～39℃。

（3）高热：39～41℃。

（4）超高热：>41℃。

（考点：体温监测）

四、神经系统功能监测

急危重症患者尤其是颅脑损伤患者监测神经系统功能非常重要，一般为避免单一指标的局限性，常需要结合临床表现、神经系统检查、仪器监测结果进行综合分析，做出及时有效的判断。

（一）神经系统体征动态检查

1. 意识状态监测　是神经系统功能监测时最常用、最简单的监测指标，直接反映出大脑皮质及其联络系统的功能状况。某些疾病在发展过程中会引起神经系统损伤或病变，导致患者意识障碍。一般将意识障碍分为嗜睡、昏睡、浅昏迷和深昏迷四个级别。目前国际上常用评估意识状态的方法是格拉斯昏迷评分法（GCS）。它通过患者的睁眼反应、语言行为反应及运动反应进行评分，然后将三种反应得分相加即得 GCS 指数。以此判断患者意识障碍和昏迷程度，便于判断病情、分析预后，对脑功能的判定有较高的可信度，但要参照其他参数全面分析。GCS 满分为 15 分，8 分以下为昏迷，3 分为最低值。按 GCS 指数分类，13～15 分为轻度意识障碍，9～12 分为中度意识障碍，3～8 分为重度意识障碍。评分越低，说明病情越重，预后越差（表 4-2）。

表 4-2　GCS 昏迷评分法

睁眼反应	评分	语言反应	评分	运动反应	评分
自动睁眼	4	回答正确	5	按嘱动作	6
呼唤睁眼	3	回答不正确	4	刺痛能定位	5
刺痛睁眼	2	单音语言	3	对刺痛能躲避	4
不能睁眼	1	呻吟声	2	疼痛刺激肢体屈曲	3
		不能言语	1	疼痛刺激肢体伸直	2
				不能运动	1

2. 眼部体征　主要包括瞳孔变化及眼球位置变化。正常人瞳孔等大等圆，对光反射灵敏。一侧瞳孔散大，常提示可能发生脑疝。瞳孔对光反射的灵敏程度与昏迷程度成反比。观察眼球位置时应注意有无斜视、偏视或自发性眼颤。通过观察眼球的运动情况可以进一步帮助判断脑干的功能状况。

3. 神经反射　主要包括正常的生理性反射及异常的病理性反射两部分。生理性反射的减弱或消失及病理性反射的出现均提示神经系统功能发生改变。通过检查神经反射可以帮助判断疾病的性质、严重程度及预后。

4. 体位与肌张力　去大脑强直时四肢可呈现伸展体位，有时可呈角弓反张姿势。两侧大脑皮质受累时可见去皮质强直状态。肌张力的变化在一定程度上可反映出病情的转归。

5. 运动功能　主要观察患者的自主活动能力，判断是否存在瘫痪及瘫痪的类型。

（考点：意识状态监测）

（二）颅内压监测

颅内压（ICP）是指颅内容物对颅腔壁所产生的压力。颅内压的稳定主要依靠脑组织、脑脊液和血液三种内容物来维持，因多种因素会导致三者与颅内容积平衡的失调，使得颅内压增高。所以，持续颅内压监测是观察颅脑危重患者的一项重要指标，它的改变可在颅内疾患出现症状之前。

1. 正常值　正常成年人安静状态下颅内压为 1.33～2.00kPa（10～15mmHg）。

2. 异常颅内压　颅内压 2.00～2.67kPa（15～20mmHg）为轻度增高；2.67～5.33kPa（20～40mmHg）为中度增高；＞5.33kPa（40mmHg）为重度增高。

3. 监测方法

（1）无创监测：通过视网膜静脉压、闪光视觉诱发电位、耳鼓膜头颅影像学等方法检测。可根据患者临床表现来间接了解患者颅内压情况。

（2）脑室内测压：在侧脑室内插入导管或者探头，连接传感器和监护仪进行颅内压监测。但有颅内感染的风险，注意无菌操作，一般置管不超过 1 周。

（3）硬膜下测压：打开硬膜，置入特制的中空螺栓与蛛网膜紧贴，螺栓内注入液体，外接监护仪进行监测。

（4）硬膜外测压：将传感器置于硬膜与颅骨之间进行监测。

4. 临床意义

（1）有利于及早发现颅内压增高，并配合其他辅助检查诊断中枢神经系统疾病。

（2）结合颅内压监测，能及早发现颅内压升高，避免继发性脑损伤。

（3）通过颅内压监测，有助于观察各种降颅内压治疗的效果和预后评估。

（考点：颅内压监测）

（三）脑电图监测

脑电图（EEC）是应用脑电图记录仪，将脑部产生的自发性生物电流放大后，记录获得的图形，通过脑电活动的频率、振幅、波形变化，了解大脑功能状态。脑电活动变化可以反映脑部本身疾病，还可以根据异常脑电图呈弥散性或局限性，以及节律变化等估计病变的范围和性质，对某些颅外疾病也有一定的诊断价值。

（四）脑血流图监测

大脑是机体耗氧最多的器官，一旦脑血氧供给障碍或血流中断，脑功能就难以维持，故脑血流监测非常重要。目前常用的脑血流监测装置主要有脑电阻、Doppler 血流测定仪等。

（五）其他监测

脑功能监测方法还有脑电地形图、脑诱发电位及 CT、MRI 等。

五、泌尿系统功能监测

在危重患者中常出现肾功能性或器质性病变，出现尿量异常、水电解质紊乱、酸碱失衡等表现，所以肾功能状况的监测对危重患者的治疗有重要意义。

（一）尿液监测

1. 尿量　尿量变化是肾功能改变的最直接的指标，是重要脏器血液灌注状态的敏感指标。

在临床上通常记录 1h 及 24h 尿量，正常人每日尿量 1000～2500ml。当 1h 尿量少于 30ml 时，多为肾血流灌注不足，间接提示全身血容量不足；当 24h 尿量少于 400ml 称为少尿，表示有一定程度肾功能损害；24h 尿量少于 100ml 为无尿，是肾衰竭的诊断依据。

2. 尿常规监测

（1）尿外观：正常尿液颜色多为透明、淡黄色或黄色。一些疾病会使尿液外观发生改变，如血尿、脓尿、乳糜尿、胆红素尿等。

（2）尿比重：主要反映肾血流灌注和肾功能，成年人尿比重正常值是 1.015～1.025。尿比重增高常见于各种原因引起的肾血流灌注不足、急性肾小球肾炎等；降低常见于各种原因引起的尿浓缩功能障碍。

（3）尿生化：包括尿蛋白、尿胆红素、尿糖、尿酮体等。

（考点：尿液监测）

（二）肾功能监测

1. 血肌酐（Scr） 肌酐由肾小球滤过而排出体外，故血清肌酐浓度升高反映肾小球滤过功能减退。

（1）正常值：53～106μmol/L

（2）临床意义：各种类型的肾功能不全时，血肌酐明显升高。

2. 血尿素氮（BUN） 血尿素氮是体内蛋白质代谢的产物，经肾小球滤过后随尿液排出体外。所以，测定血中血尿素氮的含量，可以判断肾小球的滤过功能。

（1）正常值：3.2～7.1mmol/L。

（2）临床意义：血尿素氮高于正常时，提示有效肾单位的 60%～70%受到损害；氮质血症时血尿素氮＞15mmol/L。

3. 内生肌酐清除率（Ccr） 肌酐是人体肌肉代谢的产物，主要通过肾小球滤过随尿液排出体外，单位时间内肾脏能够排出血浆内内生肌酐的能力，称为内生肌酐清除率，所以它是反映肾小球滤过功能的重要指标。

（1）正常值：正常成年人 Ccr 正常值为 80～100ml/min。

（2）临床意义：Ccr 在 50～80ml/min 为轻度肾功能损害；Ccr 在 20～50ml/min 为中度肾功能损害；Ccr 在 10～19ml/min 为重度肾功能损害；Ccr 低于 10ml/min 时为终末期肾病。

（考点：肾功能监测）

自测题

A_1/A_2 型题

1. ICU 适宜的环境是（ ）
   A. 温度要求保持在 18～22℃
   B. 湿度要求保持在（60±10）%
   C. 关闭门窗及窗帘，避免阳光射入，以利于患者休息
   D. 患者住单间病室，以保护隐私
   E. 床间距离不要超过 1m，以利于患者交流

2. 患者，男性，68 岁。急性广泛前壁心肌梗死，治疗过程中，出现烦躁不安，血压 80/60mmHg，脉搏 125/min，尿量 20ml/h。此时患者的情况属于（ ）
   A. 心力衰竭 B. 病情好转
   C. 心律失常 D. 心源性休克
   E. 肾衰竭

3. 某患者对各种刺激均无反应，瞳孔缩小，无自主运动，但对剧烈疼痛可出现防御反应。对光反

射、咳嗽反射存在，生命体征尚平稳，此患者现在处于（　　）

A．嗜睡　　B．昏睡

C．浅昏迷　　D．中度昏迷

E．深昏迷

4．患者，男性，80 岁。肺源性心脏病病史 9 年，近半个月来咳嗽、咳痰，今晨呼吸困难加重，神志恍惚，烦躁不安。查体：体温 36.4℃，脉搏 124/min，血压 132/80mmHg，呼吸 35/min，口唇发绀，两肺底闻及湿啰音。患者最可能出现的并发症是（　　）

A．心力衰竭　　B．上消化道出血

C．急性肾衰竭　　D．呼吸衰竭

E．DIC

5．患者，男性，60 岁。有慢性阻塞性肺疾病 11 余年，近 2 年来反复双下肢水肿，3d 来病情加重口唇发绀，神志恍惚，听诊双下肺闻及干湿啰音，心率 115/min。确定患者有无呼吸衰竭，下列哪项最有意义（　　）

A．动脉血气分析　　B．神志变化

C．心率增快　　D．发绀

E．呼吸困难

6．患者，女性，20 岁。1 周前因吃鱼胆后，出现颜面及双下肢水肿，尿量 800ml/d，血压 140/90mmHg，查血肌酐 380μmol/L，尿素氮 28mmol/L，尿蛋白（++），尿沉渣见颗粒管型，血钾 6.5mmo/L。当前护士重点观察的内容是（　　）

A．水电解质平衡

B．血压的变化

C．心率的变化

D．有无恶心呕吐

E．有无剧烈头痛

（张　路）

第5章 常用急救护理技术

第1节　外伤止血、包扎、固定、搬运

外伤止血、包扎、固定、搬运是事故现场对急危重症患者进行紧急救护的一项主要内容。不论什么部位或性质的外伤，都要通过及时、正确、有效的急救处理，从而挽救生命、减少痛苦、防止病情恶化、预防并发症。

一、外伤止血

出血是各种外伤的主要并发症。正常成年人的血液占人体体重的7%～8%，当失血量达到总血量的20%以上时，可出现明显的症状体征，如头晕头昏、脉搏增快、血压下降、出冷汗、脉搏细弱等；如果出现大出血且失血量达到总血量40%时，就有生命危险，而如果出血速度很快，失血量达到总血量的30%即有可能危及患者生命。因此，争取时间采取有效止血措施，对减少创伤的死亡率和致残率均具有重要的意义。

（一）根据出血部位分类

1. 外出血　体表可见到。血管破裂后，血液从外伤的伤口流出，是现场急救重点。

2. 内出血　体表见不到。血液由破裂的血管流入组织、脏器或体腔内，只能根据临床表现和体征来诊断，主要到医院救治。

（二）根据出血性质分类

1. 动脉出血　血液为鲜红色，呈喷射状，出血速度快、出血量大。

2. 静脉出血　血液为暗红色，持续涌出，出血速度慢，危险性相对比动脉出血小。

3. 毛细血管出血　血液为鲜红色，呈水珠状或片状渗出，找不到出血点，可自行凝固止血，危险性相对较小。伴有较大的伤口或创面时，若不及时处理，也可引起失血性休克。

（三）止血用物

止血可用的材料很多。在现场抢救中可用急救包、消毒敷料、绷带等进行加压包扎止血。在紧急情况下，现场任何清洁、合适的物品都可临时借用作为止血用物，如毛巾、布料等，但不可用绳索、电线或铁丝等物。止血钳等专用的止血器械是最可靠的止血方法，但应避免盲目钳夹。

（四）常用止血方法

常见的止血方法包括指压止血法（图5-1）、加压包扎止血法、填塞止血法和止血带止血法（图5-2）。原则上应根据出血部位及现场的具体条件选择最佳止血方法。一般小动脉和静脉损伤出血，可用加压包扎法止血。对于深部伤口出血，如肌肉、骨端等，可用填塞法止血。动脉出血可先采用指压法止血。指压法止血是应急措施，因动脉有侧支循环，故其效果有限，且难以持久，因此，应根据情况及时改用其他止血方法。

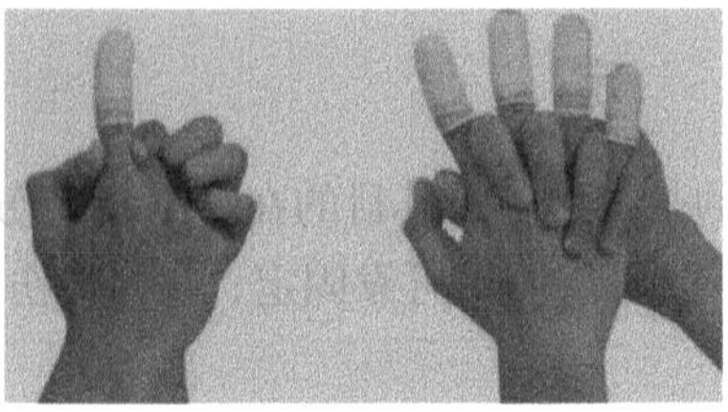

图 5-1　指压止血法

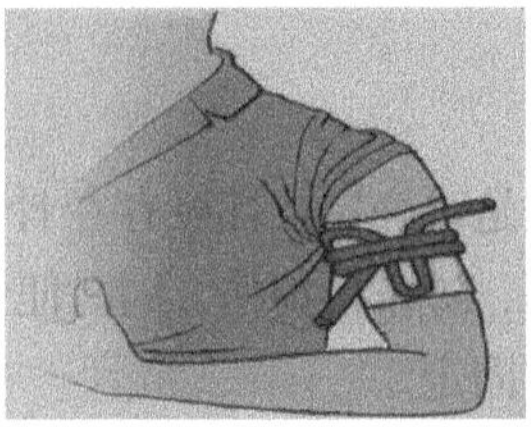

图 5-2　止血带止血法

二、包　扎

包扎是创伤救护的常用措施，其目的是保护伤口、减少污染，固定骨折、关节和敷料，压迫止血及减轻疼痛等。原则上，包扎之前先在创口上覆盖无菌纱布，包扎松紧要适度，使肢体处于功能位，打结时注意避开伤口。包扎时应注意松紧适度，以防引起肿痛或脱落。

（一）包扎用物

无菌纱布、绷带、三角巾、四头带和多头带等。急救现场可以用干净的毛巾、衣物、被单、布带等代替。

（二）常用包扎方法

根据损伤的部位、环境条件采取合适的包扎方法。

1．绷带包扎法　绷带包扎是包扎技术的基础，一般用于头部及四肢伤的包扎。包括环形包扎法、螺旋包扎法、螺旋反折包扎法、“8”字形包扎法、回返包扎法（图 5-3）。

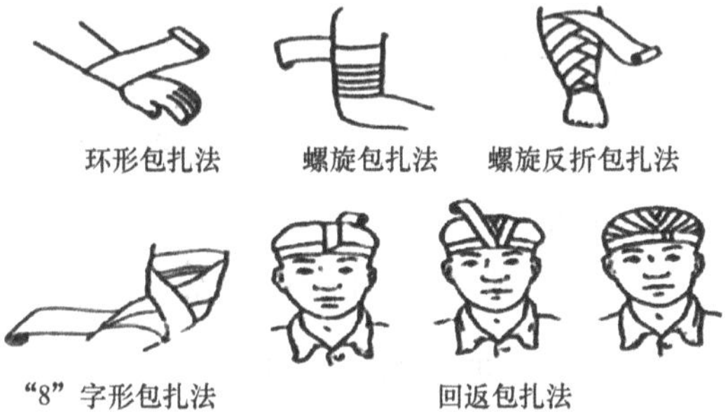

图 5-3　绷带包扎法

2．三角巾包扎法　三角巾应用方便、快捷，操作方法容易掌握，包扎部位广泛，适用于头颈部、胸背部、下腹部和四肢等部位（图 5-4）。

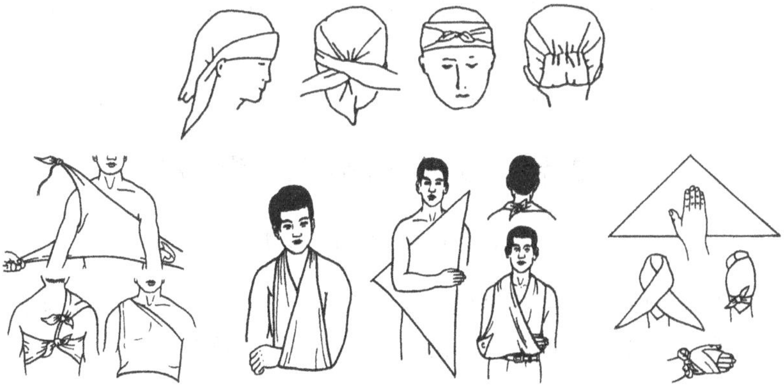

图 5-4　三角巾包扎法

三、固　　定

固定是对确定或怀疑存在骨折的患者所采取的救护措施，其目的在于限制受伤部位的活动，减轻疼痛，防止再损伤，同时便于患者的搬运。四肢骨折应做可靠固定，脊柱损伤和骨盆骨折则可做相对固定。

（一）固定用物

固定用物有夹板（有木质、金属、充气性塑料夹板或树脂夹板）、颈托和头部固定器等。在紧急时应因地制宜，就地取材，选用竹板、树枝和木棒等代替，还可直接用患者的躯干或健侧肢体进行临时固定。固定还需另备纱布、绷带、三角巾或毛巾、衣服等。

（二）常用固定方法

主要包括颈椎、锁骨、肱骨、前臂、股骨和小腿的骨折固定法（图 5-5）。

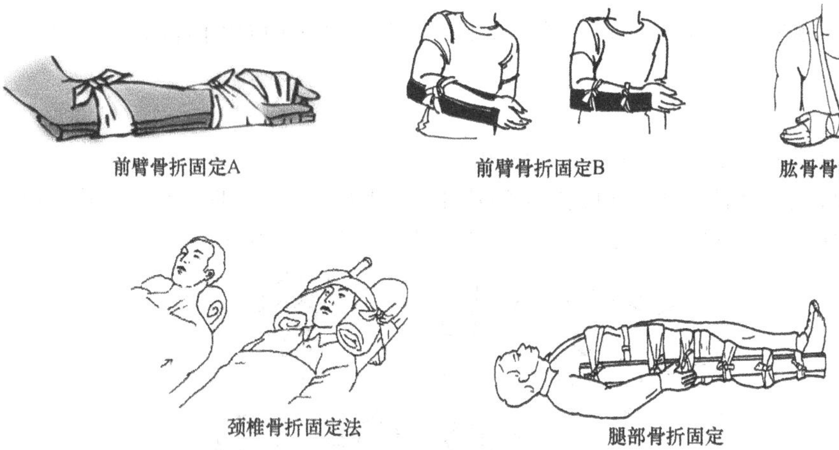

图 5-5　常用固定方法

四、搬　　运

搬运患者是院前急救的重要技术。其目的是及时、安全、迅速地将患者转移至安全地带，防止再次损伤。

搬运工具及方法如下：搬运工具包括担架等专用工具和用床单、被褥、竹木椅、木板等制作的临时搬运工具。火线或现场搬运多为徒手搬运，也可用临时制作的简单搬运工具，但不要因寻找搬运工具而贻误抢救时机。

（考点：1. 现场止血的方法；2. 不同部位的损伤，采取不同的处理手段）

第 2 节　动、静脉穿刺置管术

一、静脉穿刺置管术

静脉穿刺置管术是一种以特制的穿刺管经皮穿刺并留置于静脉腔内，经此通路进行补液疗法或监测的方法。一般选择锁骨下静脉、颈内静脉、股静脉等深静脉。

（一）适应证

1. 长期静脉内滴注高浓度或刺激性强的药物，如血管活性药物。
2. 外周静脉穿刺困难，需要建立静脉通路。
3. 急救时快速静脉输液、输血、注药和检测中心静脉压。
4. 穿刺法行特殊检查、检测或治疗者，如心导管检查术、血液净化和心排出量检测等。
5. 胃肠道外营养。
6. 安装心脏起搏器者。

（二）禁忌证

1. 有出血倾向的患者。
2. 局部感染。
3. 上腔静脉综合征。
4. 躁动不安而无法约束者。

二、动脉穿刺置管术

动脉穿刺置管术是一种经皮穿刺动脉并留置导管于动脉腔内，经此通路进行治疗的方法。常选择的动脉为颈动脉、肱动脉、股动脉。

（一）适应证

1. 重度休克患者须经动脉注射高渗葡萄糖液及输血等，以提高冠状动脉灌注量及增加有效血容量。
2. 施行某些特殊检查，如选择性动脉造影及左心室造影等。
3. 施行某些治疗，如经动脉注射抗癌药物行区域性化疗。
4. 需反复采取动脉血标本者。
5. 需监测动脉血压者，如休克、心脏大手术等。

（二）禁忌证

1. 侧支循环试验阳性者。
2. 有出血倾向者。
3. 局部皮肤感染者。

第3节 中心静脉压监测

中心静脉压是指胸腔内上、下腔静脉的压力。主要是反映右心前负荷的指标。主要适用于各种严重创伤、休克、急性循环衰竭等危重症。其正常值为5～12cmH_2O。若小于5cmH_2O表示右心房充盈欠佳或血容量不足；大于15～20cmH_2O，则表示右心功能不全或血容量超负荷。

（考点：中心静脉压的正常值；增高或降低的临床意义）

一、适 应 证

1. 急性循环衰竭。
2. 大量输液或心脏病患者输液时。
3. 严重创伤、休克等危重患者或体外循环手术时。

二、禁 忌 证

1. 拟穿刺部位皮肤感染。
2. 有严重凝血功能障碍或接受抗凝治疗者。
3. 菌血症或败血症。
4. 对局部麻醉药或特定材质过敏者。

三、监 测 方 法

1. 用物准备　治疗盘、中心静脉测压装置（包括带刻度的测压管、三通开关等）（图 5-6），以及输液导管。其他用物有 1%～2%普鲁卡因、5ml 注射器、无菌手套和 0.9%氯化钠溶液 100ml。

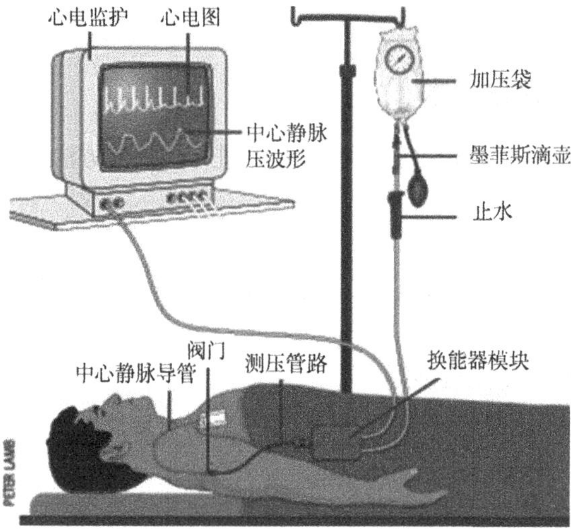

图 5-6　测量中心静脉压装置

2. 患者准备　患者仰卧，测压管“0”点应与腋中线同一水平面。

3. 操作步骤

（1）患者取平卧位，暴露插管部位，铺好橡皮巾及治疗巾，协助医生常规消毒皮肤。

（2）备好中心静脉测压装置，插管前应预先接以三通阀，连于输液器持续输液。固定导管测压管使零点与腋中线第 4 肋在同一水平面上。

（3）术者戴无菌手套，经皮穿刺将中心静脉导管可经锁骨下静脉、颈内静脉穿刺插管至上腔静脉，也可经股静脉穿刺插管至下腔静脉。但在腹压增高等情况下，应选择上腔静脉测压。导管置入后再次用注射器回抽，确认导管在静脉内。

（4）“L”形测压管固定于木板上，与三通阀连接。静脉导管通过三通一端与测压装置连接进行连续测压，另一端可连接静脉输液。测压前后应冲管。

（5）测压完毕，将连通测压计侧导管夹紧，使输液管与静脉导管相连接，继续输液保持静脉导管相通。

（6）安排患者舒适卧位，整理用物，记录测压数值。

四、注意事项、并发症及防治

穿刺时注意无菌操作，置管期间加强观察与护理，以减少感染；穿刺时若误入动脉应局部压迫止血，防止发生出血和血肿。此外，避免出现气胸、血胸、血栓、气栓和神经损伤等并发症，预防关键在于熟悉解剖结构及严格遵守操作规程。

第 4 节 心电监护仪的使用

心电监护仪可监测患者心率、心律、体温、呼吸、血压、脉搏和 SpO_2，对发现和诊断心律失常、心肌缺血、电解质紊乱及评估心脏起搏器的功能和药物的治疗效果，尤其是对各种心律失常和传导障碍的分析诊断具有肯定价值。

常用的心电监护仪有 Holter 心电监护仪、遥控式心电监护仪和多功能床旁监护仪。

一、使用方法

（一）用物准备

操作前评估患者有无紧张、焦虑、恐惧等心理反应；评估胸前区皮肤有无破损或出血点；评估指甲与甲床是否适合放置脉搏血氧饱和度传感器，准备多功能床旁监护仪及其附件、电极片、生理盐水棉球和纱布等。

（二）操作步骤

1. 连接多功能床旁监护仪各导联，接通电源，开机自检。

2. 心电监测

（1）清洁皮肤：患者取平卧位或半卧位，清洁贴电极片部位的皮肤，使之脱脂降低皮肤的电阻。

（2）贴电极片：在相应部位粘贴一次性电极片，通过电极片外的金属小扣与电极导联线相连接。临床上多功能床旁监护仪的导联装置有 3 只电极、4 只电极和 5 只电极不等。

（3）观察心电图选择波形清晰的导联，一般选择Ⅱ导联。

（4）设置心率报警界限：一般心率报警上限为 110 /min，报警下限为 50 / min。

3. SpO_2 监测　将经皮 SpO_2 传感器的一端与多功能床旁监护仪连接，另一端夹在患者的手指上，感应区对准甲床，观察其波形变化并根据病情设置波幅及报警界限，经皮 SpO_2 报警一般上限设为 100%，报警下限为 96%。

4. 无创血压监测　将袖带缠在患者肘上两指处，松紧度以能够插入一指为宜，感应位置在肘前肱动脉处，按血压测量键，根据病情或遵医嘱设定间隔时间和血压报警界限。

5. 记录　及时记录显示器上的各项参数，动态观察患者的病情变化。

6. 整理用物　整理用物，告知患者在监测过程中的注意事项。

二、注意事项

1. 应选择 P 波显示良好的导联进行监测，心率监测可与脉率监测相互补充。

2. QRS 振幅应大于 0.5mV 才能触发心率计数。

3. 诊断心肌缺血和心肌梗死，除依赖 ST 段移位外，还应做十二导联心电图，并结合患者的病史、症状等资料综合分析。

第 5 节 电除颤仪的使用

电除颤技术又称电复律，是指用高压强电流使心肌瞬间同时除极，消除异位心律，使之转复为窦性心律的方法。超过 80%的成人突然的、非创伤性的心搏骤停都是由心室颤动所致，电除颤是最有效的治疗手段。每延迟 1min，复苏的成功率将下降 7%～10%，如果 10～12min 以上再进行除颤，患者的生存率几乎为零。在发生心搏骤停概率相对较高的公共场所（如机场、地铁站、体育场馆），第一目击者迅速进行心肺复苏并配合使用自动体外除颤器（AED）十分重要，可显著增加患者存活的机会。

一、分　类

根据发放脉冲是否与心电图的 R 波同步，将电除颤分为同步电除颤与非同步电除颤两种。

二、适　应　证

同步电除颤的适应证是治疗心房颤动、心房扑动、室上性心动过速、室性心动过速等快速心律失常，经电除颤后可恢复窦性心律。

非同步除颤的绝对适应证是心室颤动。电刺激时无须考虑患者的自主节律，所以称非同步除颤。在心搏骤停时，为了争取时间，在不了解心搏骤停性质的情况下，立即行非同步除颤，称盲目除颤。

三、使用方法及注意事项

详见实训三　电除颤技术。

第 6 节　建立人工气道技术

人工气道是指通过各种辅助设备及特殊技术在生理气道与空气或其他气源之间建立的气体通道，以保证气道通畅，维持有效通气。常见建立人工气道的技术有气管内插管术、气管切开术和环甲膜切开术等。

一、气管内插管术

气管内插管术是指将特制的气管导管经口腔或鼻腔通过声门直接插入气管内的技术。其目的是清除呼吸道分泌物或异物，解除呼吸道阻塞，进行有效人工呼吸，增加肺泡有效通气量，减少气道阻力及死腔，为气道雾化或湿化提供条件。根据插管途径可分为经口腔插管和经鼻腔插管。

（一）适应证

1. 呼吸衰竭、呼吸肌麻痹、呼吸抑制或自主呼吸突然停止，以及心搏骤停，需紧急建立人工气道、进行机械通气或行心肺脑复苏者。
2. 气道分泌物不能自行排出，需行气管内吸痰者。
3. 各种原因所致通气障碍。
4. 外科手术和麻醉手术者。
5. 婴幼儿气管切开前需行气管内插管定位者。
6. 胃内容物反流所致的误吸。
7. 为确诊和治疗短期内反复插入支气管镜。

（二）禁忌证

1. 喉头水肿或黏膜下血肿、急性喉炎、插管创伤引起的严重出血等。
2. 咽喉部烧伤、肿瘤或者异物存在。
3. 严重凝血功能障碍。
4. 肿瘤压迫气管。
5. 面、颈部骨折或脱位不能经口行气管内插管。

二、气管切开术

气管切开术是指切开颈段气管前壁，插入气管套管，建立新的通道进行人工通气的一种技术。它可以维持气管通畅，减少气道阻力和呼吸道解剖死腔，保证有效通气量。

（一）适应证

1．上、下呼吸道阻塞所致的呼吸困难，如喉阻塞、分泌物潴留、呼吸肌麻痹、痉挛、昏迷及外伤肿瘤所致的呼吸道阻塞。

2．急性呼吸衰竭，难以恢复者。

3．预防性气管切开，需长期进行呼吸机辅助呼吸者。

4．一些行气管内麻醉手术而不能经口鼻插管者；气道异物不能经喉取出者。

（二）禁忌证

1．严重出血性疾病或气管切开部位以下占位性病变引起的呼吸道梗阻者。

2．小儿禁用。

三、环甲膜穿刺术与环甲膜切开术

环甲膜位于甲状软骨和环状软骨之间，前仅有柔软的甲状腺并无坚硬遮挡组织，后通气管，它仅为一层薄膜，周围无要害部位，因此利于穿刺。

环甲膜穿刺术是在确切的气道建立之前，借助刀、穿刺针或其他任何锐器穿刺环甲膜迅速建立一个新的临时呼吸通道，是临床上帮助患者进行有效气体交换、快速缓解患者呼吸困难或窒息、简便快捷而有效的一项急救技术。

环甲膜切开术简便、快捷而有效，在临床上主要用于病情危急，需立即抢救的患者，待呼吸困难缓解后，再做常规气管切开术。

（一）适应证

1．各种原因导致上呼吸道完全或不完全阻塞。

2．气管内给药。

3．牙关紧闭经鼻插管失败。

4．气管内插管有禁忌者。

5．3 岁以下的小儿不宜做环甲膜切开者。

6．气管切开术可致病情加重者。

7．喉头水肿及颌面颈部外伤所致气道阻塞，需立即通气急救者。

（二）禁忌证

1．有出血倾向者。

2．环甲膜水平以下发生的呼吸道阻塞者。

第 7 节 呼吸机的临床应用

当呼吸器官不能维持正常的气体交换，发生或可能发生呼吸衰竭时，以机械装置代替或辅助呼吸肌的工作，此过程称为机械通气，所用机械装置称为呼吸机。机械通气是呼吸衰竭的一种呼吸支持方法，为呼吸衰竭的各种病因治疗争取时间和创造条件。

一、适　应　证

任何原因引起的缺氧与二氧化碳潴留，均是应用呼吸机的适应证。

1. 急性呼吸衰竭，自主呼吸消失或微弱需抢救的患者，如电击、窒息、脑外伤等。
2. 慢性呼吸衰竭出现严重缺氧和二氧化碳潴留或急性发生肺性脑病者。
3. 胸部和心脏外科手术后和严重胸部创伤。

二、禁　忌　证

一般来说，呼吸机治疗没有绝对的禁忌证，任何情况下，对危重患者的抢救和治疗，均强调权衡利弊。除未经引流的气胸和肺大疱是呼吸机治疗的禁忌证外，其余均是相对禁忌证。

三、使用方法及注意事项

详见实训四 人工气道的建立与呼吸机的应用。

第8节　洗　胃　术

洗胃术是将胃管由口腔或鼻腔插入胃内，利用重力、虹吸或负压吸引等原理，向胃腔内反复注入液体，使液体与胃内容物混合后再吸出的方法。其目的是为了清除胃内未被吸收的毒物或清洁胃腔，临床上用以胃部手术、检查前准备。对于急性中毒如短时间内吞服有机磷、生物碱和巴比妥类药物等，洗胃是一项重要的抢救措施。

一、目　　的

1. 清除胃内毒物或刺激物。
2. 减轻幽门梗阻患者胃内滞留物对胃黏膜的刺激。从而减轻胃黏膜水肿和炎症，减轻患者痛苦。
3. 为胃肠道等手术的术前检查做准备。

（考点：洗胃的目的）

二、适　应　证

1. 各种急性口服药物、毒物中毒。
2. 服药后曾进食大量牛乳或蛋清者。
3. 幽门梗阻或胃扩张。
4. 手术或某些检查前的准备，可减少术中并发症，便于手术操作。如胃部、食管下段、十二肠手术前。

三、禁　忌　证

1. 服用腐蚀性毒物（如强酸、强碱）急性中毒者。
2. 肝硬化伴食管胃底静脉曲张。
3. 上消化道溃疡、上消化道出血及胃穿孔、胃癌者。
4. 食管狭窄或梗阻。

5．惊厥未控制者。

（考点：洗胃的禁忌证）

四、洗胃方法

1．漏斗胃管洗骨法。
2．全自动洗胃机洗胃法。
3．吸引器洗胃法。

五、具体操作及注意事项

详见实训五 洗胃术。

自测题

A_1型题

1．非同步电复律适用于（　　）
A．心房扑动　B．心房颤动
C．心室颤动　D．室上性心动过速
E．室性心动过速

2．一老年男性患者，因急性心肌梗死收入院，第 2 天突然意识丧失，血压测不清，颈动脉搏动消失。住院心电图监测为心室颤动。此时应采用最有效的治疗是（　　）
A．人工呼吸　B．再次进行溶栓治疗
C．非同步直流电复律　D．静脉注射利多卡因
E．心腔内注射肾上腺素

3．中心静脉压在 5cmH_2O 以下，提示（　　）
A．心功能不全　B．血容量已补足
C．急性肾衰竭　D．血容量不足
E．血管张力增高

4．中心静脉压在 12cmH_2O 以上，而血压低提示（　　）
A．心功能不全　B．血容量已补足
C．急性肾衰竭　D．血容量不足
E．血管张力增高

5．中心静脉压高于正常，患者少尿或无尿（　　）
A．心功能不全　B．血容量已补足
C．急性肾衰竭　D．血容量不足
E．血管张力增高

6．中心静脉压高而动脉压在正常范围，反映（　　）
A．右心功能不全或血容量相对过多
B．胸腔内压增加
C．右心功能不全或容量相对不足
D．静脉回心血量增加
E．容量血管过度收缩

7．中毒物质不明洗胃时应选用（　　）
A．2%～4%碳酸氢钠　B．过氧化氢
C．温开水或等渗盐水　D．高锰酸钾
E．植物油

8．下列患者符合洗胃指征的是（　　）
A．肠癌　B．消化道溃疡
C．食管阻塞　D．食管静脉曲张
E．胃癌

9．一次注入洗胃液过多不会引起（　　）
A．液体从鼻腔溢出发生窒息
B．急性胃扩张
C．加速毒物吸收
D．反射性心搏骤停
E．水电解质失衡

10．洗胃时哪些情况不需要立即停止洗胃（　　）
A．患者感到腹痛　B．患者清醒
C．血压下降　D．流出血性液体
E．患者不配合

11．以下不属于急救现场止血技术的是（　　）
A．压迫包扎法　B．直接按压止血法

C. 填塞法　　D. 八字缝合止血法
E. 指压止血法

12. 以下哪些材料不可以用来急救现场止血（　　）
A. 洁净的毛巾　　B. 污染的辅料
C. 洁净的手绢　　D. 干净的三角巾
E. 绷带

13. 对骨折患者进行现场急救时，下列最好的次序是（　　）
A. 妥善固定、包扎伤口、抢救生命、平稳运送
B. 包扎伤口、妥善固定、抢救生命、平稳运送
C. 平稳运送、包扎伤口、妥善固定、抢救生命
D. 抢救生命、包扎伤口、妥善固定、平稳运送
E. 平稳运送、包扎伤口、妥善固定、初步检查

A_2型题

14. 一名留置气管内插管患者，置管深度为22cm，护士为其行口腔护理完毕后发现导管置管深度为24cm，此时护士应（　　）
A. 立即吸痰
B. 听诊两肺呼吸音
C. 拔出管道，重新置管
D. 不予理会，重新固定
E. 进行鼻腔护理

15. 患者气管内插管，呼吸机辅助呼吸，护士A及B在给予患者翻身时，不慎牵拉管道，造成管道脱出，这些应立即（　　）
A. 吸痰
B. 氧管接呼吸囊、挤压呼吸囊
C. 气管切开
D. 气道湿化
E. 听诊两肺呼吸音

16. 患者，男性，62岁。诊断：脑出血、肺部感染。行气管切开，中流量吸氧，持续微泵注入气道湿化液3ml/L。现患者咳嗽频繁、烦躁不安、痰鸣音多、口唇发绀，护士应将气道湿化液（　　）
A. 停止使用　　B. 减慢速度
C. 调快速度　　D. 维持原速度不变
E. 增加剂量

17. 患者，男性，25岁。头颈部伤。换药后宜用哪种包扎方法（　　）
A. 四头带　　B. 丁字带
C. 腹带　　D. 胸带
E. 回返形绷带

18. 患者，男性，60岁。意外事故中致胫骨开放性骨折伴大出血，面色苍白，脉细速。现场急救应首先采取的措施是（　　）
A. 固定骨折　　B. 输液
C. 止血　　D. 止痛
E. 立即转送

19. 患者，男性，45岁，车祸后被送至医院就诊。体检：胸部压痛，双下肢瘫痪，呼吸困难，大小便失控。X线片提示$T_{4\sim5}$骨折，合并脱位。应如何搬运患者（　　）
A. 一人背起患者搬运
B. 一人抱起患者搬运
C. 二人搬运，其中一人抬头，一人抬腿
D. 三人将患者平托到木板上搬运
E. 以上均可

20. 患者，男性，22岁。踢足球时向后跌倒，摔伤右肩部来诊。检查见右肩部方肩畸形，肩关节空虚，弹性固定，Dugas征阳性。诊断肩关节脱位，手法复位外固定后正确的固定方法是（　　）
A. 小夹板固定　　B. 外展支架固定
C. 三角巾悬吊　　D. 石膏夹板固定
E. 皮牵引固定

A_3/A_4型题

（21～22题共用题干）

患者，男性，68岁。患慢性阻塞性肺疾病20年。现患者因颜面发绀明显，有咳嗽、咳痰，气喘明显而入ICU。入室时查体：面色、口唇发绀，血压145/95mmHg，心率122/min，呼吸38/min，SpO_2 80%。

21. 需要立即建立人工气道是（　　）
A. 气管内插管　　B. 放置口咽通气道
C. 气管切开　　D. 鼻咽通气道
E. 鼻导管吸氧

22. 人工气道建立可以（　　）
A. 增强了气道防御微生物进入下呼吸道的机制
B. 增强咳嗽反射
C. 增强患者交流能力

D. 预防和解除呼吸道梗阻

E. 减弱了咳嗽反射

（23～24题共用题干）

患者，女性，诊断：多脏器功能衰竭，凝血功能低下，留置气管内插管中流量吸氧。昨日开始气管导管内吸出血性痰液，现患者突然出现面色发绀，呼吸困难 SpO_2 迅速下降，吸痰管插入不畅，听诊两肺呼吸音消失，查看气管内插管深度无改变。

23. 这是发生了（　　）

A. 气管导管堵塞

B. 气管导管滑出到咽喉

C. 气管导管滑进了左侧支气管

D. 气管导管气囊漏气

E. 气管导管滑进了右侧支气管

24. 应立即给予的处理是（　　）

A. 拔除气管内插管，重新建立人工气道

B. 调整气管内插管深度

C. 呼吸囊辅助呼吸

D. 刺激咳嗽

E. 使用气道湿化液

（李　敏　孙嘉伟）

第6章 心肺复苏

案例 6-1 王奶奶，今年75岁，某一天过马路时，突然晕倒，呼之不应，出现胸闷气短、呼吸困难、面色苍白、发绀等症状，幸运的是热心群众赶快拨打了“120”急救电话。救护车很快到达，抢救立刻开始。最后经过医务人员的及时全力抢救，患者终于转危为安。救护车接回医院进行进一步治疗。

问题：1. 王奶奶出现了什么突发状况？

2. 如果出现了上述表现该如何急救？

3. 如果你在现场急救一般工作流程有哪些？

第1节 概 述

心搏骤停是指心脏突然停止跳动而不能排出血液。临床表现为意识丧失、心音及大动脉搏动消失、呼吸停止和瞳孔散大等。如及时采取正确有效的复苏措施，有可能恢复，否则可导致死亡。

一、心搏骤停的病因

心搏骤停的原因分心源性和非心源性两类。

（一）心源性心搏骤停

如冠状动脉粥样硬化性心脏病（为成人猝死的主要原因）、心肌炎和心肌病、心脏瓣膜病、先天性心脏病和主动脉病变等。

（二）非心源性心搏骤停

如呼吸停止；麻醉、手术意外、心导管检查；电击、雷击和溺水；严重的电解质紊乱与酸碱平衡失调；药物中毒或过敏等。

二、心搏骤停的类型

根据心脏活动情况和心电图表现，心搏骤停可分为三种类型。

1．心室颤动　简称室颤，心室肌发生极不规则、快速而不协调的颤动，是心搏骤停最常见的类型。心电图表现为QRS波群消失，代之以大小不等、形态各异的室颤波，频率为200～400 /min。

2．心脏停搏　又称心室静止，心房、心室完全失去电活动能力，心电图显示房、室均无激动波，呈一直线，或偶见P波。

3．心电机械分离　心脏有持续的电节律性活动，但无有效的机械功能，出现缓慢、微弱、不规则的“收缩”。心电图上有间断出现的宽而畸形、振幅较低的QRS波群，频率多为20～30 / min。

以上三种类型虽然在心脏活动方面和心电图表现上各有其不同的特点，但在血流动力学上却有着共同的结果：心脏丧失有效的收缩和排血功能，血液循环停止。因而引起相同的临床表现。

三、心搏骤停的临床表现与诊断

1．心搏骤停是临床死亡的标志，常突然起病，绝大多数无先兆症状。心搏骤停的主要临床表现有：①心音消失；②动脉搏动摸不到、血压测不出；③意识突然丧失或伴有短阵抽搐；④呼吸断续、呈叹息样，后即停止；⑤瞳孔散大；⑥面色苍白、发绀。

2．判断　心搏骤停时，出现较早而且最可靠的临床征象是意识丧失伴大动脉搏动消失。成人通常是检查颈动脉搏动，亦可触摸股动脉，儿童可检查肱动脉搏动。

（考点：判断心搏骤停的方法）

第 2 节　复苏的过程

心肺复苏（CPR）是指对心搏、呼吸骤停的患者采取的使其恢复自主循环（ROSC）和自主呼吸的紧急医疗救治措施。在复苏心肺功能的早期即加强脑保护措施以最大程度地恢复脑的功能，即脑复苏术，二者合称为心肺脑复苏（CPCR）。

心肺脑复苏过程可分为 3 期。

第一期：基础生命支持。即现场复苏，包括：A、畅通气道；B、人工呼吸；C、人工循环；D、除颤。

第二期：后续生命支持。此期除继续基本生命支持（胸外心脏按压、气管内插管和机械通气）外，尚包括使用复苏药物与输液、心电图监测等。

第三期：持续生命支持。此期最主要的是稳定血循环，积极处理器官功能障碍和原发病，更需继续加强监护与生命支持，做好病情评估，治疗原发病，防治并发症。包括：G、病情估计；H、重症监护。

一、基础生命支持

基础生命支持又称初期复苏处理或现场急救。目的是迅速建立有效的人工循环，向心、脑及全身重要器官供氧，使其得到保护。

实施前，救护者应迅速判定是否存在心脏停搏，并通过一听、二看、三感觉（即听患者有无呼吸声、看胸廓有无起伏、感觉有无气流）判定有无自主呼吸。心搏骤停的判断一般应在 3～5s 完成（不超过 10s）。

（一）判断患者意识丧失的情况

判断方法：轻轻摇动患者双肩或轻拍患者双肩，高声呼喊“喂，你怎么了？”（轻拍重呼）如认识，可直呼其姓名，如无反应，说明意识丧失。

（二）检查大动脉搏动是否消失

判断方法：用示指及中指指尖先触及气管正中部位，然后向旁滑移 2～3cm，在胸锁乳突肌内侧触摸颈动脉是否有搏动。注意检查时间不要超过 10s，如 10s 内不能明确感觉到脉搏，应立即开始胸外按压。

（三）判断患者的呼吸是否停止

判断方法：通过一听、二看、三感觉（即听患者有无呼吸声、看胸廓有无起伏、感觉有无气流）的方法来判断呼吸是否停止。

1．看　耳朵贴近患者口鼻处，头部侧向患者胸腹部，眼睛观察胸、腹起伏情况。呼吸停止者，胸、腹部无起伏活动。

2．听　抢救者在患者口鼻处听呼吸道有无气流响声。

3．触　抢救者以自己面部接触患者口鼻，感觉有无气体排出。

如果出现心搏骤停的现象要赶快抢救，力争挽救回患者的生命。

（四）基础生命支持基本程序

基础生命支持基本程序是CAB，分别指胸外按压、开放气道、人工呼吸。

1．胸外按压（C）　只要判断心搏骤停，应立即进行胸外按压，以维持重要脏器的功能。

（1）体位：患者仰卧于硬质平面上。患者头、颈、躯干平直无扭曲。

（2）按压部位：胸骨中下1/3交界处或（男性患者）双乳头连线与前正中线交界处。

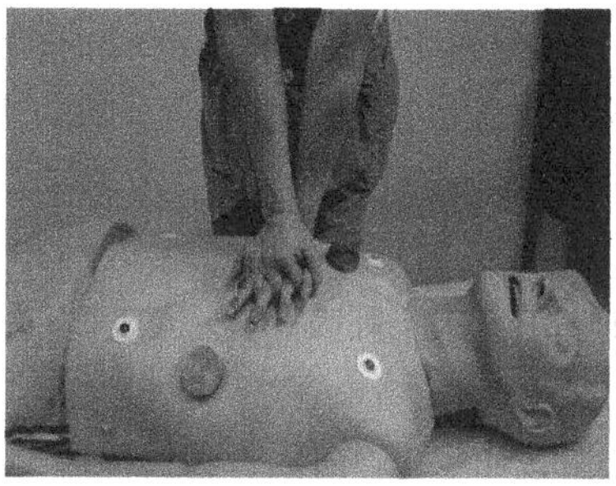

图6-1　胸外按压方法

（3）按压方法：按压时上半身前倾，双肩正对患者胸骨上方，一只手的掌跟放在患者胸骨中下部，两手重叠，手指离开胸壁，双臂绷直，以髋关节为轴，借助上半身的重力垂直向下按压。每次抬起时掌根不要离开胸壁，并应随时注意有无肋骨或胸骨骨折（图6-1）。

（4）按压频率：至少100～120/min。

（5）按压幅度：按压幅度达5～6cm或者胸廓前后径的1/3，压下与松开的时间基本相等，压下后应让胸廓充分回弹。

（6）按压人员更换：每2min更换按压者，每次更换尽量在5s内完成。

一手的掌根部放在按压区，另一手掌根重叠放于手背上，使第一只手的手指脱离胸壁，以掌跟向下按压。

2．开放气道（A）　去除气道内异物：开放气道应先去除气道内异物。如无颈部创伤，清除口腔中的异物和呕吐物时，可一手按压开下颌，另一手用示指将固体异物钩出，或用指套或手指缠纱布清除口腔中的液体分泌物。

（1）仰头-抬颏法：用一只手按压伤病者的前额，使头部后仰，同时另一只手的示指及中指置于下颏骨骨性部分向上抬颏。使下颌尖、耳垂连线与地面垂直（图6-2）。

（2）双下颌上提法（颈椎损伤时）：将肘部支撑在患者所处的平面上，双手放置在患者头部两侧并握紧下颌角，同时用力向上托起下颌（图6-3）。

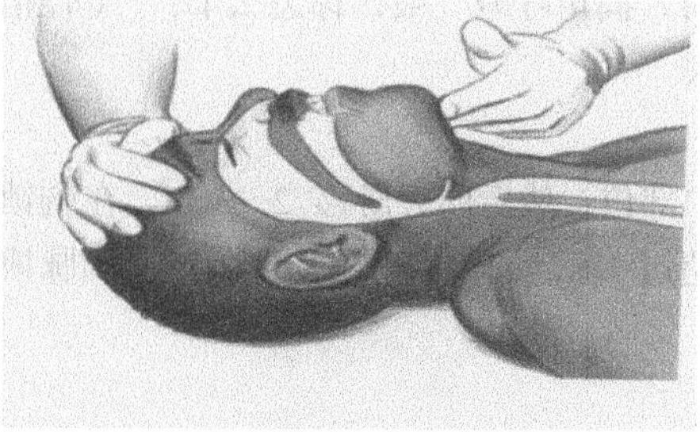

图6-2　仰头-抬颏法

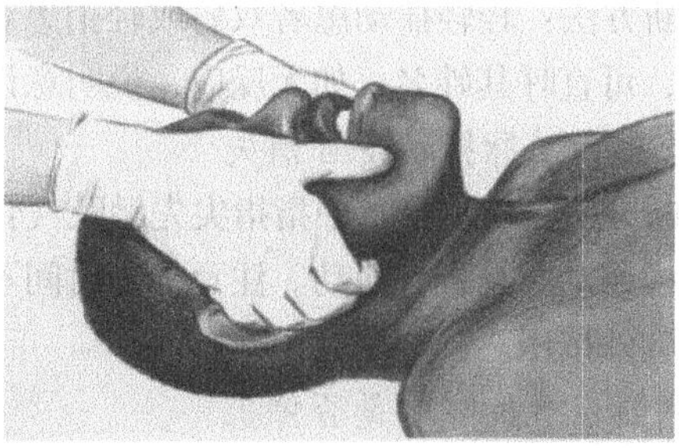

图6-3　双下颌上提法

知识链接

从 A-B-C 更改为 C-A-B

《2010 美国心脏协会心肺复苏及心血管急救指南》中，建议将成年人、儿童和婴儿（不包括新生儿，请参见“新生儿复苏”部分）的基础生命支持程序由 A-B-C（开放气道、人工呼吸、胸外按压）更改为 C-A-B（胸外按压、开放气道、人工呼吸）。因绝大多数心搏骤停发生在成年人，而在各年龄段的患者中，发现心搏骤停最高存活率均为有目击者的心搏骤停，而且初始心律是心室颤动（VF）或无脉性室性心动过速（VT）。在这些患者中，基础生命支持的关键操作是胸外按压和早期除颤。在 A-B-C 程序中，当施救者开放气道以进行口对口人工呼吸、寻找防护装置或者收集并装配通气设备的过程中，胸外按压往往会被延误。

3．人工呼吸（B）

（1）口对口人工呼吸方法（图 6-4）

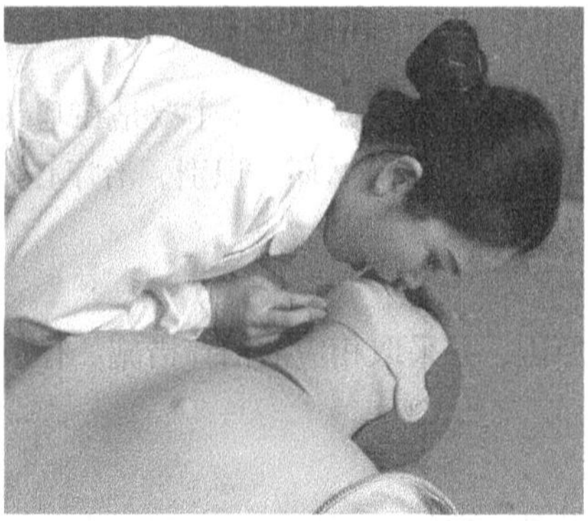

图 6-4 口对口人工呼吸方法

① 开放气道。

② 用按于前额的手的示指和拇指捏紧患者鼻孔。

③ 正常吸气后紧贴患者的嘴，要把患者的口部完全包住。

④ 缓慢向患者口内吹气（持续 1s 以上），足够的潮气量以使得患者胸廓抬起。

⑤ 每一次吹气完毕后，应与患者口部脱离，注意看患者胸部。

⑥ 吹气时暂停按压，吹气频率 10/min，按压、通气比率为 30∶2。

（2）口对鼻人工呼吸：如患者口不能张开（牙关紧闭）、口部严重损伤，或抢救者不能将患者的口部完全紧紧地包住，可使用口对鼻人工呼吸。

（3）球囊面罩

① 体位：患者头后仰体位，抢救者位于患者头顶端。

② 手法：E-C 手法固定面罩。E：左手中指、环指和小指放在患者下颌角处，向前上托起下颌，保持气道通畅。C：左手拇指和示指将面罩紧扣于患者口鼻部， 固定面罩，保持面罩不漏气。用右手挤压气囊，如图 6-5、图 6-6。

③ 通气量：潮气量需 500～600ml，即 1L 气囊的 1/2，2L 气囊的 1/3，充气时间超过 1s，使胸廓扩张。

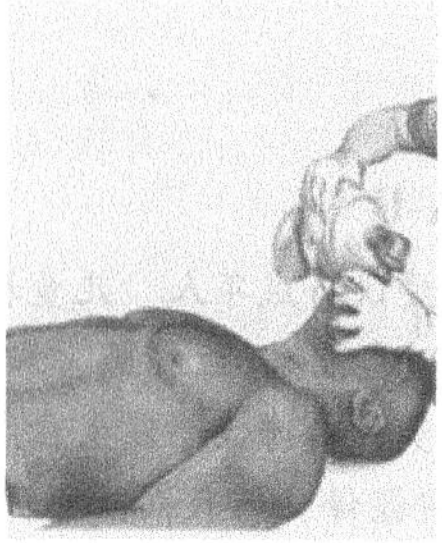

图 6-5 球囊面罩（单手）

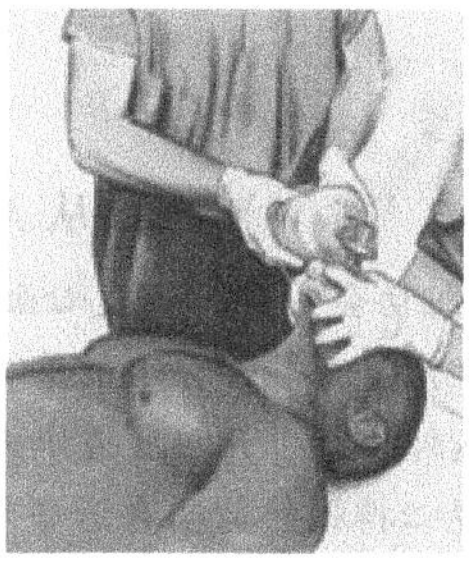

图 6-6 球囊面罩（双手）

（考点：基础生命支持的步骤）

患者突发心搏骤停时，按照 CAB（胸外按压、开放气道、人工呼吸）3 个步骤进行心肺脑复苏。在基础生命支持的基础上，应用辅助设备和药物，建立和维持有效的通气和血液循环，识别、治疗心律失常，建立有效的静脉通路，改善并保持心肺功能及治疗原发病。

二、高级生命支持

进一步生命支持又称二期复苏或高级生命维持。主要是在基础生命支持的基础上，应用辅助设备和药物，建立和维持有效的通气和血液循环，识别、治疗心律失常，建立有效的静脉通路，改善并保持心肺功能及治疗原发病。

（一）明确诊断

尽快明确引起心脏停搏的原因，并采取相应的治疗措施。有条件者，要迅速进行心电监护和必要的血流动力学监测。

（二）气道控制

根据患者的情况和医院的条件，选择口咽气道、鼻咽气道、气管内插管、环甲膜穿刺或气管切开术，以保持呼吸道通畅、增加有效通气、缓解缺氧。

（三）呼吸支持

为提高氧分压，要及时建立人工气道和呼吸支持。开始吸纯氧，可使用简易呼吸器。

（四）循环支持

为增加心肺的血液循环，提高复苏的成功率，用 AMbU 心脏泵进行主动脉按压、减压心肺复苏更有效。

（五）心脏电击除颤

电击除颤是终止心室颤动最有效的方法。除颤每延迟 1min，抢救成功的可能性就下降 10%，所以强调越早越好。首次电击的能量可选 200J，若不成功，在 30s 后重复，可提高电击能量到 300J，第三次 360J。电击除颤若能转为窦性心律，一般需要 20～30s，因此电击后仍应进行 CPR，直到能触及颈动脉搏动。

电击除颤时，护士要做好除颤前的准备，检查好器械，暴露患者的前胸，接好除颤器的电源，将电击板涂好导电膏或包上纱布并蘸上生理盐水，注意电极应分隔开，其间的导电膏和生理盐水不能沿胸壁外流而交融，否则会形成一个经胸壁的电流而不流经心脏。嘱他人离开患者床边，做好抢救的准备，观察除颤的效果。

自动体外除颤器（AED）更为方便，有条件者可作为院外急救措施之一。AED 不仅是一种急救设备，更是一种急救新观念，一种由现场目击者最早进行有效急救的观念。AED 有别于传统的除颤器，可以经内置电脑分析确定是否需要予以电除颤。AED 的语音提示和屏幕显示非常直观，可指导操作，可谓便携、易行。对多数人，短时培训，即能使用。

（六）药物治疗

1. 用药目的　增加脑、心等重要脏器的血液灌注量，减轻或纠正酸中毒，提高室颤阈或心室张力。

2. 常用药物

（1）肾上腺素：为首选药物。肾上腺素通过 α 受体兴奋作用使外周血管收缩，提高主动脉舒张压，增加冠脉灌注和心、脑血流量，一般主张首次剂量 1mg，静脉注射。若无效，每隔 3～5min 可重复给 1～3mg。

（2）利多卡因：可降低心肌应激性，对心室颤动及顽固性心律失常有效。尤其在没有电击除颤条件时，是除颤的主要方法。每次 50～100mg，静脉注射。必要时可重复。

（3）碳酸氢钠：一般在心脏停搏 15min 或以上，动脉血 pH＜7.2 或有代谢性酸中毒时使用。用量：0.5～1mmol/kg（5%碳酸氢钠溶液 100ml 约含 60mmol），以后可每隔 10min 给半量。复苏后期应测定动脉血 pH 和二氧化碳分压来决定用量。

（4）阿托品：能解除迷走神经对心脏的抑制作用。可用于因迷走神经反射刺激及缓慢性心律失常所致心搏骤停者。用量：0.5～1mg。

3. 给药途径　静脉给药为首选给药途径。其次可选用气管给药，常用药物如肾上腺素、利多卡因、阿托品、纳洛酮、地西泮等。

4. 用药监护　在复苏的过程中，要密切观察用药疗效和不良反应。

肾上腺素常有心悸、头痛等不良反应，复苏成功后应立即控制使用，用量过大可引起血压突然上升甚至脑出血。利多卡因用量过大可引起房室传导阻滞、心肌抑制、心律失常加重及中枢神经系统反应。阿托品可引起心动过速、口干及中枢兴奋症状，严重者可致昏迷、呼吸麻痹等。在用药之前，就应做好抢救的准备，一旦出现症状，即应做相应处理。

对常规复苏无效者，有条件可行人工心脏起搏或紧急体外循环术。

（七）其他

包括：①心搏恢复后，要针对不同情况使用血管活性药物及强心药物，维持循环功能；②加强呼吸管理，及时进行血液监测，进行有效的人工通气，注意防治肺部并发症；③纠正酸中毒及电解质紊乱；④监测尿量及生化改变，防治肾衰竭；⑤加强护理，注意对症及支持疗法，积极治疗原发病。

第3节　复苏后的监测与护理

心搏骤停后期是指心搏骤停患者经过基础生命支持或者复苏终止后的时段。应遵循复生、超生和延生的三生方略，以使心搏骤停患者获得最佳生命转归。

复苏后监测与护理的主要内容如下。

一、心搏骤停后期复生阶段的监护

心搏骤停后期复生包括稳定复苏后血流动力学、优化生命参数及解除心搏骤停病因和诱因。

（一）呼吸系统的监护

1. 观察气道是否通畅及肺部有无感染。注意湿化气道、排痰、清除呼吸道分泌物、定时翻身、拍背、适时应用抗生素。

2. 对于气管切开及应用人工呼吸机者，要防止感染，调试好模式与参数，进行血气监测，控制吸氧浓度和流量，观察有无导管阻塞、衔接松脱、皮下气肿、通气过度或通气不足等现象。

（二）循环系统的监护

1. 监测血压、脉搏，一般每 15min 测量 1 次，直到平稳。以心电监护仪观察心律。出现心律失常，及时给相应处理。

2. 通过皮肤、口唇的颜色，四肢的温度、湿度等判断循环功能。

3. 纠正酸中毒和电解质紊乱 适当应用利尿药、补充血容量，保护肾的排酸保碱功能，发挥肾的代偿作用。

4. 密切观察患者的意识状态、瞳孔变化、神经反射、生理功能、避免和纠正脑缺氧。

5. 观察患者的尿量及性状，每 1h 测 1 次，并分别记录 8h 和 24h 出入量。适时采集各种标本，监测尿素氮、肌酐水平，预防肾衰竭。

6. 规范无菌操作，勤翻身拍背，防止压疮，做好口腔、五官、气管切开及基础护理，预防继发感染，防止病情反复。

（三）及时发现并发症

复苏成功后应尽快完善患者的临床资料，观察患者表现并进行必要的检查，及时发现可能诱发心搏骤停的缺氧、低血容量、冠脉血栓形成、低体温、酸中毒、低钾血症或高钾血症、张力性气胸、中毒、肺栓塞和心包填塞等。

二、心搏骤停后期超生阶段的监护

心搏骤停后期超生是指器官功能恢复后的超级生命支持。此阶段护士应及时发现心搏骤停患者复苏后脑损伤、心功能障碍、全身缺血/再灌注损伤（多器官功能损伤）以及原发病的严重程度等，配合医生积极处理可提高患者的出院存活率及减少神经系统后遗症。

（一）神经功能的监测与护理

复苏后神经功能损伤是心搏骤停患者致死、致残的主要原因。复苏后应积极评估临床症状、体征，必要时进行辅助检查，及时发现神经功能损伤并配合医生积极治疗。

（二）做好目标体温管理

目标体温管理治疗是改善心搏骤停患者预后的治疗手段之一。复苏成功后，护士应配合医生尽快使用多种体温控制方法使仍处于昏迷状态患者的核心体温控制在 32~36℃，并稳定维持至少 24 小时。

（三）配合医生尽快进行急诊冠脉造影

冠脉综合征是成人心搏骤停的常见病因，心搏骤停患者复苏后应尽快行心电图检查，发现有 ST 段抬高，应急诊冠脉造影。

（四）配合医生进行体外膜氧合

对于难治性心搏骤停患者，如传统 CPR 无效且条件允许可进行体外膜氧合和体外膜肺 CPR。

三、心搏骤停后期延生阶段的护理

心搏骤停后期延生是指人的生命危急时，经过积极救治没能成功，或经过一系列生命支持也无生还可能而即将死亡，那么在死亡之后适当的时间内把尚有活力的器官移植给他人，则死亡者的生命将会借助别人的身体得到不同程度的延续。

自测题

A_1 型题

1．判断有无脉搏，下列正确的是（　　）

A．同时触摸双侧颈动脉

B．触摸颈动脉时，不要用力过大

C．检查时间不得短于 10s

D．不能触摸股动脉

E．颈动脉搏动点在胸锁乳突肌外缘

2．最简单而实用的重建呼吸的方法是（　　）

A．口对口呼吸

B．口对鼻呼吸

C．口对口鼻呼吸

D．口对口咽管呼吸

E．机械呼吸

3．口对口人工呼吸施行过程中的一个步骤，其主要目的是什么（　　）

A．清除食管内的异物　B．维持呼吸道的畅通

C．检查呼吸的有无　D．检查颈动脉脉搏

E．看口唇的颜色

4．复苏的首要步骤是（　　）

A．呼救

B．判断心脏是否停搏

C．开放气道，保持呼吸道通畅

D．口对口人工呼吸

E．胸外心脏按压

A_2 型题

5．患者，男性，78 岁。在家吃完午饭后突然晕倒，出现呼之不应，面色苍白，大动脉无搏动。该患者可能发生了什么（　　）

A．冠心病

B．糖尿病

C．高血压

D．心脏停搏

E．晕厥

A_3/A_4 型题

（6～10 共用题干）

患者，男性，76 岁。患冠心病 15 年。昨晚午餐后，突感心前区不适，出现胸骨后压榨性疼痛，疼痛剧烈，急诊入院检查时，患者突然心搏骤停、意识消失。

6．胸外心脏按压的位置是（　　）

A．剑突下

B．胸骨左旁第 4 肋间

C．左锁骨中线第 4 肋间

D．胸骨中下 1/3 交界处

E．胸骨中上 1/3 交界处

7．胸外心脏按压时，每分钟按压次数为（　　）

A．50 次　B．80 次　C．100 次

D．125 次　E．130 次

8．患者心肺复苏后，脑复苏的主要措施是（　　）

A．维持有效的循环　B．确保呼吸道通畅

C．降温和脱水疗法　D．加强基础护理

E．治疗原发疾病

9．简单而迅速地确定心搏骤停的指标是（　　）

A．呼吸停止

B．血压下降

C．瞳孔散大

D．意识消失，无大动脉搏动

E．呼之不应

10．怀疑患者颈椎脊髓损伤时，专业救护者打开患者气道应使用的方法是（　　）

A．仰头举颏法

B．举头抬颈法

C．双手推举（托）下颌法

D．头部前屈法

E．仰头（面）抬颈法

B_1型题

（11～12 共用备选答案）

A．肾上腺素　　B．利多卡因

C．碳酸氢钠　　D．阿托品

E．纳洛酮

11．可使室颤波由细变粗而容易被除颤的药物是（　　）

12．可降低心肌应激性，对心室颤动及顽固性心律失常有效的药物是（　　）

（李栓梅）

第7章 临床常见急症救护

第1节 急性发热患者的救护

一、概　　述

发热是机体在内、外致热原作用下，或由于各种病因导致体温调节中枢功能障碍而出现以体温升高超出正常范围为主要表现的临床症状。通常体表体温>37.3℃可诊断为发热。

二、病　　因

引起高热的病因很多，急性感染性发热，如各种病原体细菌、衣原体、支原体、立克次体、螺旋体和寄生虫等引起的感染；病毒感染常见疾病有病毒性感冒、急性病毒性肝炎、乙型脑炎、流行性出血热和禽流感等。急性非感染性发热有无菌性坏死物质的吸收、抗原-抗体反应和体温调节中枢功能失常等。

三、临床特点

急性发热的临床表现主要为体温升高及所患疾病的症状与体征。

（一）热度

按发热的高低可分为：①低热，37.3～38℃；②中度发热，38.1～39℃；③高热，39.1～41℃；④超高热，41℃以上。

（二）热型

发热患者在不同时间测得的体温数值分别记录在体温单上，将各体温数值点连接起来成体温曲线，该曲线的不同形状称为热型。不同病因所致发热的热型也常不同。临床上常见的热型有以下几种：稽留热、弛张热、间歇热、波状热、回归热和不规则热。

（三）临床表现

体温上升期常有疲乏无力、肌肉酸痛、皮肤苍白、畏寒或寒战等现象高热期体温升高大于正常。病因的消除，致热原的作用逐渐减弱或消失，体温中枢的体温调定点逐渐降至正常水平。

四、实验室及辅助检查

急性发热患者应做血、尿、粪常规检查。血常规可以初步判断是否存在细菌感染，尿常规对泌尿系统感染的诊断有特异性，敏感性相对较高。急性腹泻患者应行粪常规检查，以诊断和排除急性肠道感染性疾病和痢疾等肠道传染性疾病。

五、急诊处理

急性发热治疗根本是病因治疗，对高热和超高热应查找病因，同时给予积极降温和对症治疗，可以稳定病情和缓解患者的痛苦；对生命体征稳定的低热和中等度发热应动态观察体温，同时积极查找病因；对生命体征稳定的急性发热患者应在动态观察的同时立即开始经验性治疗。对有明确病因的急性发热，除病因治疗外，可积极退热。

（一）快速评估

对高热患者应常规检查神志状态和生命体征。当患者出现神志改变、呼吸急促和血流动力学不稳定等危及生命的症状和体征时，应快速处理。应立即给予监护、建立静脉通道、实施气道管理、补液及氧疗，必要时给予呼吸机支持，但当体温超过 41℃，应立即降温治疗。对于病情较重或有脱水者应适当补液，避免退热后导致电解质紊乱、诱发加重休克。

（二）急诊处理

1．解热治疗

（1）物理降温：将患者置于阴凉通风处，用冰袋或冷毛巾冷敷；温水擦浴或者乙醇擦浴；小儿不适于用乙醇。

（2）药物降温：尽管不宜过早使用降温药物，但对严重高热或物理降温无效的患者，药物降温是有效的。一般可采用：①10%～25%安乃近滴鼻，每次 2～3 滴；②复方氨基比林 2ml 或柴胡注射液 2ml，肌内注射；③酌情选用阿司匹林、对乙酰氨基酚，也可选用退热栓剂塞肛，或赖氨酸阿司匹林等解热药物静脉注射；④对超高热或高热伴惊厥、谵妄者尚可应用冬眠疗法。若因高热引起脑水肿，在积极治疗原发病的同时，可用 20%甘露醇 200ml 加地塞米松 5～10mg 快速静脉滴注，有利于降低体温和减轻脑水肿。

2．抗生素应用　若疑高热为急性感染所致，应在采集有关培养标本后，给予经验性抗感染治疗。各种细菌感染性疾病，如肺炎、胆囊炎、泌尿系统感染等，除对症处理外，应早期使用广谱抗生素，如有病原体培养及药敏试验结果，可针对感染细菌应用敏感的抗生素。

3．综合治疗措施　包括卧床休息，补充水分、营养，对病情较重或有脱水者应纠正水、电解质、酸碱紊乱。此外，热性惊厥或谵妄者也可酌情应用镇静药如地西泮、苯巴比妥等。

第 2 节　神经系统急症患者的救护

一、昏迷患者的救护

（一）概述

昏迷是各种病因引起的觉醒状态、意识内容及躯体运动均完全丧失的一种严重的意识障碍，强烈的疼痛刺激也不能使其觉醒。根据检查时刺激的强度和患者的反应，可分为 4 级：嗜睡、昏睡、浅昏迷和深昏迷。

（考点：昏迷的分级）

（二）病因

常见于急性出血性脑血管病、急性感染中毒和严重颅脑损伤等；急性起病、逐渐加重多为颅内占位性病变和代谢性脑病等；昏迷首发症状为剧烈头痛者要考虑蛛网膜下腔出血、脑出血和脑膜炎；高热、抽搐起病者结合季节考虑乙型脑炎和流行性脑脊髓膜炎；以精神症状开始者应考虑脑炎和额叶肿瘤等；老年患者以眩晕起病要考虑小脑出血或椎-基底动脉系的缺血。

（三）临床表现

1．体温升高　常见于严重的颅内外感染性疾病（如脑炎、脑膜炎、肺部感染和败血症等）、脑出血、蛛网膜下腔出血、中暑等。体温降低：常见于酒精中毒、一氧化碳中毒、休克、镇静催眠药中毒、低血糖昏迷、黏液性水肿、垂体功能减退、艾迪生病及下位脑干的广泛损害和冻伤等。

2. 脉搏　脉搏触诊有助下及时发现急性心源性脑缺血综合征。脉慢而洪大见于脑出血、酒精中毒；脉慢而小见于吗啡类药物中毒；脐脓肿患者的脉搏常缓慢、充实而规则，而脑膜炎患者的脉搏多细速。

3. 呼吸　呼吸深而快，常见于代谢性酸中毒（如糖尿病、尿毒症等）；鼾声呼吸且伴有呼吸时一侧面肌瘫痪者提示脑出血。呼吸深而慢、同时脉搏慢而有力和血压增高，为颅内压增高的表现。呼吸过慢并伴有叹息样呼吸常为吗啡类药物中毒。

4. 血压　血压著增高，见于脑出血、高血压脑病和颅内压增高等；血压过低常见于糖尿病昏迷、酒精中毒和巴比妥类药物中毒等。

5. 皮肤黏膜　皮肤灼热干燥见于中暑高热；皮肤湿润见于低血糖昏迷、吗啡类药物中毒等；皮肤苍白常见于尿毒症性、低血糖性昏迷等；皮肤潮红见于脑出血、颠茄类中毒及酒精中毒；口唇发绀为严重缺氧如窒息、自缢或肺性脑病等；口唇樱红考虑一氧化碳中毒、严重酸中毒。

（四）实验室检查

体格检查实验室检查与特殊检查应根据需要选择进行，但除三大常规外，对于昏迷患者，血清电解质、尿素氮（BUN）、血糖等应列为常规检查；对病情不允许者必须先就地抢救，视病情许可后再进行补充。脑电图、头颅 CT 和 MRI，以及脑积液检查对昏迷的病因鉴别有重要意义。

（五）急救处理

1. 保持呼吸道通畅　窒息常是昏迷患者致死的常见原因之一。通常引起缺氧窒息的原因有头部位置不当、咽气道分泌物填塞、舌后坠及各种原因引起的呼吸麻痹等。立即进行清理呼吸道，给予吸氧。深昏迷可行气管内插管，必要时行辅助呼吸。

2. 维持循环功能　脑血液灌注不足直接影响脑对糖和氧等能源物质的摄取与利用，加重脑损害。因此，建立输液通路（1～3 个），以利输注抢救药物和提供维持生命的能量。有休克应迅速扩充血容量，防治酸中毒，使用血管活性药物。

3. 供给葡萄糖　糖是脑能量代谢的主要来源，因此，除非能确认为葡萄糖昏迷或者高渗血症，均应常规给予 50%葡萄糖液 40～60ml 静脉注射（成年人），或每次 1ml/kg，但需要在采血确定之后给药。

4. 纳洛酮应用　纳洛酮是吗啡受体拮抗剂，能有效拮抗 β-内啡肽对机体产生的不利影响。

5. 针对病因采取及时果断措施是抢救成功的关键　若昏迷的病因已明确，则应迅速给予有效病因治疗。如由于颅内占位性病变引起者，若条件许可应尽早行开颅手术，摘除肿瘤。

6. 对症支持疗法　包括控制脑水肿、降低颅内压、维持水电解质平衡、镇静镇痛，防治各种并发症如急性心力衰竭、急性呼吸衰竭、消化道出血和急性肾衰竭。

7. 脑保护剂与代谢活化剂的应用　脑保护剂有巴比妥类、苯妥英钠、甘露醇、肾上腺皮质激素和纳洛酮等；脑代谢活性药有脑活素、胞磷胆碱（胞二磷胆碱）、细胞色素 C、三磷酸腺苷、辅酶 A 和氨乙异硫脲等。

二、脑卒中患者的救护

（一）概述

脑卒中又称急性脑血管意外或脑中风，是指由于脑局部血液循环障碍所导致的神经功能缺损综合征。急性起病，症状持续时间至少 24h 以上，包括脑梗死、脑出血和蛛网膜下腔出血等。脑卒中是严重危害人类健康的常见病，发病率、死亡率和致残率都很高。

（二）发病原因及危险因素

1．常见病因

（1）脑栓塞：依栓子的来源可分为心源性栓子和非心源性栓子。

（2）脑血栓形成：脑动脉粥样硬化和动脉炎。

（3）腔隙性脑梗死：高血压病动脉改变、动脉粥样硬化和微栓子等。

（4）脑出血：高血压合并细小动脉硬化。

（5）蛛网膜下腔出血：颅内动脉瘤等。

（6）其他：血液病、代谢病、药物反应和结缔组织病等，也可导致或伴发脑部血管狭窄、闭塞。

2．危险因素

（1）不可干预因素：如年龄、性别、种族和遗传等。

（2）可干预因素：如高血压、高血脂、细菌性心内膜炎、糖尿病、吸烟、酗酒、极度精神刺激、劳累和感染等，其中高血压是各类型脑卒中最重要的危险因素。

（三）临床表现

临床表现以猝然昏倒、不省人事或突然发生口眼歪斜、半身不遂、言语不清和视物障碍为主要特征。

1．缺血性脑卒中临床表现

（1）前驱症状：肢体麻木、头痛、眩晕和无力等。

（2）起病情况：多在安静状态下发病，如夜间醒来或晨起时发现一侧肢体活动不灵、失语等。症状体征多在数小时至1～2d达高峰。患者意识清楚，或轻度短暂意识障碍。

（3）血管阻塞症状：①大脑中动脉闭塞表现为对侧偏瘫、偏盲、偏身感觉障碍，即“三偏征”，优势半球受累可有失语；②颈内动脉闭塞表现为对侧偏瘫、偏身感觉障碍，优势半球病变可有失语；③双侧大脑前动脉闭塞可出现精神症状及大、小便失禁；④大脑后动脉闭塞表现为对侧同向偏盲及一过性视力障碍，优势半球受累可有失语、失读、失认和失写等症状；⑤椎-基底动脉闭塞表现为四肢瘫、延髓麻痹及昏迷，患者常迅速死亡。

2．出血性脑卒中临床表现

（1）起病情况：多发生于55岁以上中老年人，多在情绪激动或过度兴奋、劳累、用力排便时急骤发病。出现嗜睡、昏迷等意识障碍和头痛、头晕、恶心和呕吐等颅内压增高的表现，以及偏瘫、失语、肢体瘫痪和血压增高。

（2）脑出血症状：①基底节区出血。最为常见，由于损伤内囊而出现“三偏征”。②桥脑出血。常突然起病，表现为交叉性瘫痪、中枢性高热、呼吸不规则，“针尖样”瞳孔为1/3的桥脑出血患者特有的症状。③小脑出血。表现为枕部剧烈疼痛、眩晕、呕吐、共济失调、两眼向病变侧凝视。且多发生在一侧小脑半球，可导致急性颅内压增高、脑干受压，甚至发生小脑扁桃体疝。④脑室出血。多继发于内囊及基底节附近出血，表现为脑膜刺激征和颅内压增高症状。而小脑和桥脑出血也可破入第四脑室，情况非常严重，往往在1～2h陷入深昏迷，呕吐咖啡色液体，出现四肢抽搐发作或四肢瘫痪。

（四）辅助检查

根据病情选择头颅CT、头颅MRI和DSA、脑脊液检查、血液检查等。

（五）急救处理

1. 保持呼吸道通畅　解开患者衣领，有活动义齿者应设法取出，并及时清除口腔及气管内分泌物；呕吐或上消化道出血的患者，应及时吸出呕吐物，保持气道通畅，预防吸入性肺炎；有明显呼吸困难、窒息时，可采用气管内插管或机械通气以保障通气。

2. 呼吸支持　由于脑出血、脑水肿，大脑处于缺氧状态，尽早吸氧，可改善脑部缺氧状况，保护脑组织，氧流量 4～6L/min，氧浓度 30%～40%。

3. 防治脑水肿　遵医嘱使用 20%甘露醇 125～250ml，快速静脉滴注。呋塞米 20～40mg 静脉注射。

4. 控制血压　脑梗死患者急性期应维持患者血压较平时稍高水平，以保证脑部灌注，防止梗死面积扩大，除非血压过高（收缩压＞220mmHg 或舒张压＞120mmHg 及平均动脉压＞130mmHg），不予应用降压药物。脑出血患者急性期血压升高，是机体对颅内压升高的自动调节反应，急性期一般不予应用降压药物，而是以脱水降颅内压治疗为基础，但血压过高≥200/100mmHg 时，应采取适当降压，使血压维持在略高于发病前水平或 180/105mmHg 左右。

5. 循环支持　采用静脉留置针穿刺，建立 1～2 条有效的大静脉通道。控制液体量，早期每日不超过 2000ml，且静脉输液时注意滴速，以防加重脑水肿。

6. 早期溶栓　脑梗死患者在发病 6h 以内进行溶栓使血管再通，及时恢复血流和改善组织代谢，可以挽救梗死周围的缺血半暗带组织，避免坏死范围扩大。是目前最重要的恢复血流的措施。

三、癫痫持续状态患者的救护

（一）概述

癫痫持续状态（SE）是指癫痫连续多次发作，两次发作期间患者意识不恢复者或癫痫发作持续时间超过 30min 以上未自行停止。癫痫持续状态是常见神经系统急症之一，致残率和死亡率均很高，任何类型的癫痫均可出现癫痫持续状态，其中全身强直-阵挛发作最常见。

（二）病因

1. 原发性癫痫　病因不明，常与遗传因素有关。

2. 继发性癫痫

（1）脑部疾病：如脑肿瘤、脑外伤、各种脑炎、脑血管疾病、脑发育异常、脑组织瘢痕和粘连、脑缺氧和脑寄生虫病等。

（2）全身性疾病：如高热、中毒、低血糖、甲状腺功能亢进、阿-斯综合征和维生素 B_6 缺乏症等。

无论是原发性癫痫或继发性癫痫均可能发生癫痫持续状态，常见的诱因是感染、突然停药、酗酒和疲劳等。

（三）临床表现

1. 先兆期　部分患者在发病前数小时或数日，出现全身不适，头痛乏力，情绪异常等先兆症状。先兆期的表现是多样的：①感觉性先兆。有心悸、幻视、幻听、幻嗅和眩晕等。②运动性先兆。头眼转向一侧，手指抽动等。③精神性先兆。恐惧，情绪低沉或有出汗、唾液增多等表现。

2. 惊厥性全身性癫痫持续状态

（1）强直-阵挛癫痫大发作：短暂的前驱症状，患者常突然一声尖叫，同时神志丧失昏倒在地，瞳孔散大，对光反射消失。①强直期：全身肌肉强直性收缩，头颈后仰或扭向一侧，呼吸暂停，面唇发绀，两眼上翻，两上肢屈曲，双下肢僵直。此期持续 20～30s，震颤自肢端开始并逐渐波及全身，由微细转向较大幅度后，即进入阵挛期。②阵挛期：全身肌肉屈曲痉挛，继之短促的肌张力松弛，呈现张。弛性交替，形成阵挛，发作过程中，阵挛频率逐渐减少而松弛时间逐渐延长，1～3s 后抽搐突然停止，此期口吐白沫，若舌或颊部被咬破，则口吐血沫。③昏迷期（痉挛后期）：患者进入昏迷或昏睡状态，这时全身肌肉松弛，括约肌松弛，尿液可能自尿道流出，造成尿失禁。呼吸逐渐平稳，面色逐渐正常，患者的意识状态也由昏迷、昏睡、意识模糊变为清醒，此期常为数分钟至数小时。醒后除先兆症状外，对发作经过不能回忆，此时患者常诉头痛、头晕、口干、周身乏力和疼痛等不适表现。

（2）自主神经系统症状：心率增快、出汗多、双侧瞳孔散大、血压升高、支气管分泌物增多、呼吸不规则和呼吸暂停。

（3）强直-阵挛反复发作而不能被控制：患者常伴有脑水肿、高热、脱水、白细胞计数升高和酸中毒等并发症，严重危及患者生命。少数患者伴有神经系统后遗症如痴呆、去皮质状态等。

（4）持续时间：发作可持续数小时或数日。

（四）辅助检查

根据病情选择脑电图、头颅 CT、头颅 MRI 和 DSA、脑脊液检查和血液检查等。

（五）急救处理

1．本病救护关键是注意保护，防止窒息、吸入性肺炎和外伤，保持呼吸道通畅。

（1）迅速让患者就地去枕平卧，头偏向一侧，松开衣领和腰带。

（2）有义齿者及时取下，牙关紧闭者放置牙垫。患者抽搐时，可用缠有纱布的压舌板或毛巾塞入患者上下臼齿间，防止舌咬伤。

（3）高流量吸氧，保持呼吸道通畅，必要时做气管内插管或气管切开。

（4）迅速建立静脉通道，积极控制抽搐。遵医嘱应用抗惊厥药物，可选用地西泮、苯妥英钠和苯巴比妥等，及时控制发作。地西泮（安定）是治疗各类癫痫持续状态的首选药物。

（考点：癫痫持续状态的急救处理）

2．一般护理

（1）保持环境安静，尽量避免或减少各种刺激，各种检查、治疗和护理操作应集中进行。

（2）昏迷患者保持平卧头偏向一侧或侧卧位，防止误吸的发生。

（3）不能由口喂食者给予鼻饲流质饮食。

（4）及时吸痰。每 2h 给患者翻身、拍背 1 次。遵医嘱给予雾化吸入，每日 2 次。备好吸引器、气管切开包，以备抢救时使用。

（5）防止外伤的发生：①嘱患者有前驱症状时立即平卧；②癫痫发作时勿用力按压患者肢体，防止骨折或脱臼；③癫痫持续状态发作者使用的床加护栏，躁动患者必要时应约束肢体；④发作后及恢复期患者应有人陪伴并且让患者充分休息；⑤少数患者在意识恢复过程中有短时间的兴奋躁动，应加以保护，防止自伤和他伤。

第 3 节　循环系统急症患者的救护

案例 7-1　王大叔，50 岁。心绞痛病史 5 年。夜间突然感到心前区剧烈疼痛，含服硝酸甘油后不能缓解，且伴恶心、呕吐、大汗 3h 急诊入院。

问题：1. 请你对王大叔进行病情评估并提出护理诊断问题。

2. 根据评估结果，请协助医生实施救护。

一、严重心律失常患者的救护

（一）定义

心律失常是由于窦房结激动异常或激动产生于窦房结以外，激动的传导缓慢、阻滞或经异常通道传导，即心脏活动的起源和（或）传导障碍导致心脏搏动的频率和（或）节律异常。心律失常是心血管疾病中重要的一组疾病。

（二）常见病因

各种器质性心脏病、电解质或内分泌失调、麻醉、低温、胸腔或心脏手术、药物作用和中枢神经系统疾病等。

（三）临床表现

1．症状　可有心悸、无力、头晕。室性心动过速或心房颤动时，重者可出现晕厥。

2．体征　①如有器质性心脏病或全身性疾病，可有相应的体征；②心率（快或慢）和（或）心律（不规律）的改变，心房颤动时可有脉短绌。

（四）辅助检查

常规心电图、超声心动图、心电图运动负荷试验、放射性核素显影、心血管造影等无创和有创性检查有助于确诊或排除器质性心脏病。

（五）急救处理

1．快速心律失常

（1）阵发性室上性心动过速：包括房室结区折返性心动过速和房室折返性心动过速。

① 兴奋迷走神经，如深吸气后屏气、压迫眼球或颈动脉窦按摩。

② 维拉帕米5mg静脉缓慢注射（5min），或西地兰0.2～0.4mg加入25%或50%20ml葡萄糖内静脉缓慢注射，或ATP10～20mg1～2s快速静脉注射。

（2）室性心动过速

① 血液动力学不稳定的室性心动过速：立即同步电复律，能量为10J。若为无脉室性心动过速可非同步200J电击复律。此条适用于其他QRS波心动过速者。

② 血液动力学稳定的室性心动过速：胺碘酮150mg，10min以上静脉注射，然后以1mg/min维持静脉滴注6h，再以0.5mg/min维持静脉滴注。若无效，必要时再以150mg/min静脉注射1次，1d内最大剂量不超过2支。有器质性心脏病或心功能不全者不宜用利多卡因、普罗帕酮、维拉帕米和地尔硫䓬。

③ 尖端扭转性室性心动过速：a．首选硫酸镁，首剂2～5g，3～5min以上静脉注射。b．异丙肾上腺素有助于控制该类室性心动过速，但可使部分室性心动过速恶化为心室颤动，应慎用。

（3）心室颤动/心室扑动

① 立即非同步直流电除颤复律：200～360J。

② 查找并纠正病因或诱因，如电解质紊乱（低钾/低镁）、心肌缺血，洋地黄中毒或致心律失常抗心律失常药。

（4）心房颤动/扑动

① 减慢心室率：西地兰0.2～0.4mg稀释后缓慢静脉注射，如西地兰无效可用地尔硫䓬5～10mg，缓慢静脉注射，而后5～10mg/h静脉滴注。在大多数心房扑动，西地兰无效，需用地尔硫䓬。

② 复律：药物心脏正常的孤立性心房颤动或高血压患者合并心房颤动，可选用静脉普罗帕酮 2mg/kg，7～10min 静脉推注，也可一次顿服普罗帕酮 450～600mg。心肌梗死、心力衰竭患者应选用胺碘酮。血流动力学不稳定时，同步直流电复律。心房颤动 100～200J，心房扑动 25～50J。

2. 缓慢心率性心律失常

（1）无症状的窦性心动过缓，心率≥45 /min，无须治疗。

（2）导致晕厥的病态窦房结综合征，尤其是慢-快综合征，先临时起搏，择期行永久埋藏式起搏器植入。

（3）房室传导阻滞

① 一度和二度文氏阻滞可观察，查找与纠正病因，一般不需急诊处理。

② Ⅱ型和三度（或完全性）房室传导阻滞，应立即行临时起搏。有明确病因或诱因可纠正的完全性房室传导阻滞，如下壁心肌梗死，急性心肌炎、洋地黄中毒或抗心律失常药（β受体阻滞药、维拉帕米、地尔硫䓬等）所致者，应纠正病因或诱因，这种患者大多不需要埋藏式起搏器。而无病因与诱因不可纠正者，应择期行埋藏式起搏器植入。上述治疗中起搏治疗安全可靠应尽快实施临时起搏，如无条件起搏或在未实现满意起搏前可试用阿托品或异丙基肾上腺素。

二、高血压危象患者的救护

（一）概述

高血压危象是一种极其危急的症候，是指原发性或继发性高血压疾病发展过程中，由于某些诱因作用，血压在短时间内急剧升高，病情急剧恶化及高血压引起的心、脑和肾等主要靶器官功能严重受损而危及生命的的临床综合征。

（二）病因

①缓进型或急进型高血压；②多种肾性高血压，包括肾动脉狭窄、急性和慢性肾小球肾炎、慢性肾盂肾炎、肾结缔组织病变所致高血压；③内分泌性高血压，如嗜铬细胞瘤；④妊娠高血压疾病；⑤急性主动脉夹层动脉瘤和脑出血；⑥颅脑损伤。

（三）临床表现

1. 突然性血压急剧升高　在原有高血压基础上，血压快速、显著地升高，收缩压常超过 200mmHg，甚至可达 260mmHg 以上，舒张压可超过 120mmHg。眼底可见视盘水肿、出血，常有明显头晕、头痛、恶心、呕吐，甚至抽搐或昏迷。

2. 靶器官受损表现　血压急剧升高的同时，心、肾、脑及腹部内脏由于供血不足处于缺血状态，继而导致急性靶器官的损害。

3. 自主神经功能失调表现　烦躁不安、口感、多汗、心悸气短、手足震颤和尿频。

（考点：高血压危象血压的值）

（四）辅助检查

1. 头部 CT　对伴有意识障碍者有利于排除脑血管意外的可能及对脑水肿的程度进行判定。

2. 心电图　可协助判断有否急性心肌缺血或损害。

3. BUN、肌酐检查　了解对肾功能的影响或了解原来肾功能的状况，有利于治疗药物的选择。

4. 血糖及血中儿茶酚胺测定　血中游离去甲肾上腺素或肾上腺素增高，有助于鉴别诊断。

5. 尿常规、血常规　可了解高血压的程度及对肾脏的损害。

（五）急救处理

1. 迅速降低血压　降压原则为及时降压、速度合理、幅度适当、联合用药。

（1）降压时间、速度及幅度：应尽快使血压下降，做到迅速、安全、有效。

（2）联合用药：利尿药和血管紧张素Ⅱ受体阻滞药；利尿药和β受体阻滞药；β受体阻滞药和双氢吡啶类拮抗药；钙拮抗药和血管紧张素转换酶抑制药或血管紧张素Ⅱ受体阻滞药；β受体阻滞药和α受体阻滞药。

（考点：高血压危象的降压原则）

2. 对症治疗

（1）防治脑水肿：高血压脑病时加用脱水剂甘露醇、速尿等治疗；脑水肿、惊厥者镇静止惊，如肌内注射苯巴比妥钠、地西泮和水合氯醛灌肠等。使用利尿药应观察尿量变化，注意对电解质的监测；甘露醇应在 20min 内滴完，防止药液渗漏出血管外。

（2）抗心力衰竭：合并急性左侧心力衰竭时予强心、利尿及扩血管治疗，选用硝普钠最为理想。

（3）合并氮质血症者：应予血液透析治疗。

（4）嗜铬细胞瘤合并高血压危象时由于瘤体分泌大量儿茶酚胺引起血压急剧升高，手术前应选用α受体阻滞药酚妥拉明降低血压。

（5）合并妊娠高血压疾病时：早期通过限制活动和盐的摄入足以增加子宫、胎盘和肾的血流。如蛋白尿加重、血压升高、视力下降、尿量减少、体重增加或头痛应住院治疗，尤其是头痛应引起重视，提示可能发生子痫，在子痫发生之前应终止妊娠。若患者发生子痫，应静脉注射硫酸镁（10%10ml），给予镇静药（以地西泮较适宜，必要时静脉注射 10～20mg）、中枢神经抑制药，患者应绝对卧床休息，避免激惹而再度发生子痫。舒张压大于或等于 115mmHg 者应积极降压治疗。子痫发生后应延缓分娩，以子痫停止发作 24～48h 分娩为宜。

（6）恶性高血压：往往迅速发生高血压危象，必须积极治疗，根据临床症状的轻重决定降压速度。病情危急的恶性高血压，舒张压高于 150mmHg，需在数小时内下降，而处在恶性高血压早期，病情尚不十分危急，血压可在数天内下降，可口服或间断静脉给药。

三、急性冠状动脉综合征患者的救护

（一）概述

急性冠状动脉综合征（ACS）是一种常见的严重的心血管疾病，以冠状动脉粥样硬化斑块破裂或侵蚀，继发完全或不完全闭塞性血栓形成为病理基础的一组临床综合征，临床上包括不稳定型心绞痛、非 ST 段抬高型心肌梗死和 ST 段抬高型心肌梗死。是冠心病的一种严重类型，常见于老年人、男性及绝经后女性，吸烟、高血压、糖尿病、高脂血症、腹型肥胖及有早发冠心病家族史的患者。

（二）病因

绝大多数 ACS 是冠状动脉粥样硬化斑块不稳定，致使斑块破裂及血栓形成的结果。常见的诱因有：①交感神经活动增加（晨起 6 时至 12 时）；②饱餐后特别是进食大量脂肪；③心脏负荷明显加重（重体力活动、情绪激动、血压剧升、用力排便等）；④心排血量骤降，冠状动脉灌注量锐减（休克、严重心律失常等）。

（三）临床表现

1. 前驱症状　约半数患者在发病前有前驱症状，如乏力、胸部不适，活动时心悸、气急、烦躁和心绞痛等前驱症状。

2．典型表现　为发作性胸骨后闷痛，紧缩压榨感或压迫感、烧灼感，可向左上臂、下颌、颈、背、肩部或左前臂尺侧放射，呈间断性或持续性，伴有出汗、恶心、呼吸困难、窒息感，甚至晕厥，持续时间超过 10～20min，含硝酸甘油不能完全缓解时常提示急性心肌梗死。不稳定型心绞痛与典型稳定型心绞痛症状相似，通常程度更重，持续时间更长，可达数十分钟，胸痛在休息时也可发生。

3．休克　疼痛常伴有血压下降，部分患者出现休克表现。

4．心力衰竭　呼吸困难、发绀、烦躁重者可发生肺水肿或心力衰竭。

5．猝死　是 ACS 最严重的一种临床表现。

（四）辅助检查

ECG、超声心动图、心肌酶谱检查等。

（五）急救处理

不稳定型心绞痛和非 ST 段抬高型心肌梗死是严重、具有潜在危险的疾病，紧急救护的主要目的是即刻缓解缺血和预防严重不良后果。ST 段抬高型心肌梗死则强调尽快恢复心肌的血液灌注，以挽救濒死的心肌，处理严重并发症，防止猝死。

1．休息　患者应立即卧床休息，保持安静，减少探视，平稳情绪，避免用力或屏气。

2．重症监护　有条件时应将患者安排在 CCU，立即心电监护，密切观察心律、心率、血压和心功能变化。除颤仪应随时处于备用状态。

3．吸氧所有急性心肌梗死患者，若动脉血氧饱和度（SaO_2）<90%，入院后 6h 内常规用氧，氧流量为 3～4L/min，对伴有心力衰竭、心源性休克或严重心律失常者，可采用高浓度面罩给氧。

4．迅速建立静脉留置通路。

5．解除疼痛　心肌再灌注，开通梗死相关血管，恢复缺血心肌的供血是解除疼痛最有效的方法，再灌注治疗前遵医嘱选用药物尽快解除疼痛。如硝酸酯类药物、吗啡或哌替啶等。

6．再灌注治疗起病 3～6h 最多 12h 内，使闭塞的冠状动脉再通，心肌得到再灌注，预后改善，是一种积极的治疗措施。

7．抗心律失常　发生心室颤动或持续多形性室性心动过速时，尽快采用非同步直流电除颤。发生室性期前收缩或室性心动过速立即用利多卡因 50～100mg 静脉注射，如室性心律失常反复发作者可使用胺碘酮。

8．在医生未到达之前，患者突然昏迷、抽搐，呼吸停止或仅为喘息，表示发生心搏骤停，应立即进行徒手心肺复苏。

四、急性心力衰竭患者的救护

（一）概述

心力衰竭是指在静脉回流正常的情况下，由于原发的心脏损害引起心排血量减少，不能满足组织代谢需要的一种综合征。临床上以肺循环和（或）体循环淤血及组织血液灌注不足为主要特征，也称充血性心力衰竭。

（二）病因和诱因

1．病因　①原发性心肌舒缩功能减弱；②容量负荷过度；③心脏舒张充盈受限。

2．诱因　80%～90%心力衰竭的发生是由诱因诱发的，常见的有：①感染，是心力衰竭最常见的诱因之一，尤以呼吸道感染多见；②过度劳累与情绪激动；③心律失常；④电解质紊乱与酸碱平衡失调；⑤妊娠与分娩；⑥失血与贫血；⑦输血输液过多过快；⑧药物，如某些抑制心肌收缩的药物；⑨麻醉与手术，凡影响心脏活动的因素均可诱发或加重心力衰竭。

（三）临床表现

心力衰竭根据病变的心脏和淤血部位的不同，分为左侧心力衰竭、右侧心力衰竭和全心衰竭。开始以左侧心力衰竭较多见，以后继发性肺动脉高压而导致右侧心力衰竭。单独的右侧心力衰竭较少见。

1. 左侧心力衰竭　主要表现为肺循环淤血和心排血量降低的综合征。左侧心力衰竭最常见的原因是冠心病、扩张型心肌病、高血压性心脏瓣膜病，常见于主动脉瓣病变。其次为二尖瓣病变、肥厚型心肌病、先天性心脏病和感染性心内膜炎等。①症状：疲劳、呼吸困难为左侧心力衰竭较早出现和最常见的症状；夜间阵发性呼吸困难，端坐呼吸，平卧时呼吸急促，被迫半卧位或坐位。②急性肺水肿：迫使患者从床上坐起来，并有喘息性呼吸。患者感到发冷、皮肤苍白、焦虑和大汗淋漓。血压降低。患者可出现发绀，咳白色或粉红色泡沫痰，并有濒死感，重者可出现血压下降、脉搏细弱、冷汗淋漓、意识模糊、呼吸减慢，甚至心搏骤停。③体征：心脏增大，心室抬举样搏动；湿啰音；心动过速；心力衰竭时常见心率增快；交替脉。

2. 右侧心力衰竭　主要表现为体循环过度充盈，压力增高，各脏器淤血、水肿及由此产生的以体循环淤血为主的综合征。①症状：疲劳，重力性水肿、肝大、畏食和腹胀、肾淤血。②体征：除原有的心脏病体征外，右侧心力衰竭体征有以下几个方面：右心室肥大、右室抬举性搏动、右室奔马律、颈静脉充盈或怒张、肝大和压痛、慢性肝功能损害、胸腔积液和腹水。

3. 全心衰竭　此时左侧、右侧心力衰竭的临床表现同时存在。

（考点：急性左侧心力衰竭和急性右侧心力衰竭的临床特点）

（四）辅助检查

包括 X 线检查、超声心动图、动脉血气分析和有创性血流动力学检查等。

（五）急救护理

1. 体位　立即协助患者取端坐或半位，双腿下垂，以减少静脉回流，减轻心脏负荷。

2. 保持呼吸道通畅　床边备吸痰器，及时清除呼吸道分泌物，分泌物较多时头偏向一侧。氧疗：开放气道，立即给予 6～8L/min 的高流量氧气吸入，病情严重者可给予面罩给氧或正压通气治疗，以上措施无法提供时可给予气管内插管，呼吸机辅助呼吸。给氧时可加入 50%乙醇湿化，以减少肺泡内的泡沫张力。通过氧疗应将血氧饱和度维持在 95%～98%。

3. 迅速开放两条静脉通道，严格控制输液速度。输液滴数原则上应≤30/min，休克抢救情况下除外。

4. 遵医嘱正确使用强心、利尿等药物，观察药物疗效与不良反应。

5. 心律失常的预防性护理　①评估发生室性心律失常的危险因素。左心室扩大和左心室射血分数降低的患者常表现为快速性室性心律失常；②检出并预防或消除心律失常发生的诱因，如应用胺碘酮等药物治疗；③持续心电、血压监测，及时发现室性心律失常及猝死的早期征兆，遵医嘱采取急救措施和药物治疗；④监测电解质和酸碱平衡状况；⑤准备好急救车和除颤仪、简易呼吸气囊等急救设备。

第4节 呼吸系统急症患者的救护

一、支气管哮喘急性发作患者的救护

（一）概述

哮喘急性发作是指哮喘患者咳嗽、胸闷、气促和喘息等症状突然发生或加重，症状发作时伴有呼气流量降低。常因接触变应原或治疗不当所致。常发生在夜间或凌晨。

（二）病因

1. 遗传因素　哮喘患者亲属患病率高于群体患病率，并且亲缘关系越近，患病率越高。

2. 环境因素　哮喘的形成和反复发病，常是多种因素综合作用的结果，包括吸入物、感染、食物、药物、气候变化、运动、精神因素和妊娠等都可能是哮喘的诱发因素。

（三）临床表现

根据哮喘急性发作期的临床表现，一般分为轻度、中度、重度和危重度哮喘，其中重度和危重度哮喘称为重症哮喘。

1. 症状　为发作性伴有哮鸣音的呼气性呼吸困难或发作性胸闷、咳嗽，患者被迫端坐前俯，两手前撑，两肩耸起，干咳或咳大量白色泡沫痰，呼吸增快，出现发绀等。如重症哮喘呼吸频率＞30 /min，辅助呼吸肌参与呼吸运动，双肺布满响亮哮鸣音，脉率＞110 /min，常有奇脉。如为咳嗽变异型哮喘可只表现为咳嗽，运动性哮喘可表现为运动时出现胸闷和呼吸困难。

2. 体征　胸部呈过度充气状态，有广泛的哮鸣音，呼气音延长，辅助呼吸肌和胸锁乳突肌收缩加强。还可出现心率增快、奇脉、胸腹反常运动和发绀等。

（考点：哮喘急性发作期的临床表现）

（四）辅助检查

包括血常规、动脉血气分析、肺功能检查和X线检查等。

（五）急救护理

哮喘重度发作患者救护的关键是尽快缓解气道阻力，改善通气障碍，纠正缺氧，恢复肺功能，除去诱发因素，防止并发症。

1. 尽快脱离变应原　有明确变应原者应尽快脱离，提供安静、温湿度适宜的环境，保持室内空气流通。

2. 平喘　①β_2受体激动药：常用药有沙丁胺醇。②糖皮质激素：是最有效的控制气道炎症的药物。③必要时静脉使用茶碱类药物。注射时浓度不宜过高，速度不宜过快，注射时间在10min以上，以防发生中毒症状。

3. 氧疗与呼吸支持　采用鼻塞、鼻导管吸氧，一般给氧浓度为25%～40%，若患者低氧血症明显，可面罩给氧，并注意湿化。在给氧过程中观察动脉血气分析。如哮喘严重发作，上述治疗无效，或患者出现神志改变，PaO_2＜60mmHg，PaO_2＞50mmHg时，应准备机械通气。

4. 补液　哮喘急性发作时，患者呼吸加快、出汗，常引起脱水、痰液黏稠，易形成痰栓阻塞小支气管，加重呼吸困难。应鼓励患者每日饮水2500～3000ml，以纠正失水，稀释痰液。

5. 纠正酸中毒　哮喘急性发作，常有呼吸性酸中毒伴代谢性酸中毒。当pH＜7.2时，可用5%碳酸氢钠100～200ml静脉滴注，必要时每隔0.5～1h重复应用50～100ml，或根据二氧化碳结合力、动脉血气分析结果给药，一般一日量不超过400ml。

6. 及时处理并发症　哮喘急性发作时，可并发自发性气胸、纵隔气肿、肺不张和肺炎等，应仔细检查、及时发现及时处理。

二、急性呼吸衰竭患者的救护

（一）概述

急性呼吸衰竭是指由各种原因引起的肺通气和（或）换气功能严重不全，以致不能进行有效的气体交换，导致缺氧和（或）二氧化碳潴留，从而引起一系列生理功能紊乱及代谢不全的临床综合征。

（二）病因

1. 脑部疾病　急性脑炎、脑外伤、脑出血、脑肿瘤和脑水肿等。

2. 脊髓疾病　脊髓灰质炎、多发性神经炎、脊髓肿瘤和颈椎外伤等。

3. 神经肌肉疾病　重症肌无力、周围神经炎、呼吸肌疲劳、破伤风和有机磷中毒等。

4. 胸部疾病　血气胸、大量胸腔积液、胸部外伤、胸腔和食管肿瘤术后、急性胃扩张和膈运动不全等。

5. 气道阻塞　气道肿瘤、异物、分泌物及咽喉、会厌、气管炎症和水肿。

6. 肺疾病　ARDS、肺水肿、急性阻塞性肺疾病、哮喘持续状态、严重细支气管和肺部炎症、特发性肺纤维化等。

7. 心血管疾病　各类心脏病所致心力衰竭、肺栓塞和严重心律失常等。

8. 其他　电击、溺水、一氧化碳中毒、严重贫血、尿毒症、代谢性酸中毒和癔病等。

（三）临床表现

1. 主要症状　呼吸衰竭表现为低氧血症、高碳酸血症或二者兼有，主要表现为呼吸困难、呼吸频率加快、鼻翼扇动、辅助呼吸机活动增强和呼吸费力，有时出现呼吸节律紊乱，表现为陈-施呼吸、叹息样呼吸，重症患者可出现意识不全、烦躁、定向力不全、谵妄、昏迷、抽搐、全身皮肤黏膜发绀和大汗淋漓，可有腹痛、恶心和呕吐等症状。

2. 主要体征　早期心率加快，血压升高；严重时可有心率减慢、心律失常及血压下降。严重高血钾时出现房室传导阻滞、心律失常，甚至心搏骤停。

（四）实验室检查

1. 血气分析　$PaO_2<60mmHg$时即可诊断为呼吸衰竭。

2. 电解质测定　注意血钾水平。

3. 胸部X线　如胸片表现为弥漫性肺浸润，主要见于ARDS、间质性肺炎和肺水肿等；如表现为局限性肺浸润阴影，可见于重症肺炎、肺不张等。

（五）急救处理

1. 建立通常的气道　再氧疗和改善通气之前，必须采取各种措施，保持呼吸道通畅。清除呼吸道分泌物，根据病情稀释痰液，气道湿化，刺激咳嗽，辅助排痰；也可以给予肺部物理治疗；支气管痉挛者，可给予支气管扩张药如氨茶碱等。

2. 氧疗　Ⅰ型呼吸衰竭者给予中、高流量吸氧，流量为4～6L/min；Ⅱ型呼吸衰竭应给予低流量吸氧，氧流量为1～2L/min。

3. 机械通气　吸氧浓度高于40%、血气分析示$PaO_2<60mmHg$时，应尽早给予气管内插管，人工呼吸机辅助呼吸。

4. 控制感染 肺和支气管感染是引起呼吸衰竭的主要原因，因此迅速而有效地控制感染是抢救呼吸衰竭的最重要措施，一般根据既往用药情况与药物敏感试验选用抗生素。

5. 呼吸兴奋药 呼吸衰竭经常规治疗无效，PaO_2过低，PaO_2过高，或出现肺性脑病表现或呼吸节律、频率异常时，可考虑使用呼吸兴奋药。常用尼可刹米，可直接兴奋呼吸中枢，使呼吸加深加快，改善通气。

6. 监测通气和血氧饱和度的变化 动态监测血气，指导临床呼吸机各种参数的调整和酸碱紊乱的处理，持续血氧饱和度监测敏感、方便，以便指导临床。

7. 并发症的防治 保持水、电解质和酸碱平衡，及时纠正酸碱平衡失调和电解质紊乱，纠正休克和防止 DIC。同时防止心力衰竭与脑疝的发生，及时治疗肺性脑病。

三、急性呼吸窘迫综合征患者的救护

（一）概述

急性呼吸窘迫综合征（ARDS）是指由各种肺内、肺外致病因素导致的急性弥漫性肺损伤和进而发展的急性呼吸衰竭。临床表现为呼吸窘迫、顽固性低氧血症和呼吸衰竭。

（二）病因

ARDS 原因或危险因素很多，有肺内因素（直接因素）和肺外因素（间接因素）。评估时要有重点询问。肺内因素包括肺炎、肺挫伤、吸入性肺损伤、输血相关性急性肺损伤和肺血管炎等。肺外因素包括严重休克、感染性中毒、严重非胸部创伤、大面积烧伤、大量输血、急性胰腺炎和药物或毒品中毒等。

（三）临床表现

1. 症状 起病急剧而隐袭，ARDS 大多在原发病后 72h 内发生。除原发病表现外，最早出现的症状是呼吸增快，并呈进行性加重的呼吸困难和发绀，其呼吸困难的特点是呼吸深快、费力，患者感到胸部紧束、严重憋气，即呼吸窘迫。用通常的吸氧方法不能改善。病情不能用其他原发心肺疾病（如气胸、肺不张、肺气肿、肺炎和心力衰竭）解释。患者常有烦躁、焦虑、出汗等伴随症状。

2. 体征 早期体征可无异常或仅双肺有少量细湿啰音，后期可闻及水泡音和管状呼吸音。

（四）辅助检查

1. X 线胸片 早期可无异常，之后表现为边缘模糊的肺纹理增多，继之出现斑片状或毛玻璃样或实变浸润影。

2. 动脉血气分析 通过 $PaCO_2$、PaO_2、SaO_2、pH 判断酸碱失衡、肺通气量和缺氧情况。

（五）急救处理

ARDS 救护的关键在于控制和处理原发病。迅速纠正低氧血症。

1. 纠正缺氧 采取有效措施尽快提高 PaO_2。给予高浓度（$>50\%$）吸氧，以纠正严重低氧血症，使 $PaO_2 \geq 60mmHg$ 或 $SaO_2 > 90\%$。

2. 呼吸支持 一旦确诊，应尽早协助医生进行机械通气。轻度 ARDS 患者可用无创正压通气（NIPPV）。无效或病情加重时，尽快气管内插管行有创机械通气。机械通气的目的是维持充分通气和氧合。目前推荐采用肺保护性通气策略，包括合适水平的呼气终末正压通气（PEEP）和小潮气量。一般 PEEP 水平为 8～18cmH_2O，潮气量一般为 6～8ml/kg。

3. 循环支持 建立静脉通路，合理限制液体入量，以可允许的较低循环容量来维持有效循环，保持肺处于相对“干”的状态，以减轻肺水肿。在 ARDS 早期遵医嘱输入晶体液为主，除非有低蛋白血症，不宜输注胶体液，但在晚期应限制入水量并适当应用利尿药，降低肺毛细血管内静水压。

4. 一般护理　患者取半卧位或坐位，尽量减少不必要的活动和谈话，减少疲劳和耗氧；保持呼吸道通畅，加强翻身叩背，有效咳嗽、挥痰。

四、大咯血患者的救护

（一）概述

咯血是指喉与喉以下呼吸道及肺组织的出血经口排出，一次咯血量超过 300ml 或 24h 内咯血量越过 500ml 以上者为大咯血。大咯血是呼吸系统疾病急症之一，若急救不及时，可发生窒息或出血性休克等并发症而导致死亡。

（二）病因

引起咯血的原因很多，以呼吸系统疾病和心血管疾病为常见。在我国引起咯血的前三位病因是肺结核、支气管扩张和支气管肺癌。

（三）临床表现

因咯血量多少、持续时间长短不同有不同的临床表现。从痰中带血到威胁生命的大咯血，可表现为偶尔一次到常年不停。一般少量咯血，仅有痰中带血。中等量以上的咯血，咯血前患者可有胸闷、咳嗽等先兆症状，咯出的血多数为鲜红色，伴有泡沫或痰。大量咯血时血可从口鼻涌出，患者常伴有呛咳、出冷汗、脉速、呼吸浅表急促，颜面苍白伴紧张不安和恐惧感。

（四）辅助检查

根据病情选择胸部 CT、纤维支气管镜检查和血液检查等。

（五）急救处理

明确咯血诊断是抢救关键。急性大咯血的主要死亡原因是血凝块导致窒息，其次是大失血造成循环衰竭。因此主要的救护措施是畅通气道、迅速容量复苏、及时制止出血。

1. 畅通气道　应在病床旁备好急救器械，一旦出现窒息征象，应立即取头低脚高 45°俯卧位，面向一侧，并轻拍患者背部，尽可能排出滞留在气道内和口咽部的积血。必要时用吸痰管进行负压吸引。做好气管内插管或气管切开的准备与配合工作。

2. 镇静　若患者极度惊恐紧张、烦躁不安或咳嗽剧烈，可给予小剂量镇静药或镇咳药。以保持患者嗜睡状态为宜。嘱患者咯血时不要紧张屏气，以免诱发喉头痉挛，血液引流不畅，导致窒息。

3. 紧急止血　首选垂体后叶素，可收缩小动脉，减少肺血流量，使肺循环压力迅速降低，从而快速止血，但由于能引起子宫、肠道平滑肌和冠状动脉收缩，故冠心病、高血压及孕妇忌用。若药物止血效果不佳，有条件时可在药物止血基础上，采取特殊止血治疗，如吸收性明胶海绵栓塞治疗、纤维支气管镜止血治疗等。

4. 维持有效循环容量　迅速建立 2～3 条静脉通道，应用胶体、晶体液体补充血容量。

5. 应取患侧卧位。

（龙　冰）

第5节 消化系统急症患者的救护

案例7-2 王女士，50岁。3年来周期性发作上腹痛，疼痛多在餐后3～4h及夜间出现，进食可缓解，患者突然呕出大量咖啡色胃内容物，家人发现患者面色苍白，四肢湿冷，急测血压80/50mmHg，脉搏120 /min，急送急诊科。

问题： 1. 患者的护理问题是什么？

2. 如何判断患者是否发生失血性大休克？

3. 为配合医生抢救，护士应采取哪些护理措施？

一、呕吐患者的救护

（一）概述

呕吐是通过胃的强烈收缩迫使胃或部分小肠的内容物经食管、口腔而排出体外的现象。

（二）病因

1. 胃癌、胃炎、消化性溃疡并发幽门梗阻。

2. 肝、胆囊、胆管、胰腺、腹膜的急性炎症。

3. 胃肠功能紊乱引起的功能性呕吐。

4. 肠梗阻。

5. 消化系统以外的疾病也可引起呕吐，如脑部疾病（脑出血、脑炎、脑部肿瘤等）、前庭神经病变（梅尼埃病等）、代谢性疾病（甲状腺功能亢进症、尿毒症等）。

（三）护理评估

1. 健康史　恶心与呕吐发生的时间、频率、原因或诱因，与进食的关系；呕吐的特点及呕吐物的性质、量；呕吐伴随的症状，如是否伴有腹痛、腹泻、发热、头痛、眩晕等。呕吐出现的时间、频率，呕吐物的量与性状因病种而异。上消化道出血时呕吐物呈咖啡色甚至鲜红色；消化性溃疡并发幽门梗阻时呕吐常在餐后发生，呕吐量大，呕吐物含酸性发酵宿食；低位肠梗阻时呕吐物带粪臭味；急性胰腺炎可出现频繁剧烈的呕吐，吐出胃内容物甚至胆汁。呕吐频繁且量大者可引起水、电解质紊乱，代谢性碱中毒。长期呕吐伴厌食者可致营养不良。

2. 身心状况　患者的生命体征、神志、营养状况，有无失水表现。有无腹胀、腹肌紧张，有无压痛、反跳痛及其部位、程度，肠鸣音是否正常。

3. 心理-社会状况　长期反复恶心与呕吐，常使患者烦躁、不安，甚至焦虑和恐惧，而不良的心理反应又可使症状加重。应注意评估患者的精神状态，有无疲乏无力，有无焦虑、抑郁及其程度，呕吐是否与精神因素有关等。

4. 辅助检查　必要时做呕吐物毒物分析或细菌培养等检查，呕吐物量大者应注意有无水、电解质代谢和酸碱平衡失调。

5. 治疗要点　查找呕吐病因，积极治疗原发病，补充丢失体液，维持水、电解质、酸碱平衡。

（四）护理问题

1. 有体液不足的危险　与大量呕吐导致失水有关。

2. 活动无耐力　与频繁呕吐导致失水、电解质丢失有关。

3．焦虑　与频繁呕吐、不能进食有关。

（五）护理措施

1．体液不足的危险

（1）监测生命体征：定时测量和记录生命体征直至稳定。血容量不足时可发生心动过速、呼吸急促、血压降低，特别是直立性低血压。持续性呕吐致大量胃液丢失，发生代谢性碱中毒时，患者呼吸可浅、慢。

（2）观察患者有无失水征象：准确测量和记录每日的出入量、尿比重、体重。依失水程度不同，患者可出现软弱无力、口渴、皮肤黏膜干燥、弹性减低、尿量减少、尿比重增高，并可有烦躁、神志不清以致昏迷等表现。

（3）严密观察患者呕吐：观察患者呕吐的特点，记录呕吐的次数，呕吐物的性质和量、颜色、气味。动态观察实验室检查结果，例如血清电解质、酸碱平衡状态。

（4）积极补充水分和电解质：剧烈呕吐不能进食或严重水、电解质失衡时，主要通过静脉输液给予纠正。口服补液时，应少量多次饮用，以免引起恶心、呕吐。如口服补液未能达到所需补液量时，仍需静脉输液以恢复和保持机体的液体平衡状态。

2．活动无耐力　协助患者活动，患者呕吐时应帮助其坐起或侧卧，头偏向一侧，以免误吸。吐毕给予漱口，更换污染衣物被褥，开窗通风以去除异味。告诉患者突然起身可能出现头晕、心悸等不适。故坐起时应动作缓慢，以免发生直立性低血压。及时遵医嘱应用止吐药及其他治疗，促使患者逐步恢复正常饮食和体力。

3．焦虑

（1）评估患者的心理状态：关心患者，通过与患者及其家属交流，了解其心理状态。

（2）缓解患者焦虑：耐心解答患者及其家属提出的问题，向患者解释精神紧张不利于呕吐的缓解，特别是有的呕吐与精神因素有关，紧张、焦虑还会影响食欲和消化功能，而治病的信心及情绪稳定则有利于症状的缓解。

（3）指导患者减轻焦虑的方法：常用深呼吸、转移注意力等放松技术，减少呕吐的发生。①深呼吸法：用鼻吸气，然后张口慢慢呼气，反复进行。②转移注意力：通过与患者交谈，或倾听轻快的音乐，或阅读喜爱的文章等方法转移患者注意力。

（六）健康教育

1．原因不明的呕吐，告知患者保留呕吐物，以便实验室检查呕吐物性质。

2．呕吐时不要过于紧张、焦虑，保证头偏向一侧，保证呕吐物能顺利流出。

3．呕吐停止后如身体状况良好，应及时补充丢失的水分及电解质。

二、重症胰腺炎患者的救护

（一）概述

急性胰腺炎是指各种病因导致胰酶在胰腺内被激活后引起胰腺组织自身消化、水肿、出血甚至坏死的炎症反应。临床主要表现为急性上腹痛、发热、恶心、呕吐、血和尿淀粉酶增高，重症伴腹膜炎、休克等并发症。本病可见于任何年龄，但以青壮年居多。

1．病因　引起急性胰腺炎的病因较多，常见的病因有胆道疾病、大量饮酒和暴饮暴食。

（1）胆道系统疾病：国内报道约 50%以上的急性胰腺炎并发于胆石症、胆道感染或胆道蛔虫等胆道系统疾病，引起胆源性胰腺炎的因素可能为：①梗阻。胆石、感染、蛔虫等因素致 Oddi

括约肌水肿、痉挛，使十二指肠壶腹部出口梗阻，胆道内压力高于胰管内压力，胆汁逆流入胰管，激活胰酶引起急性胰腺炎。②Oddi 括约肌功能不全。胆石在移行过程中损伤胆总管、壶腹部或胆道感染引起 Oddi 括约肌松弛，使富含激酶的十二指肠液反流入胰管，引起急性胰腺炎。③胆道感染时细菌毒素、游离胆酸、非结合胆红素等，可通过胆胰间淋巴管交通支扩散到胰腺，激活胰酶，引起急性胰腺炎。

（2）胰管阻塞：胰管结石、狭窄、肿瘤或蛔虫钻入胰管等均可引起胰管阻塞，胰管内压过高，使胰管小分支和胰腺腺泡破裂，胰液外溢到间质引起急性胰腺炎。

（3）酗酒和暴饮暴食：均可刺激胰液分泌增加，并导致 Oddi 括约肌痉挛，十二指肠乳头水肿，使胰液排出受阻，引起急性胰腺炎。

（4）其他：某些急性传染病、外伤、手术、某些药物，以及任何原因引起的高钙血症和高脂血症等，都可能损伤胰腺组织引起急性胰腺炎。

2．病理　急性胰腺炎的病理变化一般分为急性水肿型和急性出血坏死型两型。急性水肿型可见胰腺肿大、分叶模糊、间质水肿、充血和炎性细胞浸润等改变；急性出血坏死型可见明显出血，分叶结构消失，胰实质有较大范围的脂肪坏死，坏死灶周围有炎性细胞浸润，病程稍长者可并发脓肿、假性囊肿或瘘管形成。

（考点：重症胰腺炎的病因）

（二）护理评估

1．健康史　详细询问患者病史，既往有无胆道疾病，如胆道结实、感染和蛔虫等；有无十二指肠病变；有无酗酒及暴饮暴食的习惯。

2．身心状况　询问患者腹痛的部位、性质，有无明显诱因，是否伴有发热、恶心、呕吐和腹胀，既往有无类似症状发作。

典型的临床表现如下。

（1）腹痛：为本病的主要表现和首发症状，常在暴饮暴食或酗酒后突然发生。疼痛剧烈而持续，呈钝痛、钻痛、绞痛或刀割样痛，可有阵发性加剧。腹痛常位于中上腹，向腰背部呈带状放射，取弯腰抱膝位可减轻疼痛。

（2）恶心、呕吐及腹胀：起病后多出现恶心、呕吐，大多频繁而持久，吐出食物和胆汁，呕吐后腹痛并不减轻。常同时伴有腹胀，甚至出现麻痹性肠梗阻。

（3）发热：多数患者有中度以上发热，一般持续 3～5d。若持续发热 1 周以上并伴有白细胞数量升高，应考虑有胰腺脓肿或胆道炎症等继发感染。

（4）水、电解质及酸碱平衡紊乱：多有轻重不等的脱水，呕吐频繁者可有代谢性碱中毒。出血坏死型者可有显著脱水和代谢性酸中毒，伴血钾、血镁、血钙降低。

（5）低血压和休克：见于出血坏死型胰腺炎，极少数患者可突然出现休克，甚至发生猝死。亦可逐渐出现，或在有并发症时出现。其主要原因为有效循环血容量不足、胰腺坏死释放心肌抑制因子致心肌收缩不良、并发感染和消化道出血等。

（6）体征：急性水肿型胰腺炎腹部体征较轻。急性出血坏死型胰腺炎患者常出现急性腹膜炎体征，少数患者由于胰酶或坏死组织液沿腹膜后间隙渗到腹壁下，致两侧腰部皮肤呈暗灰蓝色，称 Grey-Turner 征，或出现脐周围皮肤青紫，称 Cullen 征。

3．心理-社会状况　本病起病急，症状重，预后差，常使患者产生不良的心理反应，评估患者及其家属是否存在紧张、恐惧、焦虑等，询问患者及其家属对疾病的认知程度。

4．辅助检查　血、尿淀粉酶升高最主要。血常规、血清脂肪酶、血钙、C 反应蛋白等实验室检查，X 线、B 超、CT 等影像学检查也有助于诊断。

5．治疗要点　治疗原则为减轻腹痛、减少胰腺分泌、防治并发症；内科治疗无效或发生多器官功能障碍时可行手术治疗。

（三）护理问题

1．疼痛　腹痛与胰腺及其周围组织炎症、水肿或出血坏死有关。

2．有体液不足的危险　与呕吐、禁食、胃肠减压或出血有关。

3．体温过高　与胰腺炎症、坏死和继发感染有关。

4．潜在并发症　急性肾衰竭、心功能不全、DIC、败血症、急性呼吸窘迫综合征。

（四）护理措施

1．一般护理

（1）休息与体位：患者应绝对卧床休息，以降低机体代谢率，增加脏器血流量，促进组织修复和体力恢复。协助患者取弯腰、屈膝侧卧位，以减轻疼痛，并鼓励和帮助患者翻身。因剧痛辗转不安者应防止坠床，周围不要有危险物，以保证安全。

（2）禁食和胃肠减压：多数患者需禁食 1～3d，明显腹胀者需行胃肠减压，其目的在于减少胃酸分泌，进而减少胰液分泌，以减轻腹痛和腹胀。应向患者及其家属解释禁饮食的意义，患者口渴时可含漱或湿润口唇，并做好口腔护理。

2．疼痛的护理

（1）解痉镇痛治疗：遵医嘱给予解痉镇痛药，如阿托品能抑制腺体分泌，解除胃、胆管及胰管痉挛，但持续应用时应注意有无心动过速等不良反应。止痛效果不佳时遵医嘱配合使用其他镇痛药如哌替啶。注意禁用吗啡，以防引起 Oddi 括约肌痉挛，加重病情。

（2）观察用药前、后疼痛的改变：注意用药前、后疼痛有无减轻，疼痛的性质和特点有无改变。若疼痛持续存在伴高热，则应考虑是否并发胰腺脓肿；如疼痛剧烈，腹肌紧张、压痛和反跳痛明显，提示并发腹膜炎，应报告医师及时处理。

（3）指导患者采取减轻疼痛的方法：安慰患者，满足患者的合理需要，使其避免紧张、恐惧。指导患者减轻腹痛的方法，如松弛疗法、皮肤针刺疗法等。

3．维持水、电解质平衡

（1）病情观察：注意观察呕吐物的量及性质，行胃肠减压者，应观察和记录引流量及性质。观察患者皮肤黏膜色泽弹性有无变化，判断失水程度。准确记录 24h 出入量，作为补液的依据。定时留取标本，监测血、尿淀粉酶，血糖、血清电解质的变化，做好动脉血气分析的测定。出血坏死型胰腺炎患者应注意有无多器官功能衰竭的表现。

（2）维持有效循环血容量：禁食患者每日的液体入量常需达到 3000ml 以上，故应迅速建立有效静脉通路输入液体及电解质，以维持有效循环血容量。注意根据患者脱水程度、年龄和心肺功能调节输液速度，及时补充因呕吐、发热和禁食所丢失的液体和电解质，纠正酸碱平衡失调。

（3）防止低血容量性休克：定时测定患者的体温、血压、脉搏、呼吸，特别注意患者血压、神志及尿量的变化，如出现神志改变、血压下降、尿量减少、皮肤黏膜苍白和冷汗等低血容量性休克的表现，应积极配合医师进行抢救：①迅速准备好抢救用物，如静脉切开包、人工呼吸器和气管切开包等。②患者取平卧位，注意保暖，给予氧气吸入。③尽快建立静脉通路，必要时静脉切开，按医嘱输注液体、血浆或全血，补充血容量。根据血压调整给药速度，必要时测定中心静脉压，以决定输液量和速度。④如循环衰竭持续存在，按医嘱给予升血压药。

4．用药护理　持续应用阿托品应注意有无心动过速，加重麻痹性肠梗阻等不量反应。有高度腹胀或肠麻痹时，不宜用阿托品。抗生素应用时注意过敏反应等副作用。

5．心理护理　由于本病呈急性起病，患者出现剧烈腹痛，一般镇痛药物无效。而出血坏死型则症状重，预后差，常使患者及其家属产生不良的心理反应，出现烦躁不安、恐惧、焦虑等。护理人员应经常巡视患者，了解其需要，并及时做出反应。向患者及其家属解释引起疼痛的原因、治疗方法和预后，以排除患者的疑虑，从而帮助患者树立战胜疾病的信心。

（五）健康教育

1．疾病知识指导　向患者及其家属介绍本病的主要诱发因素和疾病发生发展的过程，教育患者积极治疗胆道疾病，注意防治胆道蛔虫。

2．生活指导　指导患者及其家属掌握饮食卫生知识，患者平时应养成规律进食习惯，避免暴饮暴食。腹痛缓解后，应从少量低脂、低糖饮食开始逐渐恢复正常饮食，但应避免刺激强、产气多、高脂肪和高蛋白食物，戒除烟酒，防止复发。

三、急性肝衰竭患者的救护

（一）概述

急性肝衰竭（AHF）是原来无肝病者肝脏受损后短时间内发生的严重临床综合征，具有意识障碍、黄疸、出血和腹水等表现。起病凶猛、治疗困难、病死率高、预后差。常见病因如下。

1．病毒性肝炎　为急性肝衰竭的主要病因，甲、乙、丙等各型肝炎均可引起。

2．化学药物中毒　肝损害性药物如甲基多巴、硫异烟胺、吡嗪酰胺等，肝毒性药物如四氯化碳、白磷等均可造成 AHF。

3．外科疾病　严重创伤、休克、严重感染广泛性肝切除术、胆道长时间阻塞都可发生 AHF。

4．其他　妊娠晚期、肝豆状核变性、妊娠急性脂肪肝等。

（二）护理评估

1．健康史　询问患者是否有与病毒性肝炎患者接触史、相关药物使用史、严重创伤史、严重感染史等。

2．身心状况　起病急，发病 2 周以内出现Ⅱ度以上肝性脑病，并有以下临床表现。

（1）极度乏力，明显厌食、腹胀、恶心、呕吐等严重消化道症状。

（2）短期内黄疸进行性加深。

（3）出血倾向明显，凝血酶原活动度（PTA）<40%，且排除其他原因。

（4）肝进行性缩小。

3．心理-社会状况　该病起病凶猛、病情发展快、治疗困难，病人及其家属往往不能接受病情的发展，出现焦虑、恐惧、绝望等心理反应。

4．辅助检查　转氨酶、血胆红素增高；血小板常减少；白细胞常增多。出现 DIC 时凝血时间、凝血酶原时间或部分凝血活酶时间延长，纤维蛋白酶原可减少，而其降解物（FDP）增多，优球蛋白试验等可呈阳性。

5．治疗要点　原位肝移植是目前最有效的治疗方法，生物人工肝支持系统和肝细胞移植治疗急性肝衰竭处在研究早期阶段，是很有前途的新方法。

（三）护理问题

1. 活动无耐力　与肝功能状况、发热等有关。

2. 营养失调　与肝脏合成代谢、摄入不足等有关。

3. 体液不足/过多　与凝血功能下降出现、腹水形成有关。

4. 感染　与干细胞吞噬功能减退有关。

5. 意识障碍　与肝脏解毒功能下降有关。

6. 焦虑　与病情迁延不愈、担心疾病预后有关。

（四）护理措施

1. 出现肝衰竭的临床表现，应立即采取以下措施。

（1）改变营养方法：可用葡萄糖和支链氨基酸，葡萄糖液可配用少量胰岛素和胰高糖素；不用脂肪乳剂，限用一般的氨基酸合剂。

（2）口服乳果糖，以排软便 2～3/d 为度；也可灌肠。则肠道抗菌药，以减少肠内菌群，如用新霉素和甲硝唑。

（3）静脉滴注醋谷胺（乙醚谷醚胺）、谷氨酸（钾或钠）或氨酪酸，以降低血氨。

（4）静脉滴注左旋多巴，可能有利于恢复大脑功能。

2. 注意抗感染治疗　除了要处理感染病灶，还因为肝衰竭后免疫力降低，而且来自肠道，门静脉的细菌毒素可进入全身血流。

3. 防治 MODS　意识障碍并有视盘水肿时需用甘露醇等脱水剂；呼吸加快、口唇发绀等可能为 ARDS 表现，应做血气分析和增加氧吸入、使用呼吸机等；尿量过少时需用利尿药。

4. 直接支持肝功能的方法　将患者的血液通过体外的动物肝灌流，或用活性炭等吸附作用和半透膜透析作用（类似“人工肾”），以清除肝衰竭患者血中有害物质。以上方法均尚未取得较成熟的经验，需要继续研究。

（五）健康教育

避免劳累，注意休息。饮食忌食坚硬、辛辣、热烫食物，食物以清淡信心、易消化，以流质和半流质饮食为主，忌食牛奶糖类产气产酸食物，严格限制烟酒，保持大便通畅。

四、急性上消化道出血患者的救护

（一）概述

上消化道出血是指屈氏韧带（Treitz）以上的消化道，包括食管、胃、十二指肠、胰、胆道病变引起的出血，以及胃空肠吻合术后的空肠病变出血。上消化道大量出血一般指在数小时内失血量超过 1000ml 或循环血容量的 20%，是常见的临床急症。

导致上消化道出血的病因很多，其中常见的有消化性溃疡、食管-胃底静脉曲张破裂、急性糜烂出血性胃炎和胃癌。食管贲门黏膜撕裂综合征引起的出血亦不少见。少部分由胰、胆道病变引起，如胆囊或胆管结石或癌症、胰腺癌等。某些全身性疾病亦可引起出血，如白血病、血友病、尿毒症和应激性溃疡等。

（二）护理评估

1. 健康史　根据引起上消化道大量出血的病因，应询问患者是否有以下表现。

（1）慢性、周期性、节律性上腹痛；出血以冬春季节多见；出血前有营养失调、劳累或精神紧张、受寒等诱因。

（2）有服用阿司匹林、吲哚美辛、保泰松、肾上腺糖皮质激素等损伤胃黏膜的药物史或酗酒史，有创伤、颅脑手术、休克、严重感染等应激史。

（3）病毒性肝炎、血吸虫病、慢性酒精中毒等引起肝硬化的病因，且有肝硬化门脉高压的临床表现。

（4）40 岁以上男性，渐进性食欲缺乏、腹胀、上腹持续疼痛、进行性贫血、体重减轻、上腹部肿块，出血后上腹痛无明显缓解。

2．身心状况　上消化道大量出血的临床表现取决于出血病变的性质、部位、出血量与速度，并与患者出血前的全身状况，如有无贫血及心、肾、肝功能有关。

（1）呕血与黑便：是上消化道出血的特征性表现。出血部位在幽门以上者常有呕血和黑便，在幽门以下者可仅表现为黑便。但出血量少而速度慢的幽门以上病变亦可仅见黑便，而出血量大、速度快的幽门以下病变可因血液反流入胃，引起呕血。呕血与黑便的颜色、性质，出血量和速度有关。呕血呈鲜红色或血块提示出血量大且速度快，血液在胃内停留时间短，未经胃酸充分混合即呕出；如呕血呈棕褐色咖啡渣样，则表明血液在胃内停留时间长，经胃酸作用形成正铁血红素所致。柏油样黑便，黏稠而发亮，是因血红蛋白中铁与肠内硫化物作用形成硫化铁所致；当出血量大且速度快时，血液在肠内推进快，粪便可呈暗红甚至鲜红色，需与下消化道出血相鉴别；反之，空肠、回肠的出血如出血量不大，在肠内停留时间较长，也可表现为黑便，需与上消化道出血相鉴别。

（2）失血性周围循环衰竭：上消化道大量出血时，由于循环血容量急剧减少，静脉回心血量相应不足，导致心排血量降低，常发生急性周围循环衰竭，其程度轻重因出血量大小和失血速度快慢而异。患者可出现头晕、心悸、乏力、出汗、口渴和晕厥等一系列组织缺血的表现。出血性休克早期体征有脉搏细速、脉压变小，血压可因机体代偿作用而正常甚至一时偏高，此时应特别注意血压波动，尤其脉压。呈现休克状态时，患者表现为面色苍白、口唇发绀、呼吸急促、皮肤湿冷，呈灰白色或紫灰花斑，体表静脉塌陷；精神萎靡、烦躁不安，重者反应迟钝、意识模糊；收缩压降至 80mmHg 以下，脉压差小于 25～30mmHg，心率加快至 120/min 以上。休克时尿量减少，若补足血容量后仍少尿或无尿，应考虑并发急性肾衰竭。

（3）发热：大量出血后，多数患者在 24h 内出现发热，一般不超过 38.5℃，可持续 3～5d。发热机制可能与循环血容量减少、急性周围循环衰竭，导致体温调节中枢功能障碍有关，失血性贫血亦为影响因素之一。

（4）氮质血症：上消化道大量出血后，肠道中血液的蛋白质消化产物被吸收，引起血中尿素氮浓度增高，称为肠性氮质血症。血尿素氮多在一次出血后数小时上升，24～48h 达到高峰，3～4d 降到正常。

3．心理-社会状况　注意评估患者有无紧张、恐惧或悲观、沮丧等心理反应，特别是慢性病或全身性疾病致反复出血者，有无对治疗失去信心，不合作。患者及其家属对疾病和治疗的认识程度如何。

4．辅助检查

（1）实验室检查：测定红细胞、白细胞和血小板计数、血红蛋白浓度、血细胞比容、肝功能、肾功能、大便隐血等，有助于估计失血量及动态观察有无活动性出血，判断治疗效果及协助病因诊断。

（2）内镜检查：出血后 24～48h 行急诊内镜检查，可以直接观察出血部位，明确出血的病因诊断，同时对出血灶进行止血治疗。

（3）X 线钡剂检查：检查宜在出血停止且病情基本稳定数日后进行。

（4）其他选择性动脉造影：如腹腔动脉、肠系膜上动脉造影帮助确定出血部位。

5. 治疗要点　应采取积极措施进行抢救：迅速补充血容量，纠正水、电解质失衡，预防和治疗失血性休克，给予止血治疗，同时积极进行病因诊断和治疗。

（三）护理问题

1. 体液不足　与上消化道大量出血有关。

2. 活动无耐力　与失血性周围循环衰竭有关。

3. 有受伤的危险　与创伤、窒息、误吸与食管胃底黏膜长时间受压、囊管阻塞气道、血液或分泌物反流入气管有关。

4. 恐惧　与大量出血有关。

（四）护理措施

1. 一般护理

（1）休息与体位：大出血时患者应绝对卧床休息，取平卧位并将下肢略抬高，以保证脑部供血。呕吐时头偏向一侧，防止窒息或误吸；必要时用负压吸引器清除气道内的分泌物、血液或呕吐物，保持呼吸道通畅。给予吸氧。

（2）饮食护理　食管-胃底静脉曲张破裂出血、急性大出血伴恶心、呕吐者应禁食。少量出血无呕吐者，可进温凉、清淡流食。出血停止后改为营养丰富、易消化、无刺激性半流食、软食，少量多餐，逐步过渡到正常饮食。食管-胃底静脉曲张破裂出血的患者，止血后 1～2d 可进高热量、高维生素流食，限制钠和蛋白质摄入，避免粗糙、坚硬、刺激性食物，且应细嚼慢咽，防止损伤曲张静脉而再次出血。

2. 病情观察　上消化道大量出血在短期内出现休克症状，为临床常见的急症，应做好病情的观察。

（1）出血量的估计：详细询问呕血和（或）黑便的发生时间、次数、量及性状，以便估计出血量和速度。一般说来，大便隐血试验阳性提示每日出血量＞5～10ml；出现黑便表明出血量在 50～70ml 以上，一次出血后黑便持续时间取决于患者排便次数，如每日排便 1 次，粪便色泽约在 3d 后恢复正常；胃内积血量达 250～300ml 时可引起呕血；一次出血量在 400ml 以下时，一般不引起全身症状；如出血量达 400～500ml，可出现头晕、心悸、乏力等症状；如超过 1000ml，临床即出现急性周围循环衰竭的表现，严重者引起失血性休克。

周围循环衰竭的临床表现是估计出血量的重要标准，应动态观察患者的心率、血压。可采用改变体位测量心率、血压并观察症状和体征来估计出血量。先测平卧时的心率与血压，然后测半卧位时的心率与血压，如半卧位即出现心率增快 10 次/分以上、血压下降幅度大于 15～20mmHg、头晕、出汗甚至晕厥，则表示出血量大，血容量已明显不足，是紧急输血的指征。如收缩压＜90mmHg、心率＞120/min，伴有面色苍白、四肢湿冷、烦躁不安或神志不清，则已进入休克状态，属严重大量出血，需紧急抢救。

（2）继续或再次出血的判断：观察中出现下列迹象，提示有活动性出血或再次出血。①反复呕血，甚至呕吐物由咖啡色转为鲜红色；②黑便次数增多且粪质稀薄，色泽转为暗红色，伴肠鸣音亢进；③周围循环衰竭的表现经补液、输血而未改善，或好转后又恶化，血压波动，中心静脉压不稳定；④红细胞计数、血细胞比容、血红蛋白测定不断下降，网织红细胞计数持续增高；⑤在补液足量、尿量正常的情况下，血尿素氮持续或再次增高；⑥原有脾大、门脉高压的患者，在出血后常暂时缩小，如不见脾恢复亦提示出血未止。

（3）出血性休克的观察：大出血时严密监测患者的心率、血压、呼吸和神志变化，必要时进行心电监护。准确记录出入量，疑有休克时留置导尿管，测每小时尿量，应保持尿量＞30ml/h。注意症状、体征的观察，如患者烦躁不安、面色苍白、皮肤湿冷、四肢湿冷提示微循环血液灌注不足；而皮肤逐渐转暖、出汗停止则提示血液灌注好转。

3．用药护理　立即建立静脉通道。配合医师迅速、准确地实施输血、输液、各种止血治疗及用药等抢救措施，并观察治疗效果及不良反应。输液开始应快，必要时测定中心静脉压作为调整输液量和速度的依据。避免因输液、输血过多、过快而引起急性肺水肿，对老年患者和心肺功能不全者尤应注意。肝病患者忌用吗啡、巴比妥类药物；应输新鲜血，因库存血含氨量高，易诱发肝性脑病。血管加压素可引起腹痛、血压升高、心律失常、心肌缺血，甚至发生心肌梗死，故滴注速度应遵医嘱准确无误，并严密观察不良反应。患有冠心病的患者忌用血管加压素。

4．三（四）腔气囊管的护理　熟练的操作和插管后的密切观察及细致护理是达到预期止血效果的关键。插管前仔细检查，确保食管引流管、胃管、食管囊管、胃囊管通畅并分别做好标记，检查两气囊无漏气后抽尽囊内气体，备用。协助医师为患者做鼻腔、咽喉部局部麻醉，经鼻腔或口腔插管至胃内。将食管引流管、胃管连接负压吸引器或定时抽吸，观察出血是否停止，并记录引流液的性状、颜色及量；经胃管冲洗胃腔，以清除积血，可减少氨在肠道的吸收，以免血氨增高而诱发肝性脑病。出血停止后，放松牵引，放出囊内气体，保留管道继续观察24h，未再出血可考虑拔管，对昏迷患者可继续留置管道用于注入流质食物和药液。拔管前口服液状石蜡 20～30ml，润滑黏膜和管、囊外壁，抽尽囊内气体，以缓慢、轻巧的动作拔管。气囊压迫一般以3～4d为限，继续出血者可适当延长。

留置管道期间应注意的事项：①定时做好鼻腔、口腔的清洁，用液状石蜡润滑鼻腔、口唇。②定时测量气囊内压力，以防压力不足而致未能止血，或压力过高而引起组织坏死。气囊充气加压12～24h应放松牵引，放气15～30min，如出血未止，再注气加压，以免食管胃底黏膜受压过久而致糜烂、坏死。③当胃囊充气不足或破裂时，食管囊可向上移动，阻塞于喉部而引起窒息，一旦发生应立即抽出食管囊内气体，拔出管道。对昏迷患者尤应密切观察有无突然发生的呼吸困难或窒息表现。必要时约束患者双手，以防因烦躁或神志不清试图拔管而发生窒息等意外。④应用四腔管时可经食管引流管抽出食管内积聚的液体，以防误吸引起吸入性肺炎；三腔管无食管引流管腔，必要时可另插一管进行抽吸。床旁置备弯盆、纸巾，供患者及时清除鼻腔、口腔分泌物，并嘱病人勿咽下唾液等分泌物。

5．心理护理　突然大量的呕血，常使患者及其家属极度恐惧不安。反复长期消化道出血，则容易使患者产生悲观、绝望的心理反应，对疾病的治疗失去信心。而患者的消极情绪，又可加重病情，不利于疾病的康复。应关心、安慰患者。抢救工作应迅速而不忙乱，以减轻患者的紧张情绪。经常巡视，大出血时陪伴患者，使其有安全感。呕血或黑便后及时清除血迹、污物，以减少对患者的不良刺激。解释各项检查、治疗措施，听取并解答患者或其家属的提问，以减轻他们的疑虑。

（五）健康教育

1．饮食指导　注意饮食卫生和规律，进食营养丰富、易消化的食物，避免过饥或暴饮暴食，避免粗糙、刺激性食物，或过冷、过热、产气多的食物、饮料等，合理饮食是避免诱发上消化道出血的重要环节。

2. 生活指导 生活起居要有规律，劳逸结合，保持乐观情绪，保证身心休息。应戒烟、戒酒，在医师指导下用药。慢性病者应定期门诊随访。

3. 疾病知识指导 上消化道出血的临床过程及预后因引起出血的病因而异，应帮助患者及其家属掌握有关疾病的病因和诱因、预防、治疗和护理知识，以减少再度出血的危险。

4. 指导识别出血征象及应急指导 患者及其家属学会早期识别出血征象及应急措施，若出现呕血、黑便或头晕、心悸等不适，立即卧床休息，保持安静，减少身体活动；呕吐时取侧卧位以免误吸；立即送医院治疗。

第6节 泌尿系统急症患者的救护

一、急性尿潴留患者的救护

（一）概述

尿潴留是指膀胱内充满尿液而不能正常排出。按其病史、特点分急性尿潴留和慢性尿潴留两类。急性尿潴留起病急骤，膀胱内突然充满尿液不能排出，患者十分痛苦，常需急诊处理；慢性尿潴留起病缓慢，病程较长，下腹部可触及充满尿液的膀胱，但患者不能排空膀胱，由于疾病的长期存在和适应痛苦反而不重。

1. 病因 引起急性尿潴留的病因很多，有时是多种原因引起。通常将引起急性尿潴留的病因分为机械性梗阻和动力性梗阻两大类。

（1）机械性梗阻

① 尿道外机械性压迫：前列腺疾病如前列腺增生症、急性前列腺炎或前列腺脓肿、前列腺肿瘤等；骨盆骨折压迫尿道；直肠肿瘤、直肠内粪块；妊娠子宫后倾、处女膜闭锁的阴道积血、宫颈癌、子宫肌瘤等。

② 尿道内机械性受阻：尿道损伤、尿道结石、尿道异物、尿道狭窄。尿道狭窄引起急性尿潴留常在尿道扩张后由于局部水肿和疼痛而诱发；尿道炎症、尿道肿瘤；先天性精阜增生、后尿道瓣膜病、膀胱颈部梗阻。

③ 膀胱内病变：如膀胱三角区、膀胱颈部肿瘤、膀胱颈挛缩、膀胱结石、膀胱内异物、膀胱内大量凝血块等堵塞膀胱颈和尿道。

（2）动力性梗阻：膀胱、尿道并无器质性梗阻病变，尿潴留是排尿功能障碍所引起。

① 神经元性尿潴留：仅次于梗阻性尿潴留。中枢和周围神经系损伤、炎症、肿瘤等均可引起急性尿潴留。如脊髓损伤、硬脑膜外脓肿和中心型椎间盘突出等。

② 药物性尿潴留：可以引起尿潴留的药物有：中枢神经抑制药，抑制大脑皮质及脑干的自主排尿控制功能；抗胆碱能药物可使逼尿肌松弛，如阿托品、普鲁苯辛、654-2等；拟交感神经药物，可使括约肌收缩，如麻黄素、新福林、丙咪嗪；某些抗高血压药物、抗心律失常药物、钙通道阻滞药、抗组胺药物及某些抗抑郁药都有引起尿潴留的报道。

③ 其他：各种原因引起的低钾血症如醛固酮症、腹泻、长期应用利尿药等，可使膀胱逼尿肌无力，发生排尿困难、甚至尿潴留；高热、昏迷患者；因不习惯于卧床排尿者；癔症。

2. 病理 正常排尿活动包括膀胱贮尿和在合适时间、地点下随意志将膀胱排空的能力，它是一个由神经系统控制多种反射联系的复杂生理过程，有赖于正常的下尿路解剖和正常神经生理控制。

正常排尿时，逼尿肌收缩可使膀胱压力增压 1.96～3.92kPa，排空尿后，如果膀胱颈部出现梗阻，膀胱逼尿肌代偿性增大，可使压力增高到 4.9～9.8kPa，因而仍可正常排尿。如果梗阻继续加重，膀胱逼尿肌将延长收缩时间，以求将尿液排空。若梗阻超越膀胱的代偿能力，则出现代偿不足最终表现为排尿不尽，产生残余尿。急性代偿不足有时可发生于原来代偿尚佳的患者，由于饮水过多，尿量突增或患者故意推迟排尿，致使逼尿肌过度伸张，不能有效地排出尿液而产生急性尿潴留。

（二）护理评估

1. 健康史　仔细询问病史，了解有无原发病史及外伤史，有无应用某些特别药物等，女性患者应注意妊娠与分娩史。

2. 身心状况　下腹部耻骨上区隆起，可扪及胀满的膀胱，叩诊呈浊音，压之有胀痛感；若膀胱偏移可能伴有膀胱憩室。检查外阴有无尿道外口狭窄、包茎及皮疹，尿道有无狭窄、结石、异物及肿瘤。

3. 心理-社会状况　急性尿潴留时，下腹部胀痛、尿意紧迫，但排不出尿液，患者采用各种体位企图排出尿液，但均无法使尿排出，故患者辗转呻吟，时起时卧，异常痛苦。

4. 辅助检查　尿潴留者应做以下辅助检查。

（1）直肠指诊，以了解前列腺、直肠及盆腔情况，同时应检查肛门括约肌及会阴部感觉。

（2）疑有神经元性尿潴留者，应进行神经系统检查。

（3）肾功能检查，测定尿素氮、肌酐、血电解质，并进行尿常规，尿培养。

5. 治疗要点　急性尿潴留的治疗原则是解除病因，恢复排尿，但有时病因不明或梗阻一时难以解除，只能先做尿液引流，以后再做处理。具体方法如下。

（1）病因明确并有条件及时解除梗阻者，应立即解除病因，恢复排尿。例如包皮口或尿道口狭窄，局部切开即可恢复排尿，又如尿道结石可立即手术取出结石。在一些药物或低血钾引起的尿潴留，停药或补钾后可恢复正常排尿。

（2）腰麻或肛管直肠术后的尿潴留，应争取用针灸治疗、常选用的穴位有中极、阴陵泉、三阴交等。亦可用穴位注射新斯的明 0.25mg。

（3）脊髓损伤引起的急性尿潴留，应争取膀胱尚未十分胀满时掌压排尿，即以手掌自膀胱上方持续向下向后压迫，但用力不宜过猛，以免膀胱破裂。掌压可使膀胱尿被动排出，这样可避免导尿或留置导尿管而引起感染。

（4）导尿是解除急性尿潴留最常用的方法。任何情况下膀胱高度膨胀时应立即导尿，以免膀胱极度膨胀后成为无张力膀胱。同时导尿亦可作为诊断措施。对不能插入导尿管者，可考虑施行耻骨上膀胱穿刺。

（三）护理问题

1. 焦虑　与排尿困难有关。

2. 自我形象紊乱　与留置尿管有关。

3. 恐惧　与知识缺乏不了解尿潴留的相关知识有关。

4. 疼痛　与膀胱充血有关。

5. 活动无耐力　与水电解质紊乱有关。

（四）护理措施

1. 自主引流　即促进自己排尿。具体措施：①温水冲洗外阴或温水坐浴，或用热水袋热敷下腹部，刺激膀胱肌肉收缩。②帮助患者轻轻按摩下腹部，护理者手掌按其下腹部，轻轻向左右推揉膨胀的膀胱 10～20 次，促进腹肌松弛，然后以一掌自患者膀胱底部向下推移按压，另一手以全掌按压关元、中极穴位，以促进排尿，当尿液排出时不可松手，应等尿液排完再缓缓松手。此法对年老体弱及高血压患者应谨慎。③将室内水龙头稍稍开启形成滴水声，以诱发排尿反应。④不习惯床上排尿者，在病情许可下，可以帮助患者坐起排尿，或下床排尿。

2. 导尿引流　选用 16Fr 球囊导尿管，无菌技术下置入膀胱，球囊内注入 10ml 无菌水，尿管接闭式集尿袋并保留该导管 5～7d，导管留置期间应预防尿路感染。少数尿潴留系因尿道严重的机械梗阻引起无法置入导尿管者，可采用耻骨上膀胱穿刺，抽出尿液；或做耻骨上膀胱套管穿刺置入导尿管引流。若需长期引流，应行耻骨上膀胱造瘘术。

导尿或膀胱穿刺应严格无菌操作，留置导尿期间做好留置导尿的护理。鼓励患者每日摄取足够的水分，维持尿量在 2000ml 以上，使之产生自然冲洗尿道的作用，以减少尿路感染的机会，预防结石的形成。保持导尿管通畅，避免导尿管受压、扭曲、堵塞。集尿袋不得超过膀胱高度，防止尿液反流。保持尿道口清洁。女性患者用聚维酮碘棉球消毒外阴及尿道口，男性患者用聚维酮碘棉球消毒尿道口、阴茎及包皮，每日 1～2 次。每日更换集尿袋 1 次，定时排空集尿袋，并记录尿量。每周更换导尿管 1 次，硅胶导尿管可酌情延长更换周期。

3. 针灸治疗　尿潴留针灸治疗有较好的效果，一般选穴阴陵泉、足三里、关元、膀胱俞、肾俞等。

4. 耻骨上膀胱造瘘术　如果不能经尿道操作解除尿潴留，则行耻骨上膀胱造瘘术。对有下腹部手术史的患者，需要在超声引导下进行。最后，如果耻骨上膀胱穿刺造瘘也不可行，就只能选择开放性膀胱造瘘术，此方法作为最后的选择。

5. 心理护理　做好患者的安抚工作，解释急性尿潴留的发病病因和治疗过程，消除患者不必要的焦虑和紧张情绪，使患者心情放松，以最佳的心情状态配合并参与治疗。

（五）健康教育

1. 讲解尿潴留的危害，使患者配合治疗和护理。

2. 前列腺增生采用药物或其他非手术疗法者，应避免因受凉、劳累、饮酒、憋尿、便秘而引起急性尿潴留。嘱患者吃粗纤维、易消化食物，以防便秘；忌饮酒及辛辣食物；鼓励患者多饮水，勤排尿。

3. 为防止产后尿潴留，产后 4h 即应主动排尿，如果排尿很困难也应每 3～4h 做一次排尿动作，以锻炼膀胱逼尿肌和腹肌的收缩力。

4. 急性尿潴留恢复期较长或为动力性梗阻性尿潴留，虽经一段时间留置导尿管引流仍不能排尿但不能耐受继续留置导管者，可以训练患者自己或其家属做间歇性清洁导尿，导尿管不留置，需消毒后备下次再用。导尿间隔时间一般为 6h 左右。在自己进行间歇清洁导尿的同时可辅以针刺或药物治疗以促进自行排尿。

5. 注意合理饮食，以清淡、易消化为主，忌辛辣、刺激性饮食。多饮水，以利排尿。戒烟、戒酒，养成良好的生活习惯。

6. 指导患者尿急时应立即排尿，避免憋尿。

7. 避免着凉受寒。

8. 遵医嘱定期复诊，积极治疗引起尿潴留的原发病。

二、急性肾衰竭患者的救护

(一)概述

急性肾衰竭(ARF)是由于各种病因引起的短期内(数小时或数天)肾功能急剧、进行性减退而出现的临床综合征。临床表现为肾小球滤过率明显降低所致的氮质废物潴留，以及肾小管重吸收和排泌功能障碍引起的水、电解质和酸碱平衡失调。本综合征分为肾前性、肾后性和肾实质性急性肾衰竭。

1. 病因

(1)肾前性：主要为有效循环血容量减少，导致肾血流灌注不足、肾缺血，但不伴肾组织学损伤。

(2)肾后性：肾后性因素多为可逆性，及时解除病因常可使肾功能得以恢复。

(3)肾实质性

① 急性肾小管坏死：是最常见的急性肾衰竭类型，占75%~80%，大都可逆。

② 急性肾间质病变：常见的病因有过敏性，主要由药物引起，其次为感染性、代谢性、肿瘤。

③ 肾小球和肾小血管病变：如各种病因所致的急性肾炎、急进性肾炎、多发性小血管炎、肾皮质坏死等。

2. 病理　急性肾小管坏死的发病机制尚未完全明了，一般认为不同病因、不同的病理损害类型，有其不同的始动机制和持续发展因素。如肾小管堵塞、肾血流动力学改变、反漏学说、弥散性血管内凝血。

(二)护理评估

1. 健康史　评估发病有无诱因，起病时间、主要表现、治疗经过及效果。既往有无使用过导致肾前性急性肾衰竭的药物，有无输尿管结石、前列腺增生等病史。是否使用过肾毒性药物。

2. 身心状况　评估患者生命体征、精神意识状态，有无急性心力衰竭征象，有无意识不清、烦躁，甚至昏迷等神经系统症状。临床典型病程可分为三期。

(1)起始期：此期急性肾衰竭是可以预防的，患者常有诸如低血压、缺血、脓毒病和肾毒素等病因，无明显的。肾实质损伤。但随着肾小管上皮损伤的进一步加重，GFR下降，临床表现开始明显，进入维持期。

(2)维持期：又称少尿期。典型持续7~14d，也可短至几日，长达4~6周。患者可出现少尿，也可没有少尿，称非少尿型急性肾衰竭，其病情较轻，预后较好。但无论尿量是否减少，随着肾功能减退，可出现一系列尿毒症表现。

① 全身并发症：a. 消化系统症状。食欲低下、恶心、呕吐、腹胀、腹泻等，严重者有消化道出血。b. 呼吸系统症状。除感染的并发症外，尚可因容量负荷增大出现呼吸困难、咳嗽、憋气、胸闷等。c. 循环系统症状。多因尿少和未控制饮水，导致体液过多，出现高血压和心力衰竭；可因毒素滞留、电解质紊乱、贫血及酸中毒引起各种心律失常及心肌病变。d. 其他。常伴有肺部、尿路感染，感染是急性肾衰竭的主要死亡原因之一，病死率高达70%。此外，患者也可出现神经系统表现，如意识不清、昏迷等。严重患者可有出血倾向，如DIC等。

② 水、电解质和酸碱平衡失调：其中高钾血症、代谢性酸中毒最为常见。①高钾血症：

其发生与肾排钾减少、组织分解过快、酸中毒等因素有关。高钾血症对心肌细胞有毒性作用，可诱发各种心律失常，严重者出现心室颤动、心搏骤停。②代谢性酸中毒：主要因酸性代谢产物排出减少引起，同时急性肾衰竭常合并高分解代谢状态，又使酸性产物明显增多。③其他：主要有低钠血症，由水潴留过多引起。还可有低钙、高磷血症，但远不如慢性肾衰竭明显。

（3）恢复期：肾小管细胞再生、修复。肾小管完整性恢复，肾小球滤过率逐渐恢复正常或接近正常范围。患者开始利尿，可有多尿表现，每日尿量可达3000～5000ml，通常持续1～3周，继而再恢复正常。少数患者可遗留不同程度的肾结构和功能缺陷。

3．心理-社会状况　急性肾衰竭发病急，症状明显，患者及家属心理压力较大，护理人员应细心观察以便及时了解患者及其家属的心理变化，及时给予心理疏导。

4．辅助检查

（1）血液检查：少尿期可有轻、中度贫血；血肌酐升高，血BUN升高；血清钾浓度常大于5.5mmol/L，可有低钠、低钙、高磷血症；血气分析提示代谢性酸中毒。

（2）尿液检查：尿常规检查尿蛋白多为（＋～＋＋），尿沉渣可见肾小管上皮细胞、少许红、白细胞，上皮细胞管型，颗粒管型等；尿比重降低且固定，多在1.015以下。

（3）其他：尿路超声显像对排除尿路梗阻和慢性肾功能不全很有帮助。如有足够理由怀疑梗阻所致，可做逆行性或下行性肾盂造影。另外，肾活检是进一步明确致病原因的重要手段。

5．治疗要点　起始期的治疗重点是纠正可逆的病因，预防额外的损伤。维持期的治疗重点为调节水、电解质和酸碱平衡、控制氮质潴留、供给足够营养和治疗原发病，多尿期的治疗重点仍为维持水、电解质和酸碱平衡，控制氮质血症，防治各种并发症。恢复期一般无需特殊处理，定期复查肾功能，避免肾毒性药物的使用。

（三）护理问题

1．体液过多　与急性肾衰竭所致肾小球滤过功能受损、水分控制不严等因素有关。

2．营养失调：低于机体需要量　与患者食欲低下、限制饮食中的蛋白质、透析、原发疾病等因素有关。

3．有感染的危险　与限制蛋白质饮食、透析、机体抵抗力降低等有关。

4．恐惧　与肾功能急骤恶化、症状重等因素有关。

5．潜在并发症：高血压脑病、急性左侧心力衰竭、心律失常、心包炎、DIC、多脏器功能衰竭等。

（四）护理措施

1．一般护理

（1）休息与活动：少尿期要绝对卧床休息，保持安静，以减轻肾的负担，对意识障碍者，应加床档。当尿量增加、病情好转时，可逐渐增加活动量，但应注意利尿后的过分代谢，患者会有肌肉无力的现象，应避免独自下床。患者若因活动使病情恶化，应恢复前一日的活动量，甚至卧床休息。

（2）饮食护理：①糖及热量。对发病初期因恶心、呕吐无法由口进食者，应由静脉补充葡萄糖，以维持基本热量。少尿期应给予足够的糖类（150g/d）。若患者能进食，可将乳糖75g、葡萄糖和蔗糖各37.5g溶于指定溶液中，使患者在1d内饮完。多尿期可自由进食。②蛋白质。对一般少尿期的患者，蛋白质限制为0.5g/（kg・d），其中60%以上应为优质蛋白，如尿素氮太高，则应给予无蛋白饮食。接受透析的患者予高蛋白饮食，血液透析患者的蛋白质摄入量为 1.0～1.2g/（kg・d），腹膜透析为 1.2～1.3g/（kg・d）。对多尿期的患者，如尿素氮低于 8.0mmol/L 时，可给予正常量的蛋白质。③其他。对少尿期患者，尽可能减少钠、钾、磷和氯的摄入量。多尿期时不必过度限制。

（3）维持水平衡：急性肾衰竭少尿时，对于水分的出入量应严格测量和记录，按照“量出为入”的原则补充入液量。补液量的计算一般以 500ml 为基础补液量，加前 1d 的出液量。在利尿的早期，应努力使患者免于发生脱水，给予适当补充水分，以维持利尿作用。当氮质血症消失后，肾小管对盐和水分的再吸收能力改善，即不需要再供给大量的液体。

（考点：急性肾衰竭患者的饮食护理）

2．病情观察　应对急性肾衰竭的患者进行临床监护。监测患者的神志、生命体征、尿量、体重，注意尿常规、肾功能、电解质及血气分析的变化。观察有无高血钾、低血钠或代谢性酸中毒的发生；有无严重头痛、恶心、呕吐及不同意识障碍等高血压脑病的表现；有无气促、端坐呼吸、肺部湿啰音等急性左侧心力衰竭的征象；有无出现水中毒或稀释性低钠血症的症状，如头痛、嗜睡、意识障碍、共济失调、昏迷、抽搐等。

3．用药护理　用甘露醇、呋塞米利尿治疗时应观察有无脑萎缩、溶血、耳聋等不良反应；使用血管扩张药时注意监测血压的变化，防止低血压发生；纠正高血钾及酸中毒时，要随时监测电解质；使用肝素或双嘧达莫（潘生丁）要注意有无皮下或内脏出血；输血要禁用库血；抗感染治疗时避免选用有肾毒性的抗生素。

4．预防感染　感染是急性肾衰竭少尿期的主要死亡原因，故应采取切实措施，在护理的各个环节预防感染的发生。具体措施为：①尽量将患者安置在单人房间，做好病室的清洁消毒，避免与有上呼吸道感染者接触；②避免任意插放保留导尿管，可利用每 24～48h 导尿 1 次，获得每日尿量；③需留置尿管的患者应加强消毒、定期更换尿管和进行尿液检查以确定有无尿路感染；④卧床及虚弱的患者应定期翻身，协助做好全身皮肤的清洁，防止皮肤感染的发生；⑤意识清醒者，鼓励患者每小时进行深呼吸及有效排痰；意识不清者，定时抽取气管内分泌物，以预防肺部感染的发生；⑥唾液中的尿素可引起口角炎及腮腺炎，应协助做好口腔护理，保持口腔清洁、舒适；⑦对使用腹膜或血液透析治疗的患者，应按外科无菌技术操作；⑧避免其他意外损伤。

5．心理护理　病情的危重会使患者产生对于失去工作和死亡的恐惧，同时因治疗费用的昂贵又会进一步加重患者及其家属的心理负担。观察了解患者的心理变化及家庭经济状况，通过讲述各种检查和治疗进展信息，解除患者的恐惧，树立患者战胜疾病的信心；通过与社会机构的联系取得对病人的帮助，解除患者的经济忧患。还应给予患者高度同情、安慰和鼓励，以高度的责任心认真护理，使患者具有安全感、信赖感及良好的心理状态。

（五）健康教育

1．生活指导　合理休息，劳逸结合、防止劳累；严格遵守饮食计划，并注意加强营养；注意个人清洁卫生，注意保暖。

2．病情监测　学会自测体重、尿量；明确高血压脑病、左侧心力衰竭、高钾血症及代谢性酸中毒的表现；定期门诊随访，监测肾功能、电解质等。

3．心理指导　在日常生活中能理智调节自己的情绪，保持愉快的心境；遇到病情变化时不恐慌，能及时采取积极的应对措施。

4. 预防指导　禁用库血；慎用氨基糖苷类抗生素；避免妊娠、手术、外伤；避免接触重金属、工业毒物等；误服或误食毒物，立即进行洗胃或导泻，并采用有效解毒剂。

第 7 节　其他常见急症患者的救护

一、糖尿病急症患者的救护

糖尿病急症指的是糖尿病昏迷，而糖尿病是由多种病因引起的以慢性高血糖为特征的代谢紊乱，其基本病理生理为绝对或相对性胰岛素分泌不足所引起的糖代谢紊乱，严重时可导致酸碱平衡失常。特征性的病理改变包括高血糖、高酮血症及代谢性酸中毒，发展到严重时可发生酮症酸中毒昏迷和高渗性非酮症性昏迷。

（一）糖尿病酮症酸中毒患者的救护

1. 概述　糖尿病酮症酸中毒（DKA）为最常见的糖尿病急症，是由于体内胰岛素缺乏引起的以高血糖、高血酮和代谢性酸中毒为主要表现的临床综合征。当代谢紊乱发展至脂肪分解加速、血清酮体积聚超过正常水平时称为酮血症，尿酮体排出增多称为酮尿，临床上统称为酮症。当酮酸积聚而发生代谢性酸中毒时称为酮症酸中毒，常见于 1 型糖尿病患者或 B 细胞功能较差的 2 型糖尿病患者伴应激时。

（1）病因：DKA 发生在有糖尿病基础，在某些诱因作用下发病。DKA 多见于年青人，1 型糖尿病易发，2 型糖尿病可在某些应激情况下发生。发病过程大致可分为代偿性酮症酸中毒与失代偿性酮症酸中毒 2 个阶段。诱发 DKA 的原因如下：①急性感染。②胰岛素和药物治疗中断。③应激状态。糖尿病患者出现精神创伤、紧张或过度劳累、外伤、手术、麻醉、分娩、脑血管意外和急性心肌梗死等。④饮食失调或胃肠疾患。严重呕吐、腹泻、厌食、高热等导致严重失水，过量进食含糖或脂肪多的食物，酗酒，或每日糖类摄入过少（＜100mg）时。DKA 的发生有时有几种诱因同时存在，也有部分患者可能找不到明显诱因。

（2）病理：主要病理基础为胰岛素相对或绝对不足、拮抗胰岛素的激素（胰高血糖素、皮质醇、儿茶酚胺类、生长激素）增加及严重失水等，因此产生糖代谢紊乱，血糖不能正常利用，导致血糖增高、脂肪分解增加、血酮增高和继发性酸中毒与水、电解质平衡失调等一系列改变。本病发病机制中各种胰岛素拮抗激素相对或绝对增多起重要作用。

2. 护理评估

（1）健康史：详细询问患者患病的有关因素，如有无糖尿病家族史，询问患者起病时间、症状及其特点，是否伴有食欲减退、恶心、呕吐、头痛、嗜睡、烦躁。了解患者生活方式、饮食习惯、食量等，目前用药情况及病情控制情况。

（2）身心状况：评估患者是否发生意识障碍前感到疲乏、四肢无力、极度口渴、多饮多尿，是否出现食欲减退、呕血、呕吐，以及患者伴头痛、嗜睡、烦躁、呼吸深快有烂苹果味（丙酮味），是否出现严重失水、尿量减少、皮肤弹性差、眼窝凹陷、血压下降等，晚期患者出现反应迟钝，甚至昏迷等表现。

（3）心理-社会状况：由于该病病程长，累及多个器官，易使患者产生焦虑、抑郁等心理反应，对治疗缺乏信心、不能有效应对。应详细评估患者及其家属对疾病知识的了解程度，家庭经济能力及社会支持能力。

（4）辅助检查

① 尿糖、尿酮检查：尿糖、尿酮强阳性，但当有严重肾功能损害时由于肾小球滤过率减少而导致肾糖阈增高时，尿糖和尿酮亦可减少或消失。

② 血糖、血酮体检查：血糖明显增高，多高达 16.7～33.3mmol/L，有时可达 55.5mmol/L 以上；血酮体增高，正常＜0.6mmol/L，＞1.0mmol/L 为高血酮，＞3.0mmol/L 提示酸中毒。

③ 血气分析：代偿期 pH 可在正常范围，HCO_3^-降低；失代偿期 pH＜7.35，HCO_3^-进一步下降，BE 负值增大。

④ 电解质测定：血钾正常或偏低，尿量减少后可偏高，血钠、血氯多偏低，血磷低。

⑤ 其他：肾衰竭时，尿素氮、肌酐增高，尿常规可见蛋白、管型，白细胞计数多增加。

（5）治疗要点：治疗原则为尽快纠正代谢紊乱，去除诱因，防止各种并发症。补液和胰岛素治疗是纠正代谢紊乱的关键。

3．护理问题

（1）有体液不足的危险：与血糖升高、尿渗透压增高有关。

（2）活动无耐力：与严重代谢紊乱、蛋白质分解增加有关。

（3）意识障碍：与糖尿病昏迷有关。

（4）知识缺乏：缺乏糖尿病的预防及自我护理知识。

4．护理措施

（1）补液：是抢救 DKA 首要的、极其关键的措施。补液可以迅速纠正失水以改善循环血容量与肾功能。通常使用 0.9%氯化钠注射液。一般补液应遵循以下原则：①若血压正常或偏低，血钠小于 150mmoL/L，静脉输入 0.9%氯化钠注射液。发生休克者，还应间断输入血浆或全血。②若血压正常，血钠高于或等于 150mmol/L，或伴有高渗状态，可开始就用低渗液体。③血糖降至 13.9mmol/L 以下，改用 5%葡萄糖注射液。补充的量及速度须视失水程度而定。一般按患者体重（kg）的 10%估计输液。补液按先快后慢的原则进行。头 4 个小时补充总量的 1/4～1/3，头 8～12 个小时补充总量的 2/3，其余的量在 24～48h 内补足。补液途径以静脉为主，辅以胃肠内补液。

（2）应用胰岛素：静脉滴注或静脉推注小剂量胰岛素治疗，此法简单易行，安全有效，较少发生低血钾、脑水肿及后期低血糖等严重不良反应。每小时胰岛素用量 0.1U/kg（可用 50U 胰岛素加入 500mL 0.9%氯化钠注射液中以 1ml/min 的速度持续静脉滴注）。

（3）保持呼吸道通畅，吸氧，提供保护性措施。

（4）一般护理要点：①严密观察生命体征和神志变化，低血钾患者应做心电图监测，为病情判断和观察治疗反应提供客观依据；②及时采血、留尿，送检尿糖、尿酮、血糖、血酮体、电解质及血气等；③准确记录 24h 出入量；④补液时密切监测肺水肿发生情况。

（5）遵医嘱用药，纠正电解质及酸碱失衡：轻症患者经补液及胰岛素治疗后，酸中毒可逐渐得到纠正，不必补碱。重症酸中毒，二氧化碳结合力＜8.92mmol/L，pH＜7.1，应根据血 pH 和二氧化碳结合力变化，给予适量碳酸氢钠溶液静脉输入。酸中毒时细胞内缺钾，治疗前血钾水平不能真实反映体内缺钾程度，治疗后 4～6h 血钾常明显下降，故在静脉输入胰岛素及补液同时应补钾，最好在心电监护下，结合尿量和血钾水平，调整补钾量和速度。在使用胰岛素 4h 后，只要有尿排出（＞30ml/h），则应当补钾。

（6）对症护理：针对休克、严重感染、心力衰竭、心律失常、肾衰竭、脑水肿等进行处理，加强护理，注意口腔、皮肤的护理，预防压疮和继发性感染。昏迷患者应加强生活护理。

（考点：糖尿病酮症酸中毒患者的护理措施）

5. 健康教育

（1）加强对疾病的知识宣传，提高患者对治疗的依从性，使之以乐观积极的态度配合治疗。

（2）详细向患者及其家属讲解胰岛素的给药时间及方法，并教会其观察药物疗效及不良反应。

（3）强调饮食和运动的重要性，生活规律，戒烟酒，注意个人卫生。

（4）心理调适：指导患者正常处理疾病所致的生活压力，让患者树立起与糖尿病长期斗争及战胜疾病的信心。

（二）糖尿病高渗性昏迷患者的救护

1. 概述　非酮症性高血糖高渗性糖尿病昏迷（NKHDC）是糖尿病的严重急性合并症。特点是血糖极高，没有明显的酮症酸中毒，因高血糖引起血浆高渗性脱水和进行性意识障碍的临床综合征。

（1）病因：诱发因素常见的有大量口服或静脉输注糖液，使用糖皮质激素、利尿药（如呋塞米、噻嗪类、山梨醇）、免疫抑制药、氯丙嗪、苯妥英钠、普萘洛尔等药物；急性感染、手术，以及脑血管意外、急性心肌梗死、心力衰竭等应激状态，腹膜透析和血液透析等。

（2）病理：详细的发病机制还有待于进一步阐明。可能由于本病患者体内仍有一定数量的胰岛素，虽然由于各种不同原因而使其生物效应不足，但其数量足以抑制脂肪细胞脂肪分解，而不能抑制肝糖原分解和糖原异生，肝脏产生葡萄糖增加释入血流，同时葡萄糖因胰岛素不足不能透过细胞膜而为脂肪、肌肉摄取与利用，导致血糖上升。脂肪分解受抑制，游离脂肪酸增加不多，使肝脏没有足够的底物形成较多的酮体。加以本病患者抗胰岛素激素（如生长激素、糖皮质激素等）水平虽然升高，但其出现时间较酮症酸中毒患者为迟，且其上升程度不足以引起生酮作用。血糖升高，大量尿糖从肾排出，引起高渗性利尿，从而导致脱水和血容量减少。

2. 护理评估

（1）健康史：详细询问患者患病的有关因素，如有无糖尿病家族史，询问患者起病时间、症状及其特点，有无大量口服或静脉输注含糖液，有无使用一些药物（如糖皮质激素、利尿药等），有无感染、手术、脑血管意外等应激状态。

（2）身心状况：评估患者生命体征、精神和神志状态，注意患者瞳孔的大小及对光反射情况，体温、血压、心率及节律有无异常，评估患者皮肤弹性及温、湿度。

（3）心理-社会状况：评估患者对疾病知识的了解程度，了解患者的家庭支持程度及经济能力，了解患者对疾病所产生的恐惧、失望、焦虑等情绪。

（4）辅助检查：①血常规，由于脱水血液浓缩，血红蛋白增高，白细胞计数多大于 $10\times10^9/L$。②血糖极高，大于 33.3mmol/L（多数大于 44.4mmol/L）。③血电解质改变不明显。④尿糖强阳性，尿酮体阴性或弱阳性。⑤血浆渗透压增高。正常范围 280～300mOsm/L，NKHDC 多大于 340mOsm/L。

（5）治疗要点：尽快补液以恢复血容量，纠正脱水及高渗状态，降低血糖，纠正代谢紊乱，积极查询并清除诱因，治疗各种并发症，降低病死率。

3．护理问题

（1）体液不足：与血糖升高、尿渗透压增高有关。

（2）意识障碍：与高血糖性昏迷有关。

（3）知识缺乏：缺乏对疾病的预防及自我护理知识。

（4）焦虑：与病情严重、长期治疗经济负担加重有关。

4．护理措施

（1）补液：与 DKA 相近，但因患者失水更严重，应更积极补液。迅速补液以恢复血容量，纠正高渗和脱水。早期静脉输入 0.9%氯化钠注射液，以便较快扩张微循环而补充血容量，迅速纠正血压。但需注意迅速大量输液不当时，可发生肺水肿等并发症。补充大量低渗溶液，有发生溶血、脑水肿及低血容量休克的危险。故应随时观察患者，如发现患者咳嗽、呼吸困难、烦躁不安、脉搏加快，特别是在昏迷好转过程中出现上述表现，提示可能输液过量，应立即减慢输液速度并及时处理。尿色变粉红提示发生溶血，应停止输入低渗溶液并对症处理。

（2）应用胰岛素：需要量相对酮症酸中毒昏迷为少，一般用普通胰岛素，剂量为 3～5U/h。血糖降至 13.9mmol/L 时停止注射胰岛素，防止因血糖下降太快、太低而发生脑水肿。也可一开始采用上述小剂量胰岛素治疗的方法，每 2～4h 测定 1 次血糖。

（3）一般护理要点：①严密观察病情。与糖尿病酮症酸中毒的观察大致相似，应随时观察患者的呼吸、脉搏、血压、神志变化，观察尿液颜色和量。②遵医嘱用药，纠正电解质紊乱。主要是补充钾盐，若有低血钙、低血镁或低血磷时，可酌情给予葡萄糖酸钙、硫酸镁或磷酸钾缓冲液。③积极治疗诱因及伴随症状。患者死亡与潜在疾病和诱发因素密切相关，故应及时协助完善各项检查，仔细辨别原发疾病，包括控制感染、纠正休克，防止心力衰竭、肾衰竭、脑水肿的发生等。

5．健康教育　待病情稳定给予以下指导。

（1）增强对疾病的认识：指导患者及其家属增加对疾病的认识，让患者及其亲属了解糖尿病的病因、临床表现，提高患者对治疗的依从性，使之积极配合治疗。

（2）了解糖尿病的控制目标，指导患者进行血糖的自我监测，掌握血糖仪的使用方法。了解糖尿病的控制目标。

（3）用药及饮食指导：向患者讲解降糖药物的种类及作用、给药方法和时间，使用胰岛素的患者应教会患者或其亲属掌握正确的注射方法。强调饮食治疗的重要性，指导患者通过营养师制订切实可行的饮食计划。

（4）指导患者定期复查，以了解病情控制情况。每 3～6 个月门诊定期复查，每年全身检查一次，以便及早防治慢性并发症。

（5）指导患者外出时携带识别卡，以便发生紧急情况时及时处理。

二、甲状腺危象患者的救护

（一）概述

甲状腺危象（TS）（甲亢危象）又称甲状腺功能亢进危象，是指危及生命的甲状腺功能亢进状态。是在甲亢病情尚未控制时，由于一些诱因使原有症状突然加剧的一组症候群。患者表现为高热、大汗、严重的心动过速、呕吐、腹泻、烦躁不安、谵妄，以至昏迷。病情进展很快，如不及时抢救，病死率很高。多发生于中老年人。病因如下。

知识链接

甲状腺的作用

甲状腺是脊椎动物非常重要的腺体，属于内分泌器官。在哺乳动物类位于颈部甲状软骨下方，气管两旁。人类的甲状腺形似蝴蝶，犹如盾甲，故以此命名。甲状腺控制使用能量的速度、制造蛋白质、调节身体对其他激素的敏感性。甲状腺依靠制造甲状腺素来调整这些反应，有 T_3 和 T_4。这两者调控代谢、生长速率还有调解其他的身体系统。T_3 和 T_4 由碘和酪氨酸合成。甲状腺也生产降钙素，调节体内钙的平衡。

1．血液循环中甲状腺激素水平骤然增加。甲亢手术时因挤压甲状腺或碘治疗甲亢时引起放射损伤性甲状腺炎使甲状腺激素向血循环中“倾倒”，使血中甲状腺激素水平突然增加，但其血中总的 T_3、T_4 并不比无危象的甲亢患者高。

2．一些患者血中甲状腺激素水平并不增高，但机体对甲状腺激素的耐受力降低，对甲状腺激素的反应性发生改变。

3．应激情况下，交感神经兴奋或反应性增高。交感神经系统和肾上腺体质大量释放儿茶酚胺，甲状腺激素本身可使儿茶酚胺的作用加强，且儿茶酚胺结合位点数目增多，尤其心脏和神经组织对其反应增强。

4．甲亢患者在应激状况时，对肾上腺皮质激素的需求增加，以及甲亢时代谢清除加快，常伴肾上腺皮质功能相对不足。

5．甲亢危象常见的诱发因素：①甲状腺手术前准备不充分，机体仍处在高代谢状态即进行手术，是发生甲亢危象最常见的原因。麻醉及手术对患者的附加应激，手术过程中对甲状腺的挤压，术中流血过多，血压下降或麻醉不完善，患者烦躁不安等都是引起危象的重要原因。危象常发生在术后 1～2d，如同时伴有其他感染则更加促使危象的发生。②强烈的精神刺激、过度劳累、各种感染、手术、创伤、分娩、心肌梗死、肺梗死、未控制的糖尿病、严重的药物反应（如洋地黄中毒、胰岛素所致低血糖等）、输液反应也可诱发甲亢危象。③碘治疗所致危象常见于甲状腺肿显著及病情较重者，一般发生在同位素治疗后 1～2 周。④严重甲亢药物尚未奏效时，病情进展，也可诱发危象。⑤病情未控制即停用抗甲状腺药物。

（考点：甲状腺危象患者的发病原因）

（二）护理评估

1．健康史　询问患者有无家族史，有无精神刺激、感染、创伤等诱因存在，有无疲乏无力、发热、多汗、畏食、急躁易怒、恶心、呕吐、腹泻等，以及心动过速、休克、谵妄、昏迷等，详细询问既往及目前检查治疗经过。

2．身心状况　评估患者是否出现典型的危象期表现，包括体温在 39℃以上，一般的解热措施无效；心率超过 160 /min，心搏强而有力，呕吐、腹泻；约 1/4 患者可有黄疸；多汗或大汗淋漓；焦虑、烦躁、精神变态、谵妄、昏睡和昏迷。可有心前区疼痛、心律失常，如期前收缩、心房颤动、心房扑动、室上性心动过速、房室传导阻滞等，重者可发生心力衰竭。病情迅速进展有死亡率高，死亡原因为心力衰竭和休克。

3．心理-社会状况　患者患病后对日常生活的影响，是否有睡眠、活动量及活动耐力的改变。评估患者发热心理状态，有无焦虑、恐惧、多疑等心理变化，注意患者及家属对疾病知识的了解程度。

4. 辅助检查　血清 T_3、T_4、血清反 T_3 增高、游离 T_3、游离 T_4 增高更显著。基础代谢率多在 60%以上。

5. 治疗要点　主要是紧急处理原发病和诱因，支持治疗和急性期监护。多在抢救 3d 内脱险，1～2 周恢复，病死率可达 20%左右。

（三）护理问题

1. 体温过高　与机体处于高代谢状态有关。

2. 活动无耐力　与高热及心率增快有关。

3. 意识障碍　与甲亢危象昏迷有关。

4. 营养失调　与高代谢及恶心、呕吐导致需求大于摄入有关。

（四）护理措施

1. 观察 TS 先兆症状　尽早识别先兆征象、尽早控制病情是 TS 抢救成功的关键，因此临床工作中将 TS 分为危象前期和危象期。一旦发现原有甲亢的患者出现发热，体温在 38～39℃，多汗，心率增快，出现新的心律失常，食欲减退、恶心、腹泻，轻度意识障碍或烦躁等情况，及时报告医生，协助进行相关检查，明确病情。应注意老年人症状不典型，出现淡漠、嗜睡时应高度重视。要求患者卧床休息，动态观察病情变化。

2. 抢救配合

（1）保持呼吸道通畅：抽搐或昏迷者，去枕平卧，头偏向一侧。恶心、呕吐时，及时清除口、鼻腔内呕吐物、分泌物，正确使用开口器和舌钳，以防止舌咬伤及舌后坠。随时吸痰，持续吸氧 4～6L/min。

（2）建立静脉通道，维护其通畅：患者烦躁不安、建立静脉通道困难时，加护垫约束肢体，使用静脉留置针，保证静脉通道通畅，及时用药。有条件时使用微量泵。由于 TS 患者躁动多见，输液过程中要密切观察输液用药速度的变化、局部有无肿胀或疼痛，避免因针头贴壁、移位等原因造成输入速度有误或针头滑脱、液体外漏等，确保遵医嘱给予足量的液体。

（3）做好安全防护：意识不清、烦躁不安的 TS 患者，有受伤的危险，应注意安全防护。派专人守护，并加床档，有抽搐时不要用力按患者肢体，防止骨折、脱臼。保持环境安静，避免不良刺激。

（4）监护生命体征：持续心电、血压、呼吸、血氧饱和度监护，每 2h 测体温 1 次，及时发现心律失常、心肌缺血。留置胃管、尿管，准确记录出入量。根据以上参数，评价治疗反应，发现病情变化，随时与医生联系，进行处理。

3. 用药护理　护士应保障用药及时、精确，严密观察药物疗效和不良反应。静脉推注地西泮时必须缓慢，注射速度不超过 2mg/min，以防呼吸抑制，用药时注意观察呼吸频率和深浅；复方碘溶液静脉滴注时注意避光，避免速度过快造成静脉或组织损伤，配制时避免与其他药物同时加入一瓶溶剂中。特别注意复方碘溶液对口腔黏膜腐蚀性较强，不能直接口服，应滴到面包或饼干中服用，给药量要精确；抗甲状腺药物多为片剂，意识不清、昏迷患者，需将药片碾碎后，用温水稀释由胃管注入。每次注药前帮助患者取头高位，回抽胃液后，先注入少量温水，观察患者无呛咳后方可注药，此后用温水 30～50ml 冲管。谨防误入气管，导致窒息；用 β 受体阻滞药时，注意观察患者心率、血压、呼吸等变化；应用抗快速心律失常药物过程中，密切观察心率、心律的变化，及时发现突发的心脏抑制、心搏骤停等严重不良反应并立即抢救；应用糖皮质激素时严密观察血压、电解质等变化。遵医嘱定期留取血液标本，检查末梢血象、肝功能、甲状腺功能的变化。

4．高热的护理　TS 时体温常超过 39℃，一般退热措施及药物均不易奏效，随血甲状腺激素水平被控制，体温才下降。患者退热时伴随大汗，注意及时更换衣被，保持皮肤干燥舒适。遵医嘱应用物理降温，采取冰袋、温水擦浴等措施，注意保护局部皮肤，防止冻伤。

5．预防感染并发症

（1）预防呼吸道感染的护理：呼吸道感染可能是 TS 发作的诱因，也可因卧床及抵抗力下降继发。每日给予氧气雾化吸入 1～2 次，稀释痰液，定时翻身、拍背，促进排痰。保持呼吸道通畅，患者无力咳痰时用吸痰器吸出，注意负压适当，无菌操作。加强保护性隔离，减少探视。

（2）眼的护理：TS 患者有时因眼突出过度造成眼睑闭合不全，可给予 0.5%氢化考的松 1～2 滴，间隔 1～2h 交替点双眼，睡眠时涂金霉素眼膏，湿纱布覆盖。注意将眼药水滴到下眼睑内，眼药膏涂到下穹窿的上缘，从内眦部向外涂 2cm，避免药管碰触角膜。

（3）绝对卧床期间，加强皮肤护理，每 2h 翻身 1 次，防止压疮；每日 3 次口腔护理；留置导尿者，每日更换尿袋 1 次，尿道口每日 2 次用 1：1000 苯扎溴铵擦洗。每 4h 夹管 1 次训练膀胱肌功能，尽早拔管；腹泻者每次便后均应用温水清洗，并保持局部干燥，预防肛周感染。

6．饮食护理　昏迷患者经胃管给予高蛋白、高热量、富含维生素的流质饮食，如米汤、奶粉、高蛋白粉，补充热量。注入速度要缓慢，每次 150～200ml，呕吐时暂停胃管注入食物，避免呛咳、窒息或吸入性肺炎。清醒者，先给予营养丰富且易消化的半流质饮食，逐步过渡到无碘普通膳食。由于过多的甲状腺激素可增加肠蠕动以致排便次数增多，饮食中宜减少粗纤维食物的摄入。

（五）健康教育

1．指导患者及其家属避免诱因　告知 TS 常见诱因是感染、严重精神刺激、过度劳累、甲状腺局部或全身创伤等，应注意避免。合理安排生活，保持精神愉快，避免剧烈活动，保证充足睡眠，领口宽松，严禁挤压甲状腺。上述诱因一旦发生，应及时就医。

2．指导患者正确服药　使其明确按时、按量服药的重要性，不能自行改变剂量或停药。学会观察药物疗效和不良反应。药物治疗有效时体重增加，心悸等症状减轻。服药过程中出现疲乏、无力、头晕、食欲减退或突然出现咽部肿痛及咽喉部、肛门等处黏膜溃疡，有畏寒、寒战、高热等感染表现，警惕是否发生粒细胞减少或粒细胞缺乏。出现黄疸、厌食等症状时，警惕有无肝损害，应立即到医院就诊。指导患者定期门诊随访，复查血象、肝功能、甲状腺功能等指标，了解用药效果和不良反应。

3．忌食生冷食物，减少食物中粗纤维摄入，调味清淡，可减少排便次数。慎食卷心菜、花椰菜、甘蓝等致甲状腺肿食物。

4．指导眼突出症患者保护眼，外出时戴墨镜或茶色眼镜减少强光、灰尘的刺激，睡前涂抗生素眼膏，减少眼局部刺激症状。高枕卧位和限钠，也可减轻球后水肿，改善眼部症状；每日做眼球运动，锻炼眼肌，改善眼肌功能。

自测题

A_1/A_2型题

1. 患者，男性，22岁。因受凉体温升高至39℃，24h体温波动不超过1℃，请问属于哪种热型（　　）
A. 稽留热　B. 间歇热
C. 弛张热　D. 波状热
E. 回归热

2. 意识障碍里最严重的是（　　）
A. 嗜睡　B. 昏睡
C. 浅昏迷　D. 深昏迷
E. 意识模糊

3. 急性心力衰竭最常见的诱因是（　　）
A. 过度劳累与情绪激动
B. 感染
C. 电解质紊乱与酸碱平衡失调
D. 心律失常
E. 药物

4. 关于高血压危象的急救处理，不正确的是（　　）
A. 及时降血压、速度合理
B. 联合使用抗生素
C. 血压下降，做到迅速、安全、有效
D. 降压速度及幅度要适当
E. 恶性高血压，舒张压高于150mmHg，应迅速降压

5. 支气管哮喘的主要临床表现是（　　）
A. 吸气性呼吸困难伴三凹征
B. 发作性呼吸困难伴窒息感
C. 反复发作带哮鸣音的呼气性呼吸困难
D. 带哮鸣音的混合性呼吸困难
E. 呼吸困难伴哮鸣音

6. 急性呼吸衰竭的急救措施，首先是（　　）
A. 高浓度给氧　B. 纠正酸碱平衡失调
C. 给与呼吸兴奋药　D. 建立通常气道
E. 合理使用利尿药

7. 咯血护理措施不正确的是（　　）
A. 静卧休息，尽量少翻动
B. 大咯血时，应取平卧位，头偏向一侧
C. 咯血不止时，嘱患者屏气以利止血
D. 保持大便通畅
E. 应取患侧卧位

8. 引起急性胰腺炎的病因较多，常见的病因包括（　　）
A. 胆道感染　B. 大量饮酒
C. 暴饮暴食　D. 胆结石
E. 以上都是

9. 不符合急性胰腺炎腹痛特征的是（　　）
A. 呕吐频繁
B. 疼痛位于中上腹
C. 饱餐或饮酒后发作
D. 间歇发作性上腹剧烈疼痛
E. 疼痛可向左腰背放射

10. 最有助于急性胰腺炎早期诊断的方法是（　　）
A. 血清脂肪酶的测定
B. 血清淀粉酶测定
C. 尿淀粉酶测定
D. 尿脂肪酶的测定
E. 血钙测定

11. 患者，女性，29岁。因饱餐及饮酒后诱发上腹部持续性疼痛，阵发性加剧并向腰背部放射8h，体温38℃，轻度肌紧张，血白细胞15000/μL，血淀粉酶255U，应考虑患者为（　　）
A. 急性胆囊炎　B. 溃疡病穿孔
C. 急性胰腺炎　D. 胃癌
E. 急性胃炎

12. 急性胰腺炎患者，为减轻疼痛，可协助其采取的卧位是（　　）
A. 去枕平卧　B. 俯卧
C. 屈膝侧卧　D. 头低脚高
E. 半做卧位

13. 出现黑便，一次出血量至少是（　　）
A. 50ml以上　B. 400ml以上
C. 5ml以上　D. 3050ml以上
E. 1000ml以上

14. 上消化道出血表现为一过性眩晕、口渴、心烦、少尿，提示出血量为（ ）
A. 小于 300ml B. 500～700ml
C. 400～500ml D. 800～1000ml
E. 大于 200ml

15. 消化道出血伴休克时，首要的治疗措施是（ ）
A. 禁食 B. 积极补充血容量
C. 胃镜止血 D. 介入治疗
E. 气囊管压迫止血

16. 患者，男性，52 岁。诊断为“上消化道出血”收住院。为明确出血原因，首选的检查方法是（ ）
A. 大便隐血试验 B. X 线钡餐造影
C. 内镜检查 D. 血常规检查
E. B 超检查

17. 急性肾衰竭患者的饮食护理下列不符的是（ ）
A. 少尿期给予足够的糖类（150g/d）
B. 少尿期限制蛋白质
C. 接受透析的患者给予高蛋白饮食
D. 少尿期患者尽可能减少钠、钾、磷的摄入
E. 少尿期应大量给患者补充水分

18. 抢救酮症酸中毒最关键的措施是（ ）
A. 消除诱因 B. 使用小剂量胰岛素
C. 补液 D. 纠正脑水肿
E. 纠正电解质和酸碱平衡失调

19. 酮症酸中毒患者经过应用胰岛素及生理盐水后，血糖降低，失水纠正，尿量增加，此时最应注意防止的是（ ）
A. 低钠血症 B. 低钾血症
C. 低钙血症 D. 低血糖
E. 低血压

20. 甲状腺危象的诱因不包括（ ）
A. 手术 B. 手术中过度挤压甲状腺
C. 精神刺激 D. 放射性碘治疗
E. 多食

21. 甲状腺危象常见诱因是（ ）
A. 肥胖 B. 感染
C. 出现 D. 心脏病变
E. 眼突出征

22. 患者，女性，28 岁。患甲状腺功能亢进症 1 年，2d 前受凉感冒，出现体温升高达 39.3℃，恶心、呕吐、腹泻、心悸，心率 120 /min，继而出现昏迷，诊断为甲状腺危象。治疗中禁用的药物是（ ）
A. 异丙嗪 B. 阿司匹林
C. 抗生素 D. 丙硫氧嘧啶
E. 补液

（钱晓琼）

第8章 急性中毒患者的救护

第1节 概 述

急性中毒是指有毒的化学物质短时间内或一次超量进入人体，造成某些组织、器官的生理功能和组织结构的损害。急性中毒发病急，症状重，发展变化迅速，若不及时发现和治疗，常危及生命。常见毒物有农药、药物、工业性毒物，有毒动、植物。

一、发生机制

（一）中毒原因

1. 生活性中毒　在误食、过量用药、意外接触有毒物质、自杀或投毒谋害等情况下，使过量毒物进入人体引起急性中毒。

2. 职业性中毒　在生产、运输、保管、使用过程中，不遵守安全防护制度，与有毒的原料、辅料、中间产物或成品密切接触也可发生中毒。

（二）毒物进入人体的途径

1. 经消化道途径　是生活性中毒的常见途径。胃和小肠是毒物吸收的主要部位。如农药、乙醇、镇静催眠药、强酸强碱等多经此途径进入人体。

2. 经呼吸道途径　是毒物进入人体最简捷、最迅速、毒性发挥最快的一种途径。气态、烟雾态或气溶胶态的毒物大多经此途径进入人体。有异味或有刺激性的气体可提醒人采取防护措施，而无色、无臭、无味的气体常不易被人察觉。如一氧化碳中毒、空气污染等生活中毒和生产过程中吸入有毒气体、蒸气、粉尘、烟、雾等职业性中毒均为经呼吸道途径引起的中毒。

3. 经皮肤黏膜途径　多数毒物不经健康皮肤吸收，以下情况除外：①强酸、强碱等腐蚀性毒物可直接造成皮肤损伤；②有机磷、苯类等脂溶性毒物则可穿透皮肤的脂质层进入体内；③通过皮肤伤口直接吸收；④高温、高湿环境或皮肤多汗时易被皮肤吸收。

（三）毒物的代谢

毒物吸收后进入血液，主要在肝脏通过氧化、还原、水解、结合等反应进行代谢。大多数毒物经代谢后毒性降低，但也有少数毒物在代谢后毒性反而增强，如对硫磷氧化成对氧磷，其毒性比原毒物增加约300倍。

（四）毒物的排泄

经肾脏排泄是排泄毒物及其代谢产物最有效、最重要的途径。未被吸收的口服化学毒物，可随呕吐物和粪便排出；挥发性高的液体、在体内不分解的气体或体内的代谢产物可经呼吸道排出；少数毒物可经乳汁、皮肤汗腺及唾液腺排出。

（五）毒物作用形式

不同的毒物，引起中毒的机制不同，常见的毒物作用形式有以下几种。

1. 局部刺激和腐蚀　强酸、强碱等可吸收组织水分，并与蛋白质或脂肪结合，引起局部刺激、腐蚀、坏死。

2. 缺氧　窒息性毒物如一氧化碳、硫化氢、氰化物等可阻碍氧的吸收、转运和利用。刺激性气体（如氯气）可引起肺炎或肺水肿，影响肺泡内气体交换而引起缺氧。

3. 中枢神经抑制　强亲脂性毒物如有机溶剂、吸入性麻醉药等可通过血-脑屏障，进入脑内，抑制脑组织的功能。

4. 抑制酶的活力　很多毒物可通过其本身或代谢产物抑制细胞内酶的活力引起中毒。如有机磷农药可抑制胆碱酯酶活力，氰化物可抑制细胞色素氧化酶活力，重金属可抑制含巯基的酶的活力。

5. 干扰细胞膜和细胞器的生理功能　如四氯化碳在体内经代谢产生自由基使细胞膜中的脂肪酸发生过氧化，从而导致线粒体、内质网变性，细胞死亡。

6. 受体竞争　如阿托品可阻断胆碱能受体。

二、救护原则

1. 立即撤离中毒现场，终止与毒物继续接触。
2. 迅速清除未被吸收的毒物。
3. 促进已吸收毒物的排出。
4. 尽早使用特效解毒药。
5. 对症支持治疗。

（考点：急性中毒救护原则）

三、紧急救护措施

（一）立即终止毒物接触

1. 吸入性中毒　应立即将患者抬到室外通气良好、空气新鲜处，及时清除呼吸道分泌物，保持气道通畅，注意保暖。

2. 接触性中毒　应立即脱去污染的衣物，用大量清水冲洗毒物接触的皮肤黏膜，彻底清洗毛发、眼、指甲、会阴部和皮肤皱褶处，局部一般不用化学拮抗药。切忌用热水冲洗。皮肤接触腐蚀性毒物时，冲洗时间应达到 15～30min。特殊毒物可选用相应的中和剂或解毒剂冲洗（表 8-1）。

表 8-1　特殊毒物清洗液及其适应证

特殊毒物清洗液	适应证
10%乙醇	苯酚、苯胺、硝基苯、溴苯、二硫化碳
5%碳酸氢钠或肥皂液	酸性毒物（有机磷、甲醛、汽油、溴化烷等）
2%醋酸或 3%硼酸	碱性毒物（氨水、氢氧化钠、碳酸钠、泡化碱等）
1%碳酸氢钠	磷化锌或黄磷

（二）清除尚未吸收的毒物

此项措施对口服中毒者尤为重要。毒物清除越早、越彻底，病情改善越明显，预后越好。

1. 催吐　适用于神志清楚并能配合的患者。①物理催吐法：让患者取左侧卧位，头略低，饮温开水 300～500ml，用手或压舌板刺激咽后壁、舌根而诱发呕吐，可反复使用，直至胃呕出物变清为止，此法简单易行，奏效迅速，并可在任何环境下立即施行。②药物催吐：吐根糖浆 15～20ml 加入 200ml 水中分次口服。以下患者不宜使用催吐法：吞服强酸强碱等腐蚀性毒物、食管静脉曲张、主动脉瘤、消化性溃疡、体弱、妊娠、高血压和冠心病等患者。

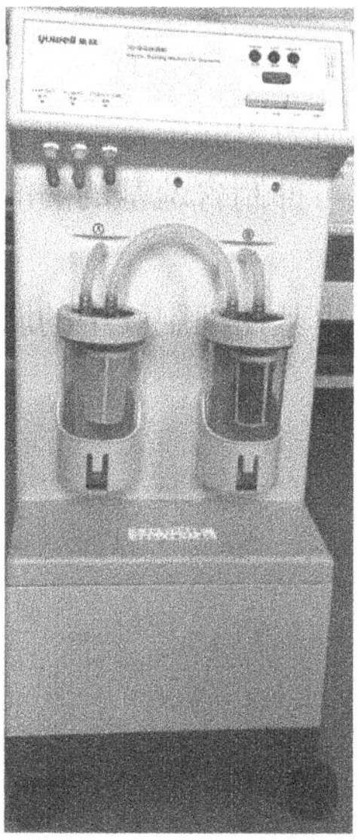
图 8-1　电动洗胃机

2. 洗胃　应尽早进行，服毒后 6h 内洗胃效果最好。但如摄入毒物量较大、毒物为脂溶性不易吸收或固体颗粒、有肠衣药片，即使超过 6h，由于部分毒物仍残留于胃内，仍有洗胃的必要性。

洗胃时，应首先抽出全部胃液做毒物分析，再注入适量温开水反复灌洗，直至回收液清亮、无特殊气味为止。一次洗胃液体总量至少 2～5L，有时可达 6～8L。洗胃结束拔除胃管时，应先夹闭胃管尾部，以防拔管过程中管内液体反流进入气管引起误吸。有机磷农药中毒时，导致胃肠功能紊乱，肠道中毒物可能因肠道逆蠕动而进入胃内，可在拔除洗胃管后留置普通胃管反复洗胃。

对吞服强酸强碱等腐蚀性毒物患者，洗胃可引起消化道穿孔，一般不宜采用。对昏迷、惊厥患者洗胃时应注意呼吸道保护，避免发生误吸。

目前急诊科通常用自动洗胃机洗胃（图 8-1）。对不明原因的中毒，一般使用清水洗胃。如已知毒物种类，则应选择特殊洗胃液（表 8-2）。

表 8-2　洗胃液选择及注意事项

洗胃液	适用毒物	注意事项
清水或生理盐水	砷、硝酸银、溴化物、不明原因中毒	儿童用生理盐水
1∶5000 高锰酸钾溶液	镇静催眠药、有机磷、氰化物、阿片类、生物碱、砷化物等	对硫磷中毒禁用
2%碳酸氢钠	有机磷杀虫药、苯、铊、汞等	敌百虫及强酸中毒禁用
0.3%过氧化氢	阿片类、氰化物、高锰酸钾	
1%～3%鞣酸	吗啡类、洋地黄、阿托品、颠茄、莨菪、草酸、乌头、毒蕈、藜芦	
10%氢氧化镁悬液	阿司匹林、草酸硝酸、盐酸、硫酸等	
5%～10%硫代硫酸钠	氯化物、丙烯腈、碘、汞、铬、砷	
10%活性炭悬浮液	河豚毒、生物碱及其他多种毒物	
液状石蜡	汽油、煤油、甲醇及硫黄	再用清水洗胃
鸡蛋清、牛奶	腐蚀性毒物、硫酸铜、铬酸盐	
3%～5%醋酸、食醋	氢氧化钠、氢氧化钾等	

3. 导泻　洗胃后可由胃管灌入泻药，以清除肠道内的毒物。导泻常用盐类泻药，如硫酸钠或硫酸镁 15g 溶入水中，口服或经胃管注入。一般不用油类泻药，以免促进脂溶性毒物的吸收。严重脱水、口服强腐蚀性毒物者禁止导泻。过多镁离子可抑制中枢神经系统，故硫酸镁禁用于肾功能不全、呼吸抑制、昏迷及磷化锌或有机磷中毒晚期者。

4. 全肠道灌洗　是一种快速清除肠道毒物的新方法，适用于口服中毒超过 6h 以上、导泻无效者。使用高分子聚乙二醇等渗电解质溶液连续灌洗，速度为 2L/h，可在 4～6h 清空肠道，因效果显著已逐渐取代肥皂水连续灌肠。

（三）促进已吸收毒物的排出

1. 利尿及改变尿液酸碱度　主要用于经肾排泄的毒物。方法有：①使用利尿药。强效利尿药如呋塞米可增加尿量，促进苯巴比妥、水杨酸类、苯丙胺等毒物排出。②补液。如无脑水肿、肺水肿和肾功能不全等情况，可大剂量快速静脉滴注葡萄糖液或其他晶体溶液（速度以 200～400ml/h 为宜）。③碱化尿液。促进弱酸性毒物（如苯巴比妥、水杨酸类）离子化，静脉滴注 5% 碳酸氢钠使尿 pH 达 8.0，可碱化尿液，减少肾小管的重吸收而加速其排泄。④酸化尿液。促进碱性毒物（如苯丙胺、士的宁等）中毒，静脉滴注维生素 C 或氯化铵。

2. 供氧　高压氧已广泛用于急性中毒的治疗，尤其是一氧化碳中毒的特效疗法，可促进碳氧血红蛋白解离，加速一氧化碳排出，减少迟发性脑病的发生。

3. 血液净化　①血液透析：用于清除血液中分子量较小的非脂溶性毒物，如苯巴比妥、水杨酸类、醇类、茶碱等。氯酸钾或重铬酸盐中毒引起的急性肾衰竭是血液透析的首选指征。血液透析应尽早采用，一般在中毒 12h 内效果最好。②血液灌流：用于清除脂溶性或与蛋白质结合的化学物如巴比妥类、百草枯等，是目前最常用的急性中毒抢救措施。应注意血液中的正常成分也能被吸附而排出，故灌流时需严格监护并进行必要的补充。③血浆置换：用于清除血中游离或与蛋白质结合的毒物，尤其是生物毒如蛇毒、蕈中毒及砷化氢等溶血毒物中毒，本法疗效甚佳。还可清除肝功能衰竭所产生的大量内源性毒素，补充血中有益成分，如有活性的胆碱酯酶。但操作复杂，代价较高。

（四）特效解毒药的应用

1. 金属中毒解毒药　多为螯合剂。①依地酸钙钠：最常用，可与多种金属形成稳定、可溶的金属螯合物而排出体外，用于铅中毒。②二巯丙醇：可与某些金属形成无毒、难解离但可溶的金属螯合物随尿排出体外；还可夺取已与酶结合的重金属而使该酶恢复活性。用于砷、汞、铜、铅、锑中毒。

2. 高铁血红蛋白症解毒药　小剂量亚甲蓝（1～2mg/kg）可使高铁血红蛋白还原为正常血红蛋白，用于亚硝酸盐、苯胺、硝基苯等中毒。大剂量亚甲蓝（10mg/kg）可引起高铁血红蛋白血症，用于氰化物中毒。

3. 氰化物中毒解毒药　多采用亚硝酸盐-硫代硫酸钠疗法。患者中毒后立即给予亚硝酸盐，使血红蛋白氧化而产生高铁血红蛋白，后者与氰化物结合形成氰化高铁血红蛋白；再给予硫代硫酸钠，氰离子与硫代硫酸钠结合形成毒性低的硫氰酸盐而排出体外。

4. 有机磷杀虫药中毒解毒药　如阿托品、碘解磷定、氯解磷定等。

5. 中枢神经抑制药中毒解毒药　纳洛酮为阿片类麻醉药中毒的解毒药，可特异地拮抗麻醉药引起的呼吸抑制。氟马西尼为苯二氮䓬类中毒的拮抗药。

（五）对症治疗

很多急性中毒并无特效解毒剂或解毒疗法，故对症治疗十分重要。其目的在于保护机体重要脏器并使其恢复功能。具体措施包括：①卧床休息，保暖，严密观察患者的生命体征和神志。②保持呼吸道通畅，充分供氧。昏迷患者应维持呼吸和循环功能，定时翻身以免发生坠积性肺炎或压疮。③输液或鼻饲以维持机体营养。④严重中毒者出现昏迷、肺炎、肺水肿及循环、呼吸和肾衰竭时，应积极采取相应的抢救措施。⑤心搏、呼吸骤停者应立即给予心肺复苏。⑥惊厥者应注意保护患者免受损伤并应用抗惊厥药，脑水肿患者应及时行脱水疗法。

第2节　常见急性中毒的救护

一、急性食物中毒患者的救护

案例 8-1　某中学食堂就餐的390人中有200多人出现恶心、呕吐，腹痛、腹胀等症状，一部分学生出现了腹泻，个别学生甚至出现了全身发软、麻木、出汗。经询问这部分学生均食用了鱿鱼炒饭，诊断为食物中毒。

问题：1. 请你进行病情评估。

2. 根据评估结果列出护理问题。

3. 根据评估结果说明急救方法。

急性食物中毒是指食用了不利于人体健康的食物而导致的急性中毒性疾病，包括食入含有毒性的食物（毒蕈、河豚等）及被细菌、细菌毒素或被毒物（重金属、农药等）污染的食物而引起的急性中毒性疾病。食物中毒的特点是潜伏期短、发病急和群体性发病，且有明显的季节性。由细菌引起的食物中毒占绝大多数，食品主要为动物性食品（如肉类、鱼类、奶类和蛋类等）和植物性食品（如剩饭、豆制品等）。

知识链接

2015年全国食物中毒事件情况

根据2016年2月19日国家卫生和计划生育委员会关于2015年全国食物中毒事件的通报：2015年1～12月共发生食物事件报告169起，中毒5926人，死亡121人。与2014年相比，报告起数、中毒人数和死亡人数分别增加5.6%、4.8%和10.0%。2015年无重大食物中毒事件报告。报告食物中毒较大事件76起，中毒676人，死亡121人；一般事件93起，中毒5250人。

（一）概述

急性食物中毒的原因很多。主要可以分为以下几类：①细菌性食物中毒。由于食入大量细菌及其毒素引起。②真菌性食物中毒。食物贮存过久或贮存不当，导致真菌生长，产生真菌毒素，食入后产生急性中毒或慢性累积中毒。③植物性食物中毒。某些植物或植物药物有毒，食入后致中毒。④动物性食物中毒。如河豚等中毒。⑤化学性食物中毒。如糖精、酒精等中毒。

（二）护理评估

1. 健康史　了解有无进食不洁食物或饮料史，询问进餐情况及同时进餐人员有无同样症状。

2. 身体状况

（1）潜伏期短，呈爆发流行，一般由几分钟到几小时，食入“有毒食物”后于短时间内几乎同时出现多名患者，来势凶猛，很快形成高峰。

（2）患者临床表现相似，多数表现为肠胃炎的症状，并与食用某种食物有明显关系。

（3）发病与食入某种食物有关。患者在近期同一段时间内都食用过同一种“有毒食物”，往往一家或一群人同时发病，不食者不发病，停止食用该种食物后很快不再有新病例。

（4）发病呈骤升骤降，一般人与人之间不传染。

（5）有明显的季节性。夏秋季多发生细菌性和有毒动植物食物中毒；冬春季多发生肉毒中毒和亚硝酸盐中毒等。

3. 辅助检查　为查找病原菌，应根据实际情况从多方面采集标本：如排泄物、呕吐物、粪便剩余食物、用具等。

临床上引起食物中毒的细菌很多，如沙门菌、空肠弯曲菌、葡萄球菌、副溶血性弧菌、蜡样芽孢杆菌、致病性大肠埃希菌、变形杆菌、肉毒梭菌和小肠结肠炎耶尔森菌等。粪便培养对临床确诊有重要意义。

（三）护理问题

（1）有体液不足的危险：与大量呕吐导致失水有关。

（2）活动无耐力：与频繁呕吐导致水、电解质丢失有关症有关。

（3）腹泻：与胃肠道炎症有关。

（4）疼痛：与胃肠炎症有关。

（5）知识缺乏：与不了解饮食卫生的重要性有关。

（四）护理措施

1. 紧急救护

（1）禁食可疑食物：停止继续摄入曾食用可疑食品。收集残剩食物送检。

（2）洗胃、导泻：食用有毒食物几小时内一般症状并不明显。洗胃导泻可去除胃肠内尚未被吸收的毒物。

（3）紧急药物应用：伴有高热的严重患者，可按不同的病原菌选用抗菌药物。尽快查明中毒原因，使用解毒剂。对肉毒杆菌中毒者，尽早使用肉毒抗毒血清，发病 24h 内最有效。对于皮肤过敏试验阳性患者应进行脱敏注射。

（4）维持水、电解质平衡：应及时评估患者脱水情况，能口服的患者鼓励多喝糖盐水；对呕吐、腹泻严重者，短期内不能进食的患者，特别是年老体弱者和婴幼儿应给予补液，选择乳酸林格液或 5%～10%葡萄糖溶液。

2. 一般护理

（1）卧床休息，为防止呕吐物堵塞气道而引起窒息，应让患者侧卧，便于吐出。腹部盖毯子保暖，有助于血液循环。如腹痛剧烈，可取仰睡姿势并将双膝弯曲，有助于缓解腹肌紧张。

（2）早期饮食应为易消化的流质或半流质饮食，病情好转后可恢复正常饮食。在呕吐中，不要让患者喝水或吃食物，但在呕吐停止后应马上补充水分。留取呕吐物和大便样本，交给医生检查。沙门菌食物中毒应消化道隔离。

3. 病情观察　观察患者生命体征、尿量、进食量、口渴及皮肤弹性情况；观察呕吐及腹泻情况。

4. 对症护理

（1）遵医嘱诱导呕吐或使用缓泻药排出胃肠道毒物，呕吐、腹痛明显者，可口服丙胺太林（普鲁本辛）或皮下注射阿托品。

（2）若恶心或呕吐持续，需静脉输入生理盐水和葡萄糖液纠正脱水和保持酸碱平衡。

（3）呼吸道有分泌物不能咳出时可予定期吸痰，必要行气管切开术。呼吸肌麻痹而导致自主呼吸困难者则应使用人工呼吸器辅助呼吸。

（4）患者出现抽搐、痉挛时，放置牙垫，也可取用筷子，用手帕缠好塞入患者口中，以防止咬破舌头。

（5）遵医嘱合理使用抗生素如沙门菌、副溶血弧菌可选用喹诺酮类抗生素。

（考点：沙门菌、副溶血弧菌首选抗生素）

（五）健康教育

1. 做好防蝇灭蝇、灭蟑螂工作，预防食物被细菌污染。

2. 养成良好的卫生习惯，便后注意洗手，常剪指甲，不直接用手抓取食物。

3. 餐饮具和食品加工器皿严格清洗消毒，生、熟食具分开使用，切过生食的菜刀、菜板不能用来切熟食。

4. 生、熟食品应分开放置。不吃变质、腐烂的食品；不吃被有害化学物质或放射性物质污染的食品；不食用病死的禽畜肉；不吃毒蘑菇、生的四季豆、发芽马铃薯、霉变甘蔗；不生吃海鲜、河鲜、肉类等。

二、有机磷杀虫药中毒患者的救护

案例 8-2 患者，女性，48 岁。几小时前与丈夫吵架后口服“敌敌畏”，出现恶心、呕吐，腹痛、多汗，全身紧缩感，急诊入院。查体：体温 37.5℃，脉搏 51/min，呼吸 20/min，血压 160/100mmHg。深昏迷，双侧瞳孔等大等圆，直径约 1.0mm，对光反射消失，双侧球结膜水肿，双肺呼吸音粗，可闻及湿啰音，双腋下皮肤有汗液，心率 51/min。胆碱酯酶活力 45%。

问题：1. 请你对该患者进行病情评估。

2. 根据评估结果列出护理问题。

3. 根据评估结果说明急救方法。

4. 患者及其家属在今后使用、保管此类药物时该注意什么？

有机磷杀虫药多呈油状或结晶状，稍有挥发性，有蒜味。除敌百虫外，多难溶于水，不易溶于有机溶剂，在碱性条件下易被分解（敌百虫遇碱可转化为敌敌畏，使毒性增强）。对人、畜、家禽均有毒性。

（考点：有机磷中毒特殊气味）

（一）概述

1. 中毒途径

（1）生活性中毒：误服或误食被有机磷杀虫药污染的食物或毒杀的动物，经胃肠道吸收中毒。也可见于用杀虫药杀灭蚊虫、治疗皮肤病或内服驱虫时引起的中毒。

（2）使用性中毒：杀虫药使用不当或进入刚喷药的农田工作，由皮肤及呼吸道吸入中毒。

（3）生产性中毒：生产、包装、保管过程中防护不当，或生产设备密闭不严导致污染皮肤或吸入呼吸道。

2. 毒物分类　我国按大鼠急性经口进入体内的半数致死量（LD50）分为以下类型。

（1）剧毒类：LD50＜10mg/kg，如甲拌磷、内吸磷、对硫磷等。

（2）高毒类：LD50 10～100mg/kg，如甲基对硫磷、氧乐果、敌敌畏等。

（3）中度毒类：LD50 100～1000mg/kg，如乐果、乙硫磷、敌百虫等。

（4）低毒类：LD50 1000～5000mg/kg，如马拉硫磷、辛硫磷等。

3．毒物的吸收、代谢及排出　有机磷杀虫药主要经胃肠道、呼吸道、皮肤和黏膜吸收，迅速分布在全身各器官，在肝中分布最高，肌肉和脑最低。毒物主要在肝内代谢，经氧化、水解后毒性降低。毒物吸收入血后 6～12h 浓度达高峰，24h 内通过肾由尿排出，48h 后全部排出体外。

4．中毒机制　有机磷杀虫药进入人体后与乙酰胆碱酯酶的酯解部位结合形成磷酰化胆碱酯酶，后者无分解乙酰胆碱的能力且较为稳定，使乙酰胆碱积聚，导致胆碱能神经先兴奋后抑制，严重者昏迷甚至死亡。

（二）护理评估

1．健康史　有口服或喷洒有机磷杀虫药等接触史；应详细了解杀虫药的种类、剂量、中毒时间、中毒经过和侵入途径。

2．身体状况

（1）急性中毒全身损害

① 毒蕈碱样表现：又称 M 样症状，最早出现，为副交感神经末梢兴奋所致，表现为平滑肌痉挛和腺体分泌增加。多先出现恶心、呕吐、腹痛、多汗，尚有流泪、流汗、流涎、腹泻、尿频、大小便失禁、心跳减慢和瞳孔缩小（严重时可缩小成针尖样）。支气管痉挛和分泌物增加、咳嗽、气促，严重者出现肺水肿。

② 烟碱样表现：又称 N 样症状，乙酰胆碱在神经-肌肉接头处过度蓄积和刺激，使面、眼睑、舌、四肢和全身的骨骼肌发生肌纤维颤动，甚至强直性痉挛。表现为肌束颤动、牙关紧闭、抽搐、全身紧缩压迫感，甚至肌力减退、瘫痪、周围性呼吸衰竭。

③ 中枢神经系统表现：早期出现头晕、头痛和疲乏，逐渐出现共济失调、烦躁不安、谵妄、抽搐和昏迷。

某些有机磷杀虫药如乐果和马拉硫磷口服中毒，经急救后好转，但可在数日至 1 周后突然急剧恶化，重新出现急性中毒症状，甚至发生肺水肿或突然死亡，这种现象称为中毒后“反跳”现象。可能与残留在皮肤、毛发和胃肠道的杀虫药被重新吸收或解毒药过早停用有关。

（考点：有机磷中毒瞳孔变化特点，毒蕈碱样改变的原因，烟碱样临床表现）

（2）迟发性多发性神经病：个别急性中毒患者在重度中毒症状消失后 2～3 周发生多发性、迟发性的感觉、运动型神经病变表现，主要累及肢体末端，表现为肢体末端烧灼、疼痛、麻木及下肢无力、瘫痪、四肢肌肉萎缩等。可能是有机磷杀虫药抑制神经靶酯酶并使其老化所致。

（3）中间综合征：是指急性有机磷杀虫药中毒所引起的一组以肌无力为突出表现的综合征。因其发病时间在急性症状缓解后和迟发性神经病变发生前，常发生于急性中毒后 1～4d。主要表现为屈颈肌、四肢近端肌肉及第Ⅲ、Ⅶ、Ⅸ、Ⅻ对脑神经所支配的部分肌肉肌力减退。若病变累及呼吸肌，常引起呼吸肌麻痹，并可进展为呼吸衰竭，引起死亡。中间型综合征的发病机制尚不完全清楚，一般认为与胆碱酯酶长期受到抑制、影响神经-肌肉接头处突触后的功能有关。

（4）局部损害：敌敌畏、敌百虫、对硫磷等可引起过敏性皮炎，出现水疱和剥脱性皮炎。杀虫药滴入眼部可引起结膜充血和瞳孔缩小。

3．心理社会状况　有机磷杀虫药中毒的一个重要原因是患者服毒自杀，应了解患者的心理特征，其中以抑郁、焦虑、人际关系敏感或精神性疾病最为突出；了解其家庭、工作、生活和情感情况。

4. 辅助检查

（1）全血胆碱酯酶活力测定：是诊断有机磷中毒的特异性实验指标，对判断中毒程度、疗效和估计预后极为重要。将正常人血胆碱酯酶活力值定为100%，急性有机磷中毒时，血胆碱酯酶活力70%～50%为轻度中毒；50%～30%为中度中毒；30%以下为重度中毒。

（2）尿中有机磷杀虫药分解产物测定：有助于诊断。如对硫磷和甲基对硫磷中毒尿中出现对硝基酚，敌百虫中毒尿中出现三氯乙醇。

（考点：有机磷农药中毒最有价值的检查方法）

（三）护理问题

1. 急性意识障碍　与有机磷中毒有关。
2. 体液不足　与呕吐、腹泻有关。
3. 气体交换受损　与支气管腺体分泌物增多有关。
4. 有误吸的危险　与意识障碍有关。
5. 低效性呼吸型态　与肺水肿、呼吸机麻痹和呼吸中枢受抑制有关。
6. 知识缺乏　缺乏有机磷杀虫药使用、管理和防范知识。

（四）护理措施

1. 紧急救护

（1）迅速清除毒物

① 清洗：经皮肤黏膜吸收中毒者立即脱离中毒现场，脱去污染衣物；用肥皂水彻底清洗皮肤、毛发、指甲缝隙，禁用热水或乙醇擦洗。眼部污染者，用 2%碳酸氢钠液或生理盐水冲洗。

② 洗胃：口服中毒者用清水、2%碳酸氢钠溶液（敌百虫忌用）或 1∶5000 高锰酸钾溶液（对硫磷忌用）反复洗胃，洗胃要尽早、彻底、反复进行，直至无大蒜味为止。洗胃过程中应严密观察患者生命体征的变化，如出现呼吸、心搏骤停，应立即停止洗胃并协助抢救。

③ 导泻：洗胃后常用硫酸镁 20～40g，溶入水中，一次性口服，30min 后可追加用药。

④ 血液净化：血液灌流或血液灌流加血液透析等方式可有效消除血液中的有机磷杀虫药。一般在中毒后 1～4d 进行，每日 1 次，每次 2～3h，以提高清除效果。

（考点：有机磷中毒患者的急救措施）

（2）特效解毒剂的应用：应用原则为早期、足量、联合、重复用药。

① 胆碱酯酶复能剂：能使被抑制的胆碱酯酶恢复活性，有效解除烟碱样症状。常用药物有碘解磷定、氯磷定、双复磷和双解磷等。由于胆碱酯酶复活剂不能复活已老化的胆碱酯酶，故必须尽早用药。对胆碱酯酶复活剂疗效欠佳的患者，应以抗胆碱药为主或两药合用。

② 抗胆碱药：常用阿托品，能与乙酰胆碱争夺胆碱受体，阻断乙酰胆碱的作用、缓解毒蕈碱样症状和对抗呼吸中枢抑制。阿托品应早期、足量、反复给药，直到毒蕈碱样症状明显好转或患者出现“阿托品化”表现为止。此时，应减少剂量或停用阿托品。如有瞳孔扩大、神志模糊、烦躁不安、抽搐、昏迷和尿潴留等表现，提示阿托品中毒，应立即停药。

临床上很少单独使用阿托品解救有机磷杀虫药中毒，尤其是对于中、重度中毒患者，必须将阿托品与胆碱酯酶复能剂联合应用。两药合用时，要减少阿托品的用量，以避免发生阿托品中毒。

（3）对症治疗：有机磷中毒的主要死亡原因为呼吸衰竭。因此应重点维持正常心肺功能，保持呼吸道通畅，正确氧疗（高流量吸氧4～5L/min）和使用机械通气。如休克、肺水肿、脑水肿等病人应及时予以对症治疗。

（考点：有机磷中毒的主要死亡原因）

2．一般护理　卧床休息、保暖。清醒者取半卧位，昏迷者平卧位、头偏向一侧。

3．病情观察

（1）观察生命体征、尿量和意识：发现以下情况应及时做好配合抢救工作。

① 若出现胸闷、严重呼吸困难、咳粉红色泡沫样痰、双肺湿啰音、意识模糊等，提示急性肺水肿。

② 若出现呼吸节律、频率和深度改变，警惕呼吸衰竭。

③ 若出现意识障碍、头痛、剧烈呕吐、抽搐等，考虑急性脑水肿。

（2）警惕中间综合征：患者清醒后又出现胸闷、心悸、气短、乏力等综合征的先兆。此时应进行全血胆碱酯酶化验、动脉血氧分压监测、记出入量等。

（3）严密观察“反跳”的先兆症状：如胸闷、流涎、出汗、言语不清、吞咽困难等。

（4）应用阿托品的观察：应严密观察瞳孔、神志、皮肤、体温和心率变化，注意“阿托品化”与阿托品中毒的区别（表8-3）。

表8-3　阿托品化与阿托品中毒的区别

	阿托品化	阿托品中毒
瞳孔	由小扩大后不再缩小	极度扩大
神志	意识清楚或模糊	烦躁不安、谵妄、抽搐、昏迷
皮肤	颜面潮红、皮肤干燥	颜面紫红、皮肤干燥
体温	正常或轻度升高	明显升高，>40℃
心率	≤120/min	心动过速

（5）应用胆碱酯酶复能剂的观察：注意观察药物的不良反应，如短暂的眩晕、视物模糊、复视或血压升高等。碘解磷定剂量过大可出现口苦、咽痛和恶心，注射速度过快可出现暂时性呼吸抑制；双复磷用量过大可引起室性期前收缩、心室颤动或传导阻滞。

4．对症护理

（1）维持有效呼吸：及时有效地清除呼吸道分泌物以保持呼吸道通畅。昏迷者头偏向一侧，注意随时清除痰液和呕吐物，备好气管切开包和呼吸机等。必要时行气管内插管或气管切开，建立人工气道。也可给予呼吸中枢兴奋药如尼可刹米，忌用吗啡、巴比妥类等抑制呼吸中枢的药物。

（2）吸氧护理：每日更换鼻导管、插入另侧鼻孔。

（3）应用阿托品的护理：①阿托品不能作为预防用药；②阿托品兴奋心脏的作用很强，中毒时可导致心室颤动，故应充分吸氧，维持正常的血氧饱和度；③大量使用低浓度阿托品输液时，可能发生溶血性黄疸；④导致“阿托品化”和阿托品中毒的剂量十分接近，应严密观察。

（4）应用胆碱酯酶复能剂的护理：①早期用药，洗胃时即可应用，首次应足量给药；②轻度中毒单用，中度以上中毒必须联合应用阿托品，但应减少阿托品剂量，以免发生中毒；③复能剂如用量过大、注射太快或未经稀释，可抑制胆碱酯酶导致呼吸抑制。应稀释后缓慢静推或静滴；④复能剂在碱性溶液中易水解成有剧毒的氰化物，故禁与碱性药物配伍使用；⑤碘解磷定药液刺激性强，漏于皮下时可引起剧痛及麻木感，故应确定针头在血管内方可注射给药，不可肌内注射。

（5）“反跳”现象的护理：立即静脉补充阿托品，再次迅速达到阿托品化。

5. 心理护理　护士应了解患者中毒的原因，根据其不同的心理特点用正确的态度予以心理疏导，以诚恳的态度为患者提供情感上的支持，转移其消极情绪；进行相关知识的宣传，还要认真做好家属的思想工作，做到不埋怨、不讥讽、不苛求，使患者感到温暖，树立重新生活的信心。

（五）健康指导

1. 生产有机磷杀虫药时应严格执行各种操作规程，做好个人防护。普及防治中毒的知识，定期体检，测定全血胆碱酯酶活力。

2. 喷洒农药时应穿质厚的长袖上衣及长裤，扎紧袖口和裤腿，戴口罩和帽子。如衣物被污染，应及时更换并彻底清洗皮肤。

3. 接触农药过程中若出现头晕、胸闷、流涎、恶心、呕吐等症状，应立即停止接触并尽快就医。

4. 凡接触过农药的器具均应用清水彻底清洗，绝不可再盛放食物。

三、急性百枯草中毒患者的救护

（一）概述

百枯草是目前应用的高效除草剂之一，也叫对草快、克芜踪。百枯草属中等毒物，在酸性环境下性质稳定，在碱性环境下易分解，接触土壤后能迅速失活。可经胃肠道、呼吸道和皮肤吸收，进入人体后迅速分布到全身各器官组织，以肺、骨骼浓度最高，对人的损害一般认为是百枯草作用于细胞氧化、还原过程，导致细胞膜脂质氧化；晚期为肺间质纤维化；对皮肤、黏膜有刺激性和腐蚀性。

（二）护理评估

1. 健康史　在我国以口服中毒为主，且常表现为多器官功能损伤或衰竭，肺、肝和肾是最常见的受累脏器。

2. 身体状况

（1）呼吸系统：肺损伤是最严重和最常见的病变。小剂量中毒者早期可无呼吸系统症状或仅有咳嗽、咳痰、呼吸困难、发绀、胸闷、胸痛双肺可闻及干、湿性啰音。大剂量中毒者可在24～48h出现呼吸困难、发绀、肺出血、肺水肿，常在1～3d因ARDS死亡。部分患者急性中毒控制后1～2周内可发生肺间质进行性纤维化，再次出现进行性呼吸困难，最终导致呼吸衰竭死亡。

（2）消化系统：口服中毒者有口腔、咽喉部烧灼感，舌、咽、食管及胃黏膜糜烂、溃疡出血吞咽困难、恶心、呕吐、腹痛、腹泻甚至呕血、便血和胃肠穿孔。部分患者于中毒后2～3d出现肝区疼痛、肝大、黄疸、肝功能异常等中毒性肝病表现。

（3）局部刺激反应：①皮肤接触部位发生接触性皮炎、皮肤灼伤，表现为暗红斑、水疱、溃疡等；②经呼吸道吸入后，产生鼻、咽、喉刺激症状并出现鼻出血等；③眼接触药物则引起结膜、角膜灼伤，并形成溃疡；④高浓度百枯草液污染指甲，指甲可出现褪色、断裂甚至脱落。

（4）泌尿系统：中毒后 2～3d 可出现尿急、尿频、尿痛和尿常规异常，血肌酐和尿素氮升高，严重者发生急性肾衰竭。

（5）中枢神经系统：出现幻觉、头痛、头晕、抽搐、昏迷等。

此外可有发热、纵隔及皮下气肿、贫血、心肌损害等。

3. 辅助检查 血清百枯草检查有助于判断病情的严重程度和预后，采血时间必须是患者摄入百枯草 4h 后，标本用塑料试管保存，不能用玻璃试管。如血中百枯草浓度＞30mg/L，则预后极差。如尿液检测不出，可再过 2h 再次监测。

4. 病情判断

（1）轻型：摄入百枯草量＜20mg/kg，无临床症状或仅有口腔黏膜糜烂、溃疡，可出现呕吐、腹泻。

（2）中到重型：摄入百枯草量＞20mg/kg，部分患者可存活，但多数患者 2～3 周内死于肺功能衰竭。服药后立即呕吐，数小时内出现腹痛、腹泻、口和喉部溃疡。1～4d 出现肾衰竭、肝功能损害、低血压和心动过速，1～2 周出现咳嗽、咳血、胸腔积液，随着肺纤维化出现肺功能恶化。

（3）暴发型：摄入百枯草量＞40mg/kg，1～4d 死于多器官衰竭。口服后立即呕吐，数小时到数天内出现腹泻、腹痛、肝肾衰竭，口腔喉部溃疡，胰腺炎中毒性心肌炎、昏迷、抽搐甚至死亡。

（三）护理措施

急性百枯草中毒目前尚无特效解毒剂，治疗以减少毒物吸收、促进体内毒物清除和对症支持治疗为主。

1. 现场急救 一经发现，即给予催吐并口服白陶土悬液，或就地用泥浆水 100～200ml 口服。

2. 减少毒物吸收 尽快脱去污染的衣物用肥皂水彻底清洗被污染的皮肤、毛发。眼部被污染时立即用流动清水持续冲洗 15min 以上。用白陶土洗胃后口服药用炭或 15%的漂白土等吸附剂以减少毒物的吸收，继之用 20%甘露醇加等量水稀释或用 33%硫酸镁溶液 100ml 口服导泻。由于百枯草有腐蚀性，洗胃时应避免动作过大导致食管或胃穿孔。

3. 促进毒物排泄 除常规输液、应用利尿药外，最后在患者服毒后 6～12h 进行血液灌流或血液透析，血液灌流对毒物的清除率是血液透析的 5～7 倍。

4. 防止肺损伤和肺纤维化 尽早按医嘱给予自由基清除剂如维生素 C 或维生素 E、还原型谷胱甘肽、茶多酚等。早期应用大剂量肾上腺糖皮质激素可延缓肺纤维化的发生，降低百草枯中毒的死亡率。中到重度中毒患者可使用环磷酰胺。高浓度氧气吸入，会加重肺损伤，故仅在氧分压＜40mmHg 或出现 ARDS 时才使用浓度大于 21%的氧气吸入，或使用呼气末正压通气给氧。肺损伤早期给予正压机械通气联合使用激素对百草枯中毒引起的难治性低氧血症患者具有重要意义。

5. 对症与支持治疗 加强对口腔溃疡、炎症的护理，可应用冰硼散、珍珠粉等喷洒于口腔创面，促进愈合，减少感染机会。除早期有消化道穿孔的患者外均应给予流质饮食，并给予质子泵抑制剂等保护消化道黏膜，防止食管粘连、缩窄。应用质子泵抑制剂保护消化道黏膜，保护肝、肾、心脏功能，防止肺水肿，积极控制感染。出现肾衰竭、肝功能受损，提示预后极差。应积极给予相应的治疗措施。

四、急性一氧化碳中毒患者的救护

案例 8-3 王女士，71岁。因天冷昨夜生煤炉取暖。半小时前，晨起的儿子发现患者昏迷不醒，遂送入医院，未见呕吐。既往体健，房间内未见异常药瓶。无药物过敏史。查体：体温36.8℃，脉搏98/min，呼吸24/min，血压160/90mmHg，昏迷，呼之不应，瞳孔等大，直径3mm，口唇呈樱桃红色，其余体检无异常。辅助检查：碳氧血红蛋白浓度55%。

问题：1. 请你对该患者进行病情评估。

2. 根据评估结果列出护理问题。

3. 根据评估结果说明急救方法。

一氧化碳（CO）为无色、无味、无臭、无刺激气体，几乎不溶于水。多因碳或含碳物质不完全燃烧产生，在空气中燃烧时呈蓝色火焰。空气中浓度达12.5%时有爆炸危险。人体在短期内吸入过量CO，可发生急性一氧化碳中毒，又称煤气中毒，是我国北方气体中毒致死的主要原因之一。

（一）概述

1．中毒途径

（1）职业性中毒：炼钢、炼焦、烧窑等生产过程中，炉门关闭不严或管道泄漏、煤矿瓦斯爆炸等都可产生大量CO。

（2）生活性中毒：见于室内门窗紧闭，火炉烟囱堵塞、漏气、倒风，在通风不良的浴室内使用燃气加热器淋浴，在密闭空调车内滞留时间过长等。

2．中毒机制　CO中毒主要引起组织缺氧。CO吸入体内后，大部分与血红蛋白（Hb）结合形成稳定的碳氧血红蛋白（COHb），COHb不能携氧，不易解离，且可使血红蛋白氧离曲线左移，血氧不易释放而致组织缺氧。CO还可抑制细胞色素氧化酶，直接抑制细胞内呼吸。脑和心脏对缺氧最敏感，常最先受损。脑内小血管迅速麻痹、扩张，三磷酸腺苷迅速耗尽，细胞内钠离子蓄积，诱发脑水肿。缺氧导致脑血栓形成、脑皮质或基底节局灶性缺血性坏死和广泛的脱髓鞘病变，使少数患者发生迟发性脑病。

（考点：CO中毒最先受累的器官）

（二）护理评估

1．健康史　有较高浓度CO吸入史。注意了解患者中毒时所处的环境、停留时间及突发昏迷等情况。

2．身体状况　急性CO中毒根据症状的血中COHb含量及严重程度，分为三度。

（1）轻度中毒：血液COHb浓度为10%～20%。头痛、头晕、恶心、呕吐、四肢无力。若能及时脱离中毒环境，吸入新鲜空气或氧疗，症状很快消失。

（2）中度中毒：血液COHb浓度为30%～40%。口唇呈“樱桃红色”，上述症状加重，并出现判断力减退、兴奋、视力减退、幻觉、意识模糊或浅昏迷。经积极治疗后可恢复正常，且无明显并发症。

（3）重度中毒：血液COHb浓度＞50%。深昏迷、抽搐、心律失常和呼吸衰竭，部分患者因误吸发生吸入性肺炎。受压皮肤出现红肿和水疱。肌肉出现压迫性肌肉坏死（横纹肌溶解症），释放肌球蛋白引起急性肾小管坏死和肾衰竭。死亡率高，幸存者多有不同程度后遗症。

迟发性脑病（神经精神后发症）　多在急性中毒后1～2周发生。患者意识障碍恢复后，经过2～60d的"假愈期"，出现下列表现之一：①精神异常或意识障碍。呈痴呆、木僵、谵妄或去皮质状态。②锥体外系神经障碍。表情淡漠、四肢肌张力增强、静止性震颤、前冲步态等震颤麻痹综合征表现。③锥体系神经损害。偏瘫、失语、病理反射阳性、小便失禁。④大脑皮质局灶性功能障碍。失语、失明、继发性癫痫或不能站立。⑤脑神经、周围神经损害。视神经萎缩，听神经损害及周围神经病变。

（考点：CO中毒的特征性表现）

3．心理社会状况　急性一氧化碳中毒发生突然，患者多无心理准备，往往产生紧张、焦虑情绪。有些患者病情较重，担心发生后遗症，可表现出急躁和恐惧情绪。

4．辅助检查

（1）血液COHb测定：对确诊有价值的指标。常用方法有：①加减法。取少许血液，用蒸馏水稀释后加10%氢氧化钠溶液混匀。正常血液呈绿色，中毒者血液保持淡红色不变。②分光镜检查法。取血数滴，加入蒸馏水，用分光镜检查可见特殊吸收带。

（2）脑电图检查：可见弥漫性低波幅慢波。

（三）护理问题

1．头痛　与一氧化碳中毒导致的脑缺氧有关。

2．急性意识障碍　与一氧化碳中毒有关。

3．潜在并发症　迟发性脑病。

4．知识缺乏　缺乏一氧化碳中毒的相关知识。

（考点：CO中毒的潜在并发症）

（四）护理措施

1．紧急救护

（1）现场急救：迅速将患者移至空气清新处。重症者取平卧位。松解衣服，保暖，保持呼吸道通畅。如发生呼吸心脏骤停，应立即行心肺复苏。

（2）迅速纠正缺氧：氧疗是治疗一氧化碳中毒最有效的方法。用面罩或鼻导管高流量吸氧。重度患者用高压氧治疗，可加速COHb解离，促进CO排出，增加血液中溶解氧，提高动脉血氧分压，还可促进毛细血管内氧向细胞内弥散，达到迅速纠正组织缺氧的目的。呼吸停止者应立即行人工呼吸或使用呼吸机。危重患者可行换血疗法或血浆置换。

（3）防治脑水肿：20%甘露醇快速静滴。也可用呋塞米、地塞米松等。

（4）促进脑细胞代谢：应用能量合剂，常用三磷酸腺苷、细胞色素C、胞磷胆碱、维生素C和B族维生素等。

（5）对症治疗：昏迷者应保持呼吸道通畅，必要时行气管内插管或气管切开。高热抽搐者应用物理降温，体表用冰袋、头部戴冰帽。降温过程中若发生寒战，可用冬眠药物。注意营养，必要时鼻饲。患者从昏迷中苏醒后，应做咽拭子、血、尿培养，如有并发症，给予相应治疗，尽可能严密观察2周。

（考点：CO中毒的急救措施）

2．一般护理　嘱患者取平卧位、头偏向一侧。昏迷患者经抢救苏醒后应绝对卧床休息，观察2周，避免精神刺激。高热抽搐者在降温、解痉的同时应注意保暖，防止自伤和坠伤。

3．病情观察

（1）观察生命体征、神志变化，记出入量。

（2）观察有无头痛、喷射性呕吐等脑水肿征象。

（3）观察神经系统表现及皮肤、肢体受压部位的损害情况。

4．对症护理

（1）吸氧护理：患者脱离现场后应立即给氧，采用高浓度（>60%）、高流量（8～10L/min）吸氧。重度患者及早采用高压氧舱治疗。呼吸停止者应立即行人工呼吸，备好气管切开包和呼吸机。

（2）昏迷伴热性惊厥时应给予物理降温，遵医嘱应用地西泮。

（3）保持呼吸道通畅：取平卧位、头偏向一侧，随时吸出分泌物和呕吐物。

（4）脑水肿者遵医嘱给予20%甘露醇静脉快速滴注，并遵医嘱应用促脑细胞代谢药。

（5）恢复期护理：加强肢体锻炼如被动运动、按摩等。

（考点：CO中毒最佳治疗措施）

5．心理护理　护士应陪伴在患者身边，鼓励患者表达其感受，引导患者正确地认识病情，鼓励其树立乐观、积极的生活信念。认真履行告知义务，讲述相关知识、治疗方法及可能发生的并发症，增进彼此的信任，建立良好的护患关系，使患者积极主动地配合治疗。

（五）健康指导

1．加强预防一氧化碳中毒的宣传　居室内煤炉要安装烟囱和排风扇，定期开窗通风。厂矿应加强劳动保护措施，产生煤气的车间要定时通风，煤气发生炉和管道要定时维修，定期监测 CO 的浓度。进入高浓度 CO 环境内执行任务时，要戴好特制的 CO 防毒面具并系好安全带。

2．有后遗症的患者　应鼓励其继续治疗，嘱患者家属悉心照顾，并教会家属对患者进行语言、肢体锻炼的方法。

五、急性酒精中毒患者的救护

案例 8-4　赵先生，参加同学聚会，几杯酒下肚，说话含糊不清，在回宿舍时走路不稳，并呕吐两次，回宿舍后倒头就睡，其他人怎么叫也无反应，大家担心出事送入医院。

问题：1．对该患者怎样进行病情评估。
2．根据评估结果列出护理问题。
3．根据评估结果说明急救方法。

乙醇俗称酒精，无色、易燃、易挥发、易溶与水，气味醇香。过量饮入乙醇或含乙醇饮品，可引起精神神经先兴奋后抑制的状态，称乙醇中毒或酒精中毒。

（一）概述

1．病因　急性中毒主要是因过量饮酒所致。

2．乙醇的吸收与代谢　乙醇主要经胃和小肠吸收。吸收后迅速分布于全身，90%在肝脏代谢、分解（先后被转化为乙醛、乙酸，最后分解为二氧化碳和水），只有 10%以原形从肺或肾排出。当大量乙醇进入体内超过了肝脏的代谢能力，可在体内蓄积并进入脑。

3．中毒机制

（1）干扰代谢：乙醇在肝脏代谢生成的代谢产物可影响体内多种代谢过程，使乳酸增多、酮体蓄积，导致代谢性酸中毒以及糖异生受阻，引起低血糖。

（2）抑制中枢神经系统功能：乙醇具有脂溶性，可透过大脑屏障作用于大脑神经细胞膜上的某些酶，影响细胞功能。小剂量可产生兴奋作用，随着剂量增加依次抑制小脑、网状结构和延髓，引起共济失调、昏迷、呼吸及循环衰竭。

（二）护理评估

1. 健康史　是否有大量饮酒史。应了解患者用酒的种类、剂量及饮用时间，是否经常饮酒，发病前有无情绪变化，有无服用其他药物等。

2. 身体状况　急性酒精中毒的表现与个人对乙醇的耐受性及摄入量有密切关系，临床上一般分为三期。

（1）兴奋期：当血乙醇浓度＞50mg/dl 时，患者有颜面潮红或苍白，多语、兴奋、欣快感，情绪不稳、喜怒无常，粗鲁言语甚至有攻击行为，也可有沉默、孤僻等。呼出气带酒精味。

（2）共济失调期：当血乙醇浓度＞150mg/dl 时，患者有肌肉运动不协调，行动笨拙，步态不稳，言语含糊不清，眼球震颤、视物模糊、恶心呕吐、嗜睡等。

（3）昏迷期：当血乙醇浓度＞250mg/dl 时，患者进入昏迷状态，颜面苍白，瞳孔散大，皮肤湿冷，体温降低，心率加快，血压下降，口唇微发绀，呼吸慢而有鼾声，严重者可发生呼吸、循环衰竭而危及生命。也可因咽部反射减弱，饱餐后呕吐，导致吸入性肺炎、甚至窒息而死亡。

（考点：急性酒精中毒各期表现）

3. 实验室检查　血清或呼出气中乙醇浓度测定对诊断酒精中毒、判断中毒程度及评估预后都具有重要意义。

（三）护理问题

1. 急性意识障碍　与酒精对中枢神经系统的作用有关。

2. 有窒息的危险　与呕吐物堵塞呼吸道有关。

3. 有受伤的危险　与酒精中毒导致兴奋躁动有关。

4. 知识缺乏　与对过量饮酒对身体的危害认识不足有关。

（四）护理措施

1. 紧急救护

（1）清除毒物：催吐、洗胃、导泄等对清除胃肠道内残留乙醇可有一定作用。对症支持对烦躁不安或过度兴奋者，可用小剂量地西泮，但禁用吗啡、氯丙嗪及苯巴比妥类镇静药。

（2）促进乙醇氧化：应用葡萄糖溶液、维生素 B_1、维生素 B_6 等以促进乙醇氧化为醋酸，达到解毒的目的。

（3）保护大脑功能：应用纳洛酮 0.4～0.8mg 缓慢静脉注射，有助于缩短昏迷时间，必要时可重复给药。

（4）血液净化：病情严重或有酸中毒等并发症，同时服用其他可疑药物者，应尽早行透析治疗。

（考点：治疗急性酒精中毒方法）

2. 一般护理

（1）卧床休息：轻症患者一般不需特殊治疗，卧床休息，注意保暖，可自行恢复。兴奋躁动者应给予适当约束；共济失调者应严格限制其活动，以免摔伤或撞伤。

（2）及时清除呕吐物，注意维持气道通畅，供氧充足，必要时配合医生行气管内插管、机械通气。

3. 观察病情　密切观察生命体征，尤其是神志、呼吸、呕吐物性状，必要时行心电血压监护，维持循环功能，防止心肌损害。

4. 对症护理　给予足够的热量，复合维生素 B 等，防止肝损害；呕吐严重者应注意维持水、电解质、酸碱平衡。呼吸抑制、严重昏迷者可用呼吸兴奋药，保证充分供氧；脑水肿者应限制入水量，使用利尿药；低血压、休克患者给予扩容、应用血管活性药物，纠正酸中毒。

（五）健康教育

1. 开展反对酗酒的教育。向公众宣教长期酗酒可造成营养缺乏、肝硬化等身体危害。宣教酒后驾车易导致人身公共安全损害和财产损失，做到开车不喝酒，喝酒不开车。

2. 指导家属对酗酒严重者加强监督与管理，培养良好的生活饮食习惯。创造替代条件，加强文体活动。

3. 早期发现嗜酒者，早期戒酒，进行相关并发症的治疗和康复治疗。

六、镇静催眠药中毒患者的救护

案例 8-5　患者李某，女性，16 岁，学生。因考试成绩差、担心父母责骂，2h 前吞服大量地西泮，服后出现昏迷，被父母发现后急诊入院。

问题：1. 请你对该患者进行病情评估。
2. 根据评估结果列出护理问题。
3. 根据评估结果说明急救方法。

镇静催眠药是中枢神经系统抑制药，具有镇静和催眠作用，一次大剂量服用可引起急性镇静催眠药中毒。

（一）概述

1. 种类（表 8-4）

表 8-4　常用镇静催眠药分类

药物类别	药物名称
苯二氮䓬类	地西泮、氟西泮、氯氮䓬、阿普唑仑、三唑仑
巴比妥类	巴比妥、苯巴比妥、戊巴比妥、司可巴比妥
非巴比妥非苯二氮䓬类	水合氯醛、甲喹酮、甲丙氨酯、格鲁米特
吩噻嗪类	氯丙嗪、硫利达嗪、奋乃静、氟奋乃静

2. 中毒机制

（1）苯二氮䓬类：其中枢神经抑制作用与增强 γ-氨基丁酸能神经的功能有关。主要作用于边缘系统，影响情绪和记忆力。

（2）巴比妥类：对 GABA 能神经的作用与苯二氮䓬类相似，主要作用于网状结构上行激活系统，引起意识障碍，对中枢神经系统的抑制有剂量-效应关系。

（3）非巴比妥非苯二氮䓬类：其作用与巴比妥类相似。

（4）吩噻嗪类：主要作用于网状结构，通过抑制中枢神经系统中的多巴胺受体减少邻苯二酚胺的生成，可以减轻焦虑紧张、幻觉妄想和病理性思维等症状，还可具有抑制脑干血管运动和呕吐反射、阻断 α-肾上腺素能受体、抗组胺及抗胆碱等效应。

（二）护理评估

1．健康史　有服用大量镇静催眠药史。应了解患者用药的种类、剂量及服用时间，是否经常服用该药、服药前后有无饮酒、病前有无情绪激动等。

2．身体状况

（1）巴比妥类中毒：中毒表现与服药剂量有关，依病情轻重分为以下几种。

① 轻度中毒：服药量为催眠剂量的 2～5 倍，表现为嗜睡、情绪不稳定、注意力不集中、记忆力减退、言语不清、意识障碍、共济失调、步态不稳。

② 中度中毒：服药量为催眠剂量的 5～10 倍，患者昏睡或浅昏迷，呼吸减慢，眼球震颤。

③ 重度中毒：服药量为催眠剂量的 10～15 倍，表现为进行性中枢神经系统抑制表现。由嗜睡到深昏迷；呼吸浅慢到呼吸停止；血压降低到休克；体温下降；肌张力下降，腱反射消失；胃肠蠕动减慢；皮肤起大疱。长期昏迷者可并发肺炎、肺水肿、脑水肿、肾衰竭等。

（2）苯二氮䓬类中毒：中枢神经系统抑制较轻，主要表现为意识模糊、嗜睡、头晕、言语含糊不清、共济失调。很少出现长时间深昏迷和呼吸抑制。

（3）非巴比妥类、非苯二氮䓬类中毒：①水合氯醛中毒。心、肝、肾损害。②格鲁米特中毒。意识障碍有周期性波动、瞳孔散大。③甲喹酮中毒。有明显的呼吸抑制，出现锥体束征，如肌张力增强、腱反射亢进、抽搐。④甲丙氨酯中毒。血压下降。

（4）吩噻嗪类中毒：最常出现锥体外系反应，有三大表现：①震颤麻痹综合征；②静坐不能；③急性肌张力障碍反应。

3．心理社会状况　镇静催眠药中毒的一个重要原因是患者服药自杀，因此，应了解患者自杀前的心理状态、家庭、工作等情况，分析其自杀的原因。

4．辅助检查

（1）血液、尿液、胃液中药物浓度测定对诊断具有参考价值。

（2）血液生化检查，如血糖、尿素氮、肌酐、电解质等。

（考点：镇静催眠药中毒的辅助检查）

（三）护理问题

1．清理呼吸道无效　与药物抑制呼吸中枢、咳嗽反射减弱有关。

2．组织灌注量改变　与药物导致血管扩张有关。

3．有皮肤完整性受损的危险　与昏迷、皮肤大疱有关。

4．潜在并发症　肺炎、肾衰竭等。

（四）护理措施

1．紧急救护

（1）评估和维持重要脏器功能

① 保持呼吸道通畅：平卧位、头偏向一侧。清醒患者鼓励其咳嗽、协助拍背；深昏迷者行气管内插管；及时给予吸痰；呼吸困难、发绀者给予持续高流量吸氧。必要时备气管切开包和呼吸机。尽快建立静脉通道。

② 维持血压：输液，无效者应用多巴胺。

③ 心电监护：持续心电监护，及时应用抗心律失常药。

④ 促进意识恢复：给予葡萄糖、维生素 B_1、纳洛酮。

（2）迅速清除毒物

① 洗胃：用 1∶5000 高锰酸钾溶液、清水或淡盐水洗胃。

② 活性炭：吸附各种镇静催眠药。

③ 碱化尿液、利尿：用 5%碳酸氢钠碱化尿液，用呋塞米利尿。对吩噻嗪类药物中毒无效。

④ 血液透析、血液灌流：对苯巴比妥、吩噻嗪类药物中毒有效；对苯二氮䓬类药物中毒无效。

（3）应用特效解毒剂：巴比妥类药物中毒无特效解毒药。氟马西尼是苯二氮䓬类拮抗剂，可竞争性抑制其受体。

（4）对症治疗：肝功能损害出现黄疸者行保肝、皮质激素治疗。震颤麻痹综合征者应用盐酸苯海索（安坦）、氢溴酸东莨菪碱。有肌肉痉挛及肌张力障碍应用苯海拉明。昏迷者应用盐酸哌甲酯。情况危急时可考虑血液透析。

（5）治疗并发症：昏迷患者应定时翻身、拍背、吸痰并应用抗生素预防肺炎；防止肢体压迫，及时清洁皮肤以预防皮肤大疱。纠正休克，预防肾衰竭。

（考点：镇静催眠药中毒的急救措施）

2．一般护理　加强营养，给予高蛋白、高热量的流质饮食（鼻饲）或静脉补充营养。

3．病情观察

（1）观察生命体征、意识、瞳孔大小及对光反射、角膜反射。观察肢体温度、末梢循环、皮肤黏膜的湿度和弹性等，记出入量、尿量及尿比重，及时发现休克征象。

（2）观察有无缺氧、呼吸困难、窒息等症状；监测动脉血气分析值；观察呼吸频率、节律和呼吸音变化。

（3）观察药物作用及患者的反应。

（4）监测脏器功能变化，尽早防治脏器衰竭。

4．对症护理

（1）休克护理：迅速建立静脉通道，遵医嘱补液，必要时应用升血压药。

（2）昏迷患者护理：保持床单清洁、平整和干燥。定时为患者翻身、按摩，避免推、拖、拉等动作；注意皮肤卫生，定期擦浴；做好口腔护理并注意观察黏膜情况；及时更换衣物和床单；观察皮肤有无大疱、破溃、压疮等。

（3）并发症护理：指导患者预防肺炎的方法，如进行有效咳嗽、经常变换体位、拍背；饮食饮水时取半卧位以防误吸；室内定期通风，但应注意保暖；减少探视；监测体温和血细胞情况。若已发生肺炎，高热时行物理降温，及时更换衣物、床单；遵医嘱应用抗生素。输液速度不可过快以防肺水肿。

5．心理护理　对服药自杀者，不宜让患者单独留在病房内，防止其再度自杀。加强心理疏导和心理支持工作，分析其自杀的原因，稳定患者情绪，指导患者家属关心、爱护患者，使其树立生活的信念。向失眠者宣传导致失眠的原因及调整睡眠的方法。

（五）健康指导

1．向失眠者宣教导致睡眠紊乱的原因，告知避免失眠的方法，强调必须用药时要防止药物依赖。

2．加强镇静催眠药处方的使用和管理，特别是情绪不稳定或精神不正常者，要防止出现乱用药、用错药或产生药物依赖性。

3．长期服用大剂量催眠药者，不可突然停药，应在医生的指导下逐渐减量后停药。

自测题

A_1/A_2型题

1．食物中毒最常见的病原菌为（　　）
A．大肠埃希菌　B．金黄色葡萄球菌
C．沙门菌属　D．副溶血性弧菌
E．蜡氧芽孢菌

2．在食物中毒中，下列中毒呕吐最为剧烈的是（　　）
A．沙门菌食物中毒
B．变形杆菌食物中毒
C．金黄色葡萄球菌食物中毒
D．大肠埃希菌食物中毒
E．肉毒中毒

3．细菌性食物中毒的常见病原菌，不包括（　　）
A．金黄色葡萄球菌　B．乙型溶血性链球菌
C．变形杆菌　D．韦氏杆菌
E．大肠埃希菌

4．患者，女性，30 岁。由亲属送诊，亲属诉半小时前发现其不省人事，倒卧家中床上，时有呕吐。查体：双侧瞳孔明显缩小，皮肤多汗，流涎，呼吸有大蒜味，首先考虑患者最有可能为（　　）
A．催眠药中毒　B．食物中毒
C．一氧化碳中毒　D．有机磷中毒
E．脑出血

5．急性有机磷中毒的患者，医嘱给予阿托品静脉注射，在给药后患者最可能出现（　　）
A．口干　B．血压下降
C．心率减慢　D．出汗增多
E．呼吸加快

6．患者，女性，60 岁。确诊为“有机磷农药中毒”，已给予洗胃等抢救处理，遵医嘱给予阿托品药物治疗。当患者出现以下哪种情况时应予以停药（　　）
A．颜面潮红　B．皮肤干燥、口干
C．体温 37.2°C　D．心率 110/min
E．烦躁不安、抽搐

7．不能用于敌百虫中毒的洗胃液是（　　）
A．牛奶　B．生理盐水
C．1∶5000 高锰酸钾　D．2%硫酸氢钠溶液
E．矿泉水

8．有机磷农药中毒死亡的高峰时间是（　　）
A．第 8 天　B．第 9 天
C．24h 及第 2～7 天　D．第 10 天
E．第 14 天

9．有机磷中毒引起昏迷时，最佳的解毒治疗方法是（　　）
A．阿托品
B．碘解磷定或氯磷定
C．碘解磷定＋阿托品
D．纳洛酮
E．尼可刹米（可拉明）

10．一氧化碳（CO）中毒的主要机制是（　　）
A．CO 破坏血红蛋白结构
B．CO 破坏红细胞膜
C．CO 引起血液固性发生改变
D．CO 对脑细胞造成不可逆损伤
E．CO 与血红蛋白结合形成不能携带氧气的 COHb

11．患者，男性，30 岁。在室内点燃木炭取暖时，发生昏迷，急诊入院。诊断为急性一氧化碳中毒。护士向患者家属解释其发病机制为（　　）
A．脑细胞中毒
B．血氧含量下降
C．血红蛋白不能携氧
D．大脑受抑制
E．呼吸中枢受抑制

12．患者，男性，40 岁。饮酒史 20 年，昨晚因同学聚会饮白酒 400ml，现陷入昏迷，心率 130/min，血压 80/50mmHg，呼吸慢而有鼾声。处于严重急性酒精中毒状态，血液透析指征是（　　）
A．＞108mmol/L（500mg/dl）
B．＜108mmol/L（500mg/dl）
C．＞87mmol/L（400mg/L）

D. <54mmol/L（250mg/dl）

E. <87mmol/L（400mg/L）

13. 关于酒精中毒的实验室检查项目中，不正确的项目是（　　）

A. 低血钾　　B. 低血镁

C. 低血钙　　D. 高血糖

E. 酸中毒

14. 抢救巴比妥中毒引起的呼吸衰竭首要措施为（　　）

A. 洗胃

B. 利尿药物

C. 激素

D. 保持呼吸道通畅，机械通气

E. 呼吸兴奋药的应用

15. 巴比妥中毒导致休克的原因是（　　）

A. 心肌损害

B. 代谢性酸中毒

C. 血浆渗出致血流量减少

D. 剧烈吐泻导致血容量减少

E. 毒物抑制血管舒缩中枢

16. 阿托品能解除有机磷农药中毒的症状，但不包括（　　）

A. 多汗、流涎　　B. 肌纤维颤动

C. 发绀　　D. 恶心、呕吐

E. 肺部湿啰音

17. 敌敌畏中毒的临床表现特点是（　　）

A. 瞳孔正常，肺水肿

B. 瞳孔缩小，肺水肿

C. 瞳孔放大，肺不张

D. 血压正常，流涎

E. 四肢抽搐

18. 有机磷农药中毒后出现毒蕈碱样症状的原因是（　　）

A. 烟碱样作用　　B. 迷走神经抑制

C. 交感神经兴奋　　D. 副交感神经受抑

E. 毒蕈碱样作用

A_3/A_4型题

（19～21 题共用题干）

患者，男性，30 岁。因婚姻不幸服毒，现昏迷不醒，被送入院。其家属不知毒物具体情况，观察患者双侧瞳孔缩小。

19. 根据患者瞳孔变化情况，可初步判断引起患者中毒的毒物可能是（　　）

A. 酸性物中毒　　B. 碱性物中毒

C. 巴比妥类中毒　　D. 有机磷、吗啡类中毒

E. 酒精中毒

20. 洗胃时胃管应插入的长度是（　　）

A. 30～40cm　　B. 35～45cm

C. 40～50cm　　D. 45～55cm

E. 50～60cm

21. 根据题干中的情况，护士正确的处理方法是（　　）

A. 请家属立即查清毒物名称后洗胃

B. 抽出胃内容物送检，再用温水洗胃

C. 用生理盐水清洁灌肠，减少毒物吸收

D. 鼻饲牛奶或蛋清水，以保护胃黏膜

E. 禁忌洗胃，待清醒后用催吐法排出毒物

（22～23 题共用题干）

患者，男性，40 岁。1h 前被发现晕倒在洗澡间，家里为煤气淋浴器，现送医院急诊。查体：深昏迷状态，口唇樱桃红色，肌张力增高，诊断为 CO 中毒。

22. 根据患者临床表现，估计血中碳氧血红蛋白浓度为（　　）

A. <10%　　B. 10%～20%

C. 20%～30%　　D. 30%～50%

E. >50%

23. 若 1 个月后患者发生急性 CO 中毒迟发性脑病，其临床表现不可能是（　　）

A. 痴呆、木僵　　B. 偏瘫

C. 震颤麻痹综合征　　D. 继发性癫痫

E. 发热

（贾福强）

第9章 理化因素损伤患者的救护

第1节　中暑患者的救护

案例 9-1　患者，男性，55岁。夏天野外农作6h后突然昏倒在地，神志不清，急诊入院。查体：体温40℃，脉搏112/min，呼吸30/min，血压85/60mmHg，深昏迷。双侧瞳孔对光反射消失，双下肢阵发性抽搐。血常规检查见白细胞升高；血生化检查示血钠、血氯降低；颅脑CT未见异常；胸部X线检查未见异常。

问题：1. 请问该患者发生了什么？

2. 应如何进行救护？

中暑是指高温或烈日暴晒等引起体温调节功能紊乱、汗腺功能衰竭和水、电解质丧失过多所致的一种急性疾病。

一、概　　述

（一）病因

1. 环境温度过高　机体获取过多热量。

2. 机体产热增加　见于强体力劳动者、发热、应用某些药物，如阿托品等。

3. 机体散热减少　见于环境湿度较高、汗腺功能障碍等。

4. 机体热适应能力下降　如糖尿病、心血管疾病、老年人、产妇等。

（二）发病机制

外界环境温度较高时，体温升高，导致体温调节中枢功能障碍，产热增加、散热减少、体温急剧升高，超过40℃而引起中暑。体温超过42℃可对细胞产生直接损伤，引起广泛性器官功能障碍。皮肤血管扩张、血流量增加，机体大量出汗导致水、钠丢失。若机体以失盐为主或单纯补水，导致血钠降低，易发生热痉挛；大量液体丧失会导致失水、血液浓缩、血容量不足，若同时发生血管舒缩功能障碍，则易发生外周循环衰竭；外界环境较高，机体散热绝对或相对不足，汗腺疲劳，引起体温调节中枢功能障碍，导致体温急剧增高，产生严重的生理、生化异常而发生热射病。

二、护 理 评 估

（一）健康史

重点询问患者有无引起机体产热增加、散热减少或热适应不良的病因存在，如有无在高热环境中长时间工作、未及时补充水分、环境湿度过大等。

（二）身体状况

中暑根据临床表现的轻重程度分为三度。

1．先兆中暑　在高温环境下工作一段时间后，出现大汗、口渴、乏力、头晕、耳鸣、头痛、恶心、胸闷、四肢乏力、注意力不集中、体温正常或稍高。脱离高温环境，稍事休息后可恢复。

2．轻度中暑　先兆中暑加重，出现体温轻度升高、面色潮红或苍白、烦躁不安、表情淡漠、恶心呕吐、大汗淋漓、皮肤湿冷、脉搏细数、血压偏低、心率加快而不能工作。如进行有效的处理3～4h可恢复正常。

3．重度中暑　除具有轻度中暑症状外，伴有高热、痉挛、晕厥和昏迷。又可分为以下3种类型。

（1）热痉挛（中暑痉挛）：在高温环境下剧烈劳动，大量出汗后口渴而饮水过多、未补充盐分，使血钠浓度降低，引起肌肉痉挛、疼痛，常在活动停止后发生，持续约3min后缓解。多累及骨骼肌，以腓肠肌最常见。体温多正常。

（2）热衰竭（中暑衰竭）：最常见。多见于老年人、儿童和慢性疾病者。严重热应激时水、钠丢失过多致血容量不足而发生周围循环衰竭。表现为疲乏、无力、恶心、呕吐、头痛、眩晕等，甚至出现脱水征如心动过速、低血压、直立性晕厥。体温可轻度升高。无显著的中枢神经系统损害表现。

（3）热射病（中暑高热）：是致命性急症，以高热、无汗、意识障碍“三联征”为典型表现。高温环境下大量出汗但不足以散热或体温调节功能障碍而导致汗闭、体内热蓄积。早期出现头痛、头晕、乏力，随后体温迅速升高、达40℃以上，出现皮肤干燥、灼热、无汗、谵妄、昏迷、抽搐、脉搏加快、血压下降等。严重者出现肺水肿、脑水肿、休克、弥漫性血管内凝血及肝肾损害。

在烈日下劳动时间长，又无防护措施。由于暴晒，头部脑组织温度可达40～42℃，导致脑组织充血、水肿，出现头晕、头痛、耳鸣、眼花、呕吐、烦躁不安甚至昏迷、惊厥，体温多正常，称为日射病。

（考点：中暑患者的身体状况）

（三）心理-社会状况

中暑发生一般较为突然，患者多无心理准备，可出现紧张、焦虑、恐惧情绪。

（四）辅助检查

1．紧急行血生化检查、动脉血气分析。

2．血常规、尿常规检查。严重病例常出现肝、肾、胰脏和横纹肌损害的实验室改变。有凝血功能异常时，应考虑DIC。尿液分析有助于发现横纹肌溶解和急性肾衰竭。

（五）治疗原则

急救原则为尽快使患者脱离高温环境、迅速降温，补充水和电解质，纠正酸中毒，防治脑水肿。

1．体外降温　迅速将患者移到通风良好处或20～25℃的房间内，脱去衣物并进行按摩。无循环虚脱者可用冰水擦拭或将其置27～30℃水中。有循环虚脱者可用蒸发散热降温如用冷水擦浴或同时使用电风扇、空调协助降温。也可用乙醇擦浴、体表放冰袋、头部戴冰帽。肛温降到38℃时暂停降温。

2．体内降温　体外降温无效者，可用冰盐水行胃或直肠灌洗。或用9℃生理盐水行血液或腹膜透析。

3．药物降温　单独使用无效。患者出现寒战时用氯丙嗪25～50mg加入4℃葡萄糖盐水

500ml 内，快速静脉滴注（2h 滴完）。注意检查血压。

4．对症治疗　昏迷行气管内插管、吸氧，保持呼吸道通畅。脑水肿和颅内压增高者静脉滴注甘露醇。癫痫发作者应用地西泮。对症治疗心律失常、心力衰竭、急性肾衰竭、弥漫性血管内凝血和代谢性酸中毒。高热伴休克者最适宜的降温措施是动脉快速推注 4℃5%葡萄糖盐水。

热痉挛应给予含盐饮料，若反复发作痉挛性肌肉疼痛，静脉滴注生理盐水。热衰竭可纠正血容量不足，静脉补充生理盐水、葡萄糖和氯化钾。日射病应头部用冰袋或冷水湿敷。热射病应迅速采取各种降温措施。

（考点：中暑的处理要点）

三、护理问题

1．疼痛　肌肉痉挛性疼痛，与中暑引起的血钠降低有关。

2．体液不足　脱水，与热衰竭引起的血容量不足有关。

3．体温过高　与中暑引起的高热有关。

4．急性意识障碍　昏迷，与中暑引起的头部温度过高有关。

四、护理措施

（一）一般护理

1．保持室温 20～25℃，通风良好。床下放置冰块。嘱取平卧位休息。

2．饮食以半流食为主，加强营养。

（二）观察病情

1．观察降温效果

（1）降温过程中密切监测肛温，每 15～30min 测量 1 次。

（2）观察末梢循环情况，确定降温效果。如患者高热但四肢厥冷、发绀，提示病情加重；若经治疗后体温下降、四肢转暖、发绀减轻或消失，提示治疗有效。

（3）昏迷患者定时监测生命体征、观察意识状态的变化。

（4）使用药物降温者应注意观察药物的不良反应，每 15min 测肛温 1 次。

2．监测并发症

（1）监测水、电解质失衡。

（2）监测急性肾衰竭　测尿比重，记尿量，保持尿量＞30ml/h。

（3）监测脑水肿　密切监测神志、瞳孔、脉搏、呼吸变化。

（4）监测感染与 DIC：密切监测体温变化；监测皮肤黏膜及穿刺部位有无出血倾向，有无脏器出血，如咯血、呕血、便血和血尿等。及时行动脉血气分析。严密监测凝血酶原时间、凝血活酶时间、血小板计数和纤维蛋白原以预防 DIC。

3．监测高热伴随的其他症状　如寒战、大汗、咳嗽、呕吐和出血等。

（三）对症护理

1．高热者保持有效降温

（1）冰袋放置位置准确，及时更换。擦拭时应顺动脉走行方向进行。

（2）乙醇全身擦浴的手法为拍打式擦拭背、臀及四肢。擦浴前头部放冰袋，足底放热水袋以增加擦浴效果。禁擦胸部、腹部及阴囊处。

（3）冰水擦拭和冰水浴同时应按摩患者四肢及躯干。

（4）冰浴禁用于老年人、新生儿、昏迷、休克、心力衰竭、体弱或伴心血管基础疾病者。可用15～16℃冷水浴。

（5）用冰帽行头部降温时，应及时放水、添加冰块。

2．保持呼吸道通畅　休克者取平卧位，头偏向一侧，及时清除鼻咽分泌物，给予吸氧，必要时人工机械通气。

3．惊厥护理　应置患者于保护床内，防止坠床、摔伤。床边备开口器与舌钳以防唇舌咬伤。遵医嘱应用地西泮。

4．昏迷护理　头偏向一侧、吸痰、拍背，做好口腔护理。高热大汗者应及时更换衣物和被褥，注意皮肤的清洁卫生。定时翻身和按摩以防压疮。

5．其他对症护理　腓肠肌痉挛发作时，应协助患者按摩。对老年病人和心脏病患者应控制输液速度。

（四）心理护理

护士应关心体贴患者，做好解释工作，消除患者的紧张、焦虑情绪，并告知其预防中暑的方法和急救措施，取得患者的配合。

五、健 康 指 导

宣传预防中暑的方法，高温外出时应戴防晒帽、及时补充含盐 0.3%的清凉饮料。加强高温作业的劳动保护，严格执行高温作业禁忌证的规定。改善劳动环境和居住条件，加强热适应锻炼，重视老、弱、病、孕的夏季保健。

第2节　淹溺患者的救护

案例 9-2　患者，男性，15岁。游泳时不慎溺水后出现烦躁不安、神志不清、恶心、呕吐，咳粉红色泡沫痰。查体：体温 36℃，脉搏 160/min，呼吸 28/min，血压 85/60mmHg，神志不清，双眼向上凝视，瞳孔等大等圆，对光反射减弱；口唇发绀，颈项强直；双肺布满湿啰音，心率 160/min；四肢肌张力增高。辅助检查：Hb150g/L，WBC29×10^9/L，N 68%；尿常规（－）；ALT 69IU/L，BUN 5.8mmol/L；血 K^+2.7mmol/L，Na^+129mmol/L；心电图检查示窦性心律不齐，T 波改变，前壁心肌缺血。

问题：1．请问该患者发生了什么？

2．应如何进行急救和护理？

淹溺是指人淹没于水或其他液体中，由于液体充塞呼吸道及肺泡或反射性引起喉痉挛而引起的窒息和缺氧，并处于临床死亡状态者。

一、概　　述

（一）病因

1．缺乏游泳能力而意外落水或潜水意外。

2．游泳时间过长致体力消耗或受冷水刺激致肢体痉挛或异物缠绕肢体。

3. 游泳前饮酒或服用镇静药过量；游泳时原有的心脑血管疾病、癫痫发作。

（二）发病机制

人淹没于水中后，首先是反射性屏气；然后由于缺氧，不能坚持屏气而被迫深呼吸，大量水进入呼吸道、肺泡，引起严重缺氧、高碳酸血症和代谢性酸中毒。

1. 淹溺可分为干性淹溺和湿性淹溺。

（1）干性淹溺：人入水后受到强烈刺激（惊慌、恐惧、骤然寒冷等），引起喉痉挛导致窒息。呼吸道和肺泡很少或无水吸入。约占 10%。

（2）湿性淹溺：人入水后，喉部肌肉松弛，吸入大量水分充塞呼吸道、肺泡而发生窒息，数秒后神志丧失、呼吸停止、心室颤动。约占 90%。

2. 根据发生水域不同，淹溺又可分为淡水淹溺和海水淹溺，两者区别见表 9-1。

表 9-1　淡水淹溺与海水淹溺的区别

	淡水淹溺	海水淹溺
血容量	增加	减少
血液性状	稀释	浓缩
红细胞破坏	大量	少量
电解质变化	低钠、氯、蛋白血症和高钾血症	高钠、钙、镁血症
心室颤动	常见	少见
致死原因	急性肺和脑水肿、心力衰竭、心室颤动	急性肺、脑水肿，心力衰竭

（1）淡水淹溺：大量淡水被迅速吸收到血循环，血容量增加，重者引起溶血，出现高钾血症和血红蛋白血症。主要病变是肺损伤，出现肺水肿或微小肺不张。

（2）海水淹溺：海水被吸入肺泡后，其高渗压使血液内的水大量进入肺泡，引起急性肺水肿。

各种淹溺都可引起肺顺应性降低、肺水肿、肺内分流、严重的低氧血症和混合性酸中毒。大部分淹溺者猝死的主要原因是心律失常。

二、护 理 评 估

（一）健康史

应向患者的陪同人员详细了解淹溺发生的时间、地点和水源性质。

（二）身体状况

1. 症状　近乎淹溺者可有头痛、视物障碍、剧烈咳嗽、胸痛、呼吸困难、咳粉红色泡沫样痰。海水淹溺者有明显口渴感，最初数小时可有寒战、发热。

2. 体征　皮肤发绀，四肢厥冷。口鼻充满泡沫和污泥、杂草等。腹部膨隆。常出现精神状态改变，如烦躁不安、抽搐、昏睡、昏迷和肌张力增加。呼吸表浅、急促或停止。肺部可闻及啰音。心律失常，心音微弱或消失。

（三）心理-社会状况

淹溺发生大多较为突然，患者多无心理准备，故常表现为焦虑、恐惧。

（四）辅助检查

1. 血尿检查　常有白细胞轻度增高。海水淹溺者血钠、钙、镁增高。淡水淹溺者血液稀释，血钠、氯下降；有溶血者血钾增高，尿中出现游离血红蛋白。

2．心电图检查　常出现窦性心动过速、非特异性 ST 段和 T 波改变。

3．胸部 X 线检查　常显示斑片状浸润，也可出现典型肺水肿征象。

4．动脉血气分析　混合性酸中毒、低氧血症。

（五）治疗原则

迅速将患者救出水面，立即恢复有效通气，实施心肺脑复苏，并对症处理。

1．现场处理

（1）迅速将患者救离出水。

（2）保持呼吸道通畅　立即清除口、鼻中的污水、污物或其他杂物，取出义齿，将舌拉出。

（3）倒水处理：切忌倒水时间过长，以免影响心肺复苏的进行。①膝顶法：急救者取半蹲位，一腿跪地，另腿屈膝，将患者腹部横置于救护者屈膝侧大腿上，使其背向上、头下垂，用手按压其背部（图 9-1 A）。②肩顶法：急救者抱住患者双腿，将其腹部放在急救者肩部，使其头胸下垂，急救者快步奔跑，倒出积水（图 9-1 B）。③抱腹法：急救者从患者背后双手抱住其腰腹部，使其背部在上，头胸下垂，摇晃患者，倒出积水（图 9-1 C）。

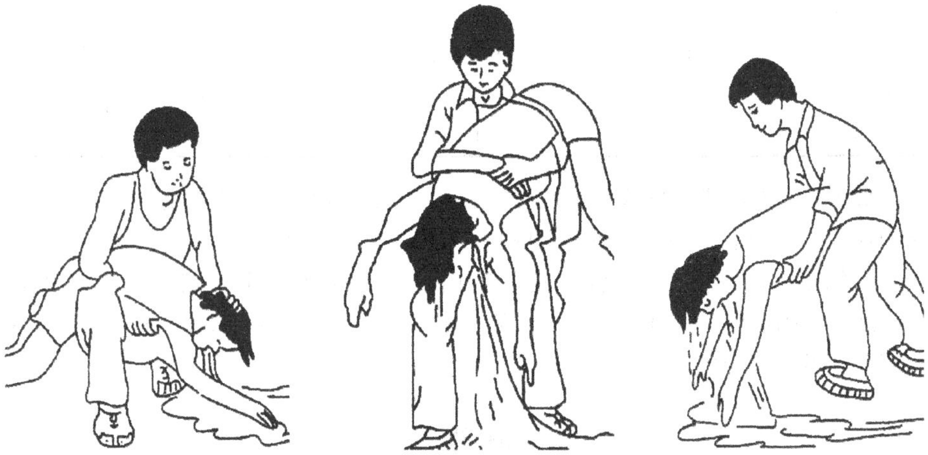

A．膝顶法　　B．肩顶法　　C．抱腹法

图 9-1　淹溺倒水的方法

（4）心肺复苏：对心搏呼吸停止者应立即行心肺复苏术。

（5）迅速转送医院，途中不中断救护。

2．医院内处理

（1）复温和保温：迅速将患者置于抢救室内，换下湿衣裤。注意室内温度，使患者在短时间内恢复正常体温，随后注意保温。

（2）维持呼吸功能：给予高流量吸氧；自主呼吸未恢复者应行气管内插管、机械辅助呼吸。静脉注射呼吸兴奋药。有条件者行高压氧治疗。

（3）维持循环功能：继续心肺复苏。心搏恢复后应建立静脉通道，掌握输液的速度和量；有条件者监测中心静脉压（CVP）、动脉压和尿量，并用于指导治疗。

（4）对症处理

① 纠正血容量：淡水淹溺者静脉滴注 3%氯化钠溶液或全血。海水淹溺者静脉滴注 5%葡萄

糖溶液或低分子右旋糖酐；禁用盐水。

② 防治脑水肿：静脉滴注地塞米松和脱水剂。头部戴冰帽降温。

③ 防治肺部感染：早期应用抗生素。

④ 防治急性肾衰竭，纠正水、电解质和酸碱失衡。

（考点：淹溺患者的处理要点）

三、护理问题

1．有窒息的危险　与喉头痉挛或异物阻塞呼吸道有关。

2．气体交换受损　与大量水进入呼吸道、肺泡有关。

3．焦虑　与担心疾病的预后有关。

4．潜在并发症　肺水肿、脑水肿、心力衰竭、肾衰竭等。

四、护理措施

（一）一般护理

注意保持室内温度，脱去患者湿冷的衣物，盖被保暖。

（二）观察病情

1．严密观察生命体征的变化，观察神志、瞳孔对光反射是否存在。观察呼吸频率、深度，判断呼吸困难程度。观察有无咳痰及痰的颜色、性状，听诊肺部啰音及心率、心律情况。

2．注意监测尿的颜色和性状。留置导尿，记录尿量。

3．监测电解质变化，行动脉血气分析。

（三）对症护理

1．迅速将患者救离水面，及时清理呼吸道，协助医生行倒水处理。

2．保持呼吸道通畅，及时吸氧，协助人工呼吸、气管内插管。

3．输液护理　对淡水淹溺者应严格控制输液速度，从小剂量、低速度开始，避免短时间内输入大量液体。对海水淹溺者出现血液浓缩症状的应及时输入5%葡萄糖和血浆等，切忌输入生理盐水。

4．复温护理　脱去湿衣物，干被子包裹全身。也可应用热水浴法、温热林格液灌肠法等复温。但要注意复温速度不可过快，使患者体温恢复到30～32℃为宜。

5．其他对症护理　迅速建立静脉通道，遵医嘱输液、用药以纠正血容量和防治肾衰竭、心力衰竭和感染。

（四）心理护理

消除患者的焦虑、恐惧情绪，解释治疗措施和目的，使其能积极配合治疗。对于自杀者应尊重其隐私，注意引导其正确对待人生和事业。防止心理反应失常。做好家属的思想工作，消除患者自杀念头。

五、健康指导

加强安全防范知识的宣教，水上作业者做好防护如穿救生衣，学会溺水的急救处理。游泳或潜水前禁止饮酒或服用镇静药。

第3节 电击伤患者的救护

案例 9-3 患者，男性，55岁。电工。在村里安装高压电线时，突然出现意识丧失，从高处摔下。查体：体温37℃，脉搏110/min，呼吸20/min，血压85/60mmHg，右手局部灼伤，烧伤处组织炭化或坏死成洞，边缘规则整齐，焦黄，干燥。血常规检查见白细胞升高；尿液检查可见血红蛋白。

问题：1. 请问该患者发生了什么？

2. 应如何进行救护？

触电是指一定量的电流或电能量（静电）通过人体，引起组织不同程度的损伤或器官功能障碍甚至死亡。低压交流电（220～300V）触电最常见。

一、概　述

（一）病因

触电常见的原因是人体直接接触电源、电流或静电电荷经空气或其他介质电击人体。常发生于违反用电操作规程时，也可见于风暴、地震等使电线断裂时。

（二）发病机制

电流对人体的伤害包括电损伤和电流能量转换为热量引起的灼伤。电损伤对人体的危害包括心室颤动、肌肉强烈收缩，损伤中枢神经系统引起神经传导阻断、损伤脑干导致呼吸心跳停止。电流能量转换为热量引起的灼伤多见于高压电，轻者仅灼伤局部皮肤、浅层肌肉，重者可灼伤深层肌肉；小营养血管闭塞、肌肉受电灼伤后局部水肿并压迫血管，均可使组织缺血、坏死。

二、护理评估

（一）健康史

向触电者或其陪同者详细了解触电经过，包括时间、地点、电源情况等。

（二）身体状况

1. 全身表现　轻者出现痛性肌肉痉挛、惊恐、头痛、头晕、心悸、面色苍白等，一般很快恢复正常。高压触电尤其雷击时，常发生意识丧失、心搏呼吸骤停甚至死亡。组织损伤区或体表烧伤处若丢失大量液体可致低血容量性休克。肾脏直接损伤或坏死肌肉组织产生的肌球蛋白尿、溶血后血红蛋白可损伤肾小管而引起急性肾衰竭。

2. 局部表现　高压电引起的损伤常见于电流进出部位，烧伤处组织炭化或坏死成洞，边缘规则整齐、焦黄、干燥。高压电损伤常引起前臂腔隙综合征，为高压电引起肌肉组织损伤、水肿、坏死，筋膜下组织压力增加，而出现脉搏减弱、感觉及痛觉消失的神经血管受压体征。触电后大肌群强直性收缩可导致脊椎压缩性骨折或肩关节脱位。

3. 并发症　触电后24～48h常出现室性心律失常、神经源性肺水肿、胃肠道出血、烧伤处继发感染、弥漫性血管内凝血；数天至数月后可出现神经系统病变、视物障碍、白内障等。

（考点：触电患者的身体状况）

（三）心理-社会状况

触电发生一般都很突然，患者多无心理准备，常表现为紧张、恐惧。尤其高压电触电可引起严重的并发症，幸存者多担心会留下严重后遗症。

（四）辅助检查

早期可有肌酸磷酸激酶、乳酸脱氢酶、谷氨酸草酰乙酸转氨酶活性增高。尿液检查可见血红蛋白或肌红蛋白。

（五）治疗原则

原则是即刻切断电源，争分夺秒地实施心肺复苏。

1. 现场处理

（1）即刻切断电源：迅速关闭电源或拔掉插头。用干燥竹竿或木棒等绝缘物挑开电线，并处置妥当。在野外或远离电闸或存在电磁场效应的触电现场，可用绝缘钳子或戴木柄的干燥刀、斧或锄头等斩断电线并妥善处理电线断端。用干木棒将触电者拨离触电处。避免给触电者造成其他伤害，如高处触电时，应采取适当的安全防护措施，防止从高处坠下导致骨折或死亡。抢救者必须注意自身安全，严格保持自己与触电者的绝缘。

（2）轻型触电者：就地观察及休息 1～2h。

（3）重型触电者：对心脏、呼吸停止者立即进行心肺复苏，并迅速转送医院，途中不中断救护。

2. 医院内处理

（1）维持有效呼吸：及时清除气道内分泌物。重症者尽早做气管内插管，给予呼吸机正压吸氧。

（2）心电监护和纠正心律失常：行持续心电监护，及时发现并纠正心律失常尤其是心室颤动。

（3）创面处理：局部电灼伤的处理与烧伤的处理相同。触电现场应保护好创面。到达医院后用无菌液冲洗、无菌敷料包扎。广泛组织烧伤、肢体坏死或骨折者，应请外科医生进行相应的处理，如组织坏死者行清创术，并预防性应用抗生素和破伤风抗毒素；前臂腔隙综合征者行减压术等。

（4）其他对症处理：预防感染，纠正水和电解质紊乱，防治肺水肿、脑水肿、急性肾功能衰竭等。

（考点：触电的处理要点）

三、护理问题

1. 疼痛　与触电引起的局部损伤有关。

2. 急性意识障碍　昏迷，与触电引起的脑干损伤有关。

3. 有感染的危险　与触电引起的局部组织水肿、坏死有关。

4. 潜在并发症　前臂腔隙综合征、室性心律失常、神经源性肺水肿、急性肾衰竭、神经系统病变等。

四、护理措施

（一）一般护理

加强营养，以高蛋白、高维生素饮食为主。注意卧床休息，避免劳累。

（二）观察病情

1．观察生命体征，注意神志变化。

2．监测心律失常　复苏后患者应仔细检查心率和节律，每次心脏听诊应保持 5min 以上，判断有无心律失常。最好连续进行 48h 的心电监护。

3．监测肾功能　观察尿色、尿量变化，准确记录尿量。

（三）对症护理

1．及时清除气道内分泌物，保持呼吸道通畅。必要时协助行气管内插管、正压吸氧。

2．注意口腔、皮肤护理，预防口腔炎和压疮的发生。

3．对严重肾功能损害或脑水肿者遵医嘱使用利尿药和脱水剂。注意触电者有无其他合并伤存在，并配合医生积极抢救。

（考点：触电的护理措施）

（四）心理护理

应给予心理安慰和心理支持，消除患者紧张、恐惧心理。注意观察患者有无触电后的短暂性精神异常如精神兴奋，应说服其卧床休息以保护心肺功能。

五、健康指导

普及安全用电知识，家用电器有故障要及时修理，不能带电操作。安装防护措施，如安装漏电保护器、插孔保护门、双断开关等，预防意外触电，尤其是儿童和老人。雷雨天不要在大树下、空旷的高大建筑物中避雨；不要站在窗口、灯下或靠近电器的地方；不要使用手机。

第 4 节　气管异物患者的救护

案例 9-4　患儿，女，2 岁。爷爷给患儿一块果冻，患儿边玩耍边吃果冻，突然患儿停止玩耍，剧烈咳嗽，呼吸困难，爷爷紧急送其入院。查体：体温 37.5℃，脉搏 150/min，呼吸 37/min，口唇发绀，三凹征明显，双肺呼吸音增粗，可闻及少许哮鸣音。诊断：气管异物。

问题：1．请问如何对患儿进行抢救？

2．如何对患儿家人进行健康教育？

一、概　　述

（一）病因

气管异物是耳鼻喉科常见急症之一，多见于 5 岁以下的儿童。若抢救不及时，轻者可造成气管、支气管损伤，重者可导致窒息而死亡。

（二）发病机制

异物进入气管后可引起全身病理变化，与异物的性质、异物停留时间和异物形状有关。异物进入气管，可引起支气管黏膜发生炎症反应，分泌物分泌增多，可出现部分堵塞或完全堵塞的情况，可导致气管炎、支气管炎、肺脓肿、肺炎和脓胸等。

二、护理评估

（一）健康史

患儿多有进食时玩耍、哭笑或惊吓等情况，由于小儿咳嗽反射及喉防御反射功能还不够健全，异物容易吸入气道。成年人气管异物比较少见，但在不经意时或嬉笑时也可能把口中的食物误吸进入气管。昏迷的患者，可因咽反射消失，易造成呕吐物吸入气道。常见的异物一般为花生、玉米粒、瓜子、黄豆、果冻等食物，或纽扣、硬币等。

（二）身体状况

主要表现为剧烈呛咳，吸气性呼吸困难、发绀等。

1. 异物嵌顿于喉头并异物较大者　可使患者窒息而死亡。如异物较小，患者可出现声音嘶哑甚至失音。异物停留时间过长，气管发生炎症反应，可出现疼痛、咳嗽等表现。

2. 异物位于气管　可引起阵发性剧烈咳嗽，表现为吸气性呼吸困难。如异物较大且嵌顿在气管隆突之上，则表现为混合性呼吸困难，并伴有哮鸣音。

3. 异物在一侧支气管　患者咳嗽、呼吸困难症状较轻，但随着异物堵塞时间过长，可产生支气管炎、肺炎甚至肺脓肿等，呼吸困难加重，甚至引起全身中毒的表现。

4. 并发症　气管异物堵塞气道时，由于缺氧，肺循环阻力增加，从而增加心脏负荷，可并发心力衰竭。剧烈咳嗽时，可导致肺泡破裂，发生气胸或皮下气肿。合并感染时可引起肺炎或肺脓肿。

（三）心理-社会状况

气管异物病情紧急，严重的呼吸困难使患者出现焦虑、紧张、恐惧表现。患儿不善于用语言表达而哭闹，家人担心患儿生命受到威胁。

（四）辅助检查

1. 支气管镜检查　可明确诊断，还可同时取出异物。

2. 影像学检查　X 线、CT 等可确定异物的位置、形状和大小、可发现肺部感染渗出和肺不张等。

三、护 理 问 题

1. 有窒息的危险　与异物阻塞阻碍正常呼吸有关。

2. 清理呼吸道无效　与呼吸道分泌物分泌增多有关。

3. 焦虑与恐惧　与呼吸困难和担心预后有关。

4. 潜在并发症　肺炎、肺气肿、肺不张、心力衰竭、气胸等。

四、护 理 措 施

（一）紧急救护

气管异物会导致患者窒息，危急生命，因此应及时诊断并取出异物，以保持呼吸道通畅。气管异物常继发感染，应酌情使用抗生素防治感染。

1. 院外紧急救护

（1）气道阻塞较轻微时，可鼓励患者继续用力咳嗽并用力呼吸，施救者不要干扰其自行排出异物，应密切观察病情变化，如自救失败，应立即拨打“120”急救电话启动急救医疗服务体系（EMSS）。

（2）气道堵塞较严重时，施救者应立即协助患者排出异物。

① 站位急救法：就会在站在患者身后，用双臂围绕患者腰部，一手握拳，拳头拇指侧顶在患者的上腹部，另一手握住握拳的手，向上、向后猛烈挤压患者上腹部，挤压动作要快速，压后

立即放松。

② 卧位急救法：把患者仰卧，救护者两腿分开跪在患者大腿外侧的地面上，双手叠放在患者脐稍上方，向下、向前快速挤压，压后立即放松。

③ 自救方法：患者可用自己的拳头和另一只手的手掌，也可在背椅上快速挤压腹部，压后立即放松。

④ 儿童及婴幼儿急救法：让患儿俯卧在两腿间，头低脚高位，然后用手掌适当用力在患儿的两肩胛骨间拍击 4 次。如拍背不见效，可让患儿背贴于救护者的腿上，然后救护者用两手示指和中指用力向下、向上挤压患儿中上腹部，压后立即放松，可重复数次。可也将患儿两腿倒立提起，使头部向下，同时轻拍其背部，通过异物自身重力和呛咳时胸腔内气体的冲力，迫使异物向外咳出。

2. 院内紧急救护

（1）快速备好吸氧、吸痰装置，气管切开包，心电监护仪及各类急救药品，最好配备支气管镜、喉镜等。

（2）保持病室的安静，避免对患儿的刺激，避免哭闹，以免异物发生移位。

（3）密切观察病情变化，特别要注意呼吸的节律、幅度和呼吸音的情况。

（4）呼吸困难或发生窒息时，应立即人工呼吸，心肺复苏。必要时行气管切开术或用喉镜取出异物。

（5）需手术取出异物时，应立即进行术前准备。

（二）一般护理

1. 床头应备齐吸痰器、吸氧装置、喉镜、气管切开包等抢救物品。

2. 如患者并发咳嗽、咳痰、咯血等表现时，应协助医生对症治疗。

3. 要加强与患者家属的沟通，如需要急症手术应立即完善相关准备立即手术。

（三）病情观察

1. 如出现烦躁不安、大汗淋漓、口唇发绀、三凹征等，应立即进行抢救及时取出异物，通畅呼吸道。

2. 如出现阵发性咳嗽，并闻及异物拍击音时应把握时机，取出异物。

（四）手术护理

1. 需要手术取出异物的患者要做好术前准备，禁食、禁饮，向患者讲解手术的重要性和危险性，术中可能发生的情况，并在手术同意书上签字。

2. 全身麻醉未清醒的患者，应平卧位，把头偏向一侧，防止呕吐、误吸。如突然出现呼吸困难，出现喉头水肿，应立即报告医生，必要时气管切开。密切观察患者有无发热、胸痛、咳嗽、咳痰等，预防肺炎和肺气肿的发生。

3. 保持呼吸道通畅。可给患者吸痰，一般每 2h 吸痰 1 次，严格遵守无菌操作，同时要注意观察患者的心率、面色等；为防止肺部感染的发生，可进行呼吸道湿化，用注射器将湿化液每隔 2h 随呼吸沿气道壁缓慢滴入 4～6 滴，也可进行雾化吸入，以稀释痰液，促进排痰，减少渗出等。

（五）心理护理

认真向患者家属交代病情，稳定其情绪，并取得配合，亲切耐心地安慰患儿，取得家长的信任和支持。

五、健 康 指 导

避免给 5 岁以下的小儿吃花生、瓜子、果冻等易堵塞气道的食物；不要让小孩将纽扣、硬币等含在口中玩耍；不要躺在床上吃东西，进食时不要嬉戏、打闹等。

第 5 节　烧烫伤患者的救护

案例 9-5　患儿，男，3 岁。家人在烧开水，患儿在旁边玩耍，不小心踢到正在烧开水的锅，开水锅打翻后直接洒在了患儿的腰部、臀部和双下肢，家长立即送往医院急诊科。查体：患儿哭闹，伤口红肿明显、起大水疱。

问题：1. 如何对患儿进行护理评估。

2. 如何对患儿进行抢救。

一、概　　述

（一）病因

烧烫伤是由于热力、化学物品、电源、放射线等作用于人体所引起的损伤，它不仅会使皮肤损伤，还可以深达肌肉骨骼，严重者可能会引起感染、休克等。临床上以热力烧伤多见。

（二）发病机制

根据烧伤的全身反应和临床过程，临床上将烧伤分为三期。

1. 急性体液渗出期（休克期）　休克是烧伤后 48h 内导致患者死亡的主要原因。大面积烧伤的热力作用，使毛细血管通透性增加，导致大量血浆外渗至组织间隙及创面，引起有效循环血量的锐减，从而发生低血容量性休克。体液渗出多自烧伤后 2～3h 开始，6～8h 最快，至 36～48h 达到高峰，随后逐渐吸收。

2. 感染期　创面从渗出逐渐转化为吸收为主，创面及组织中的毒素和坏死组织分解产物吸收入血，引起中毒症状。加之烧伤使皮肤失去防御功能，污染创面的细菌易在坏死组织中生长繁殖并产生毒素。烧伤越深、面积越大、感染机会越多、感染越严重。

3. 修复期　组织烧伤后，在炎症反应的同时，创面已经开始修复过程。包括创面修复期和功能修复期。浅度烧伤多能自行修复。深Ⅱ度烧伤如无感染等并发症，3～4 周后自愈，留有瘢痕。Ⅲ度烧伤或严重感染的深Ⅱ度烧伤均需要植皮才能修复。

二、护 理 评 估

（一）健康史

接触火焰、热水、蒸汽、电流、激光、放射线等均可导致烧伤。儿童、老年人、孕妇、意识障碍患者是发生烧伤的高危人群。消防设施和消防意识薄弱的某些厂矿、商场、歌舞厅等是重大火灾多发地，也是引起烧伤的常见社会、环境因素。对伤者要详细询问致伤原因、时间，既往史，现场急救及转运情况。

（二）身体状况

1. 烧伤面积

（1）中国新九分法：适用于较大面积烧伤的评估。该法将体表面积分为 11 个 9%，另加会阴区的 1%，构成 100%的体表面积。12 岁以下小儿头部面积较大，双下肢面积相对较小，测算方法应结合年龄进行计算。

（2）手掌法：以患者本人五指并拢的 1 个手掌面积约为 1%计算，适用于较小面积烧伤的估测或作为新九分法的补充。

2. 烧伤深度　按组织损伤的层次，按国际通用的三度四分法将烧伤分为Ⅰ度、浅Ⅱ度、深Ⅱ度和Ⅲ度烧伤。Ⅰ度、浅Ⅱ度属于浅度烧伤，深Ⅱ度和Ⅲ度属于深度烧伤。

3. 烧伤严重程度　主要与烧伤深度和面积有关，临床上多采用综合性评估，以利于患者分类治疗和效果评价，常分为轻度烧伤、中度烧伤、重度烧伤和特重烧伤四类。

（考点：烧伤的身体状况）

（三）心理-社会状况

伤情突发，患者缺乏心理准备，易造成心理打击和压力。患者的年龄、家庭角色、社会角色、信仰及价值观念、医疗费承担或承受力等多种因素会对其产生不同的心理影响。患者早期多有恐惧性反应，如精神紧张、发抖、行为异常等，也有的患者表现迟钝、麻木，呻吟、大哭、烦躁等。中期由于换药疼痛、经济负担、手术治疗等而惶恐不安或忧虑。后期可能因为面容受损、躯体功能障碍或残疾而长期精神困扰，给患者带来很大的心理压力和思想负担，甚至悲观厌世。

（四）辅助检查

重度烧伤早期，体液丢失，血液浓缩时，血常规检查发现红细胞计数、血红蛋白值和血细胞比容明显增高。尿量减少，尿比重增高，以及肾功能受损，可引起尿素氮增高。合并代谢性酸中毒时，二氧化碳结合力下降。脓毒症时，白细胞升高明显，中性粒细胞比例高。脓液细菌培养及药敏试验有助于确定致病菌种类，可针对性地选择敏感的抗生素。

三、护理问题

1. 疼痛　与烧伤造成神经末梢裸露及水肿。
2. 组织完整性受损　与烧伤所致组织破坏及烧伤深度有关。
3. 体液不足　与血浆丢失、体液转移至组织间隙及创面有关。
4. 有感染的危险　与皮肤屏障功能丧失，组织坏死有关。
5. 营养失调　低于机体需要量　与创伤、渗出、代谢增高、消化功能紊乱有关。
6. 焦虑和恐惧　与疼痛、意外事故打击及担心预后有关。

四、护理措施

（一）紧急救护

1. 院前紧急救护　烧伤现场急救是否正确及时、护送方法和时机是否得当，直接关系到伤员生命安全，所以伤后迅速脱离伤源并进行紧急救治是现场救护的基本原则。

（1）迅速脱离致伤环境：将伤员救离火场、高温蒸汽等环境。

（2）去除衣物和清除致伤物质：①衣物着火应立即脱去，或就地卧倒打滚压灭火焰，或用水浸各种物体扑盖灭火，最有效的方法是用大量水灭火，切记站立喊叫或奔跑呼救，以防止头面部及呼吸道吸入性烧伤。②如为烫伤，衣服被开水浸透时，应用剪刀剪开或撕开脱去，切记强行拉扯，以免剥脱烫伤的皮肤。③对酸、碱等化学物质烧伤，应立即脱去或剪开沾有酸、碱的衣服，以大量清水冲洗为首选措施，而且冲洗时间应该适当延长。如生石灰烧伤，应先除去石灰粉粒，再冲清水长时间的冲洗，以免生石灰遇水产热而加重损伤。磷烧伤时立即将烧伤部位浸入水中或用大量清水冲洗，同时在水中拭去磷颗粒，不可将创面暴露在空气中，避免剩余磷继续燃烧加重病情，创面忌用油质敷料，以免磷在油中溶解而被吸收中毒。

（3）保护创面：①中小面积的烧伤可将肢体浸入冷水中或以凉水持续冲洗，以减轻疼痛和热力对组织的损害，创面不做特殊处理；②Ⅰ度烧伤可在创面涂烧伤软膏；③浅Ⅱ度烧伤水疱未破者，可用无菌注射针头行多处刺破以利于引流，使表皮紧贴创面覆盖，以保护创面避免污染；④水疱已破并有移位者应剪除表皮，涂以烧伤软膏，用无菌敷料覆盖，但不涂任何带有颜色的药液和其他油类，以免影响对烧伤面积和深度的判断；⑤可用消毒敷料或干净的被单包裹覆盖创面，以减少污染，并尽早应用抗生素及破伤风抗毒素。

（4）电击烧伤的处理：应立即关闭电源将伤员转移至通风处松开衣服，如呼吸停止应立即口对口人工呼吸，心搏停止应立即施行胸外心脏按压，呼吸、心搏骤停应立即行心肺复苏。

（5）合并严重创伤的处理：如严重车祸、爆炸事故时烧伤同时合并有骨折、脑外伤、气胸或腹部脏器损伤，应优先处理影响生命的疾病，如立即止血，用无菌敷料覆盖伤口变开放性气胸为闭合性气胸等。

（6）迅速转运：患者生命体征相对平稳后，再送往附近医院进一步救治。有呼吸道烧伤者应先做气管切开，避免转运途中发生窒息。

2．医院内紧急救护

（1）镇静、镇痛：烧伤后患者多有不同程度的疼痛和躁动，应适当给予镇静、止痛。病情明确疼痛剧烈者可给予镇痛药物，对合并呼吸道烧伤、颅脑损伤或小儿烧伤禁用吗啡，以免影响呼吸功能。

（2）保持呼吸道通畅：注意观察患者有无呼吸道烧伤，如有呼吸困难，应及时行气管切开，保持呼吸道通畅。

（3）预防休克：迅速补充液体，能口服者尽量口服含盐饮料，不能口服者静脉补液。有大出血、骨折者采取相应处理。

（二）一般护理

病情严重者应注意口腔护理、皮肤护理，预防口腔炎和压疮的发生。保持患者局部伤口敷料的清洁、干燥、防止脱落。

（三）病情观察

密切观察患者的意识状态，每小时监测体温、脉搏、呼吸、尿量，注意尿的颜色并及时记录，如出现烦躁不安或表情淡漠、烦躁口渴、脉细速、血压下降、肢端厥冷、尿量减少甚至无尿等，应及时报告医生，并详细记录患者每小时的液体出入量。

（四）手术护理

1．休克期的护理　防治休克的主要措施是补充血容量，输血输液治疗，大面积烧伤的患者需快速输液，以恢复有效循环血量，护理人员必须保护好静脉通道，掌握正确输液的知识，熟悉休克期常见症状的临床意义及观察和护理方法，安全应用利尿药及冬眠药物。休克期在静脉输液的同时，还应注意保暖、镇痛等措施。休克期如果处理不当，患者除死于休克外，还有可能发生脑水肿、肺水肿、急性肾功能不全等并发症。未能平稳渡过休克期的患者，容易早期出现脓毒血症。

2．防治感染　烧伤创面愈合前都有发生感染的可能，而感染是烧伤患者死亡的主要原因之一。

（1）密切观察创面的变化：若创面水肿、渗出液多、肉芽颜色转暗、创面出现红肿等炎症表现均属于感染的征象。

（2）协助医生正确处理创面并做好创面护理。

（3）遵医嘱应用抗生素：应用抗生素时，需注意不良反应及二重感染的发生。及时做好创面细菌培养及药敏试验，以便选用有效抗生素。

（4）做好消毒隔离工作：工作人员出入病室要更换隔离衣、口罩、鞋、帽等；接触患者前后要洗手，做好病房的消毒工作。

（五）心理护理

对恐惧和抑郁者，鼓励患者表达情绪，帮助寻找消除恐惧及悲哀情绪的方法；对经济不宽裕者，应避免在患者面前谈论医药费问题，并及时安慰；对残疾或者面容受损害者，应注意沟通技巧，使患者精神放松，避免伤害患者的自尊心；鼓励患者认识自己的人生价值，正确对待残疾，重拾对生活的信心。

五、健康指导

告知社区人群防火、灭火、自救常识，预防烧伤事件的发生；指导患者进行正确的功能锻炼，以主动运动为主，被动运动为辅，以减轻瘢痕挛缩、肌肉萎缩等原因造成的躯体功能障碍；告诫患者避免抓挠、暴晒、使用刺激性强的肥皂和过热的水接触初愈的皮肤；鼓励患者参与一定的家庭、社会活动，促进患者身心健康。

自测题

A_1/A_2型题

1. 在高温环境下劳动的工人，为预防中暑宜饮（　　）

A. 含糖饮料　B. 含盐饮料
C. 冷开水　D. 矿泉水
E. 含维生素C饮料

2. 患者，男性，42岁。炎热夏天在建筑工地连续工作4h后出现剧烈头痛、头晕、眼花、耳鸣、呕吐、烦躁不安等症状，体温不高。应考虑为（　　）

A. 热衰竭　B. 热痉挛
C. 日射病　D. 热射病
E. 中暑

3. 热痉挛表现为肌肉痉挛和收缩痉挛，最易发生的部位是（　　）

A. 面肌　B. 腹直肌
C. 腓肠肌　D. 咀嚼肌
E. 胸大肌

4. 患者，女性，20岁。不慎落入海里，15min前获救，“120”医护人员发现患者剧烈咳嗽、皮肤发绀、烦躁不安、颜面肿胀、球结膜充血、双肺闻及干湿啰音。下列措施不正确的是（　　）

A. 通畅呼吸道　B. 给予高流量吸氧
C. 碱化血液　D. 脑复苏
E. 快速补充生理盐水或平衡盐溶液以稀释血液

5. 中暑患者在最短时间内将直肠温度降至（　　）

A. 36℃　B. 36.5℃
C. 37℃　D. 37.5℃
E. 38℃

6. 热射病的典型表现是（　　）

A. 高热、意识障碍、抽搐
B. 意识障碍、高热、无汗
C. 高热、抽搐、无汗
D. 头痛、昏迷、发热
E. 头痛、晕厥、无汗

7. 中年女性，45 岁。炎热夏天，天气闷热，在外面连续工作 5h，由于大量出汗导致失水、失钠等引起的周围循环灌注不足属于（　　）

A. 热痉挛　B. 日射病

C. 热衰竭　D. 热辐射

E. 热射病

8. 男性，20 岁，在非旅游区溺水被人救上岸，心跳呼吸已经停止。现场首选（　　）

A. 控水使呼吸道通畅　B. 口对口人工呼吸

C. 胸外心脏按压　D. 报“120”后等待

E. 报“999”后等待

9. 男性，30 岁，炎热夏天，在外高空作业 4h 后出现大汗、口渴、头晕、胸闷。该患者可能出现（　　）

A. 先兆中暑　B. 轻度中暑

C. 热痉挛　D. 热射病

E. 日射病

10. 对烧伤深度的判断，我国所用的分类方法为（　　）

A. 四度三分法　B. 三度五分法

C. 四度四分法　D. 三度四分法

E. 四度三分法

（杨春晖）

第10章 灾难救护技术

第1节 概 述

人类社会自存在以来就不断受到各种灾害的打击，造成了大量的人员伤亡和财产损失。我国地域分布广，灾难种类多，发生频率高，损失大，包括交通事故、火灾、地震、风灾、旱灾、雨雪冰冻等多种灾害。而护士作为灾难医疗救援队伍中的主力军，掌握灾难医学救援的知识和技术，对于减少灾难所致人员伤亡、提高受灾群众的健康水平具有重要意义。

一、灾难的定义与分类

（一）灾难的定义

广义的灾难是指对人类和人类赖以生存的环境造成破坏性影响事件的总称。2002 年世界卫生组织（WHO）把灾难定义为：对一个社区或社会功能的严重破坏，包括人员、物资、经济或环境的损失和影响，这些影响超过了受灾社区或社会应用本身资源应对的能力。

（二）灾难的分类

灾难主要来自于天体、地球、生物圈及人类本身的行为，其成因非常复杂，灾难的分类方法也很多种。

1. 按灾难发生的原因分类

（1）自然灾害：是指自然因素引起，包括地震、火山活动、海啸、山体滑坡、严重风暴、龙卷风、洪水、旱灾、沙尘暴等。

（2）人为灾难：是指人为因素引起的，包括火灾、爆炸、交通事故、建筑物事故、工伤事故等所致灾难，以及卫生灾难、矿山灾难、科技事故灾难、战争及恐怖袭击所致灾难等。

2. 按灾难反应规模分类

（1）一级灾难：指灾难发生地区的内部资源能够恢复原状的灾难。

（2）二级灾难：指灾难规模比较大，需要临近地区帮助才能恢复的灾难。

（3）三级灾难：指需要国家之间进行大规模救助的灾难。

二、灾 难 护 理

（一）灾难护理的定义

灾难护理又称灾害护理，世界灾害护理学会对其定义为：系统、灵活地应用护理学独特的知识和技能，同时与其他专业领域合作，为减轻灾害对人类的生命和健康所构成的危险而开展的活动。

（二）灾难护理的特点

1. 工作量大且复杂　灾害常常突然发生，且破坏性巨大，灾害护理工作较一般护理工作更为艰巨复杂。由于灾害的突发性和强烈的破坏性，常常会有大批患者同时出现，且病情紧急，导致了护理工作量庞大。而为了应对灾后急剧发生的资源匮乏，护理人员还需承担资源协调和运作责任，灾后交通阻塞，又使患者转运也成为一项具有挑战性的护理工作。

2. 心理负担重　灾难发生后，护理人员有必要为受灾人员提供及时的心理干预。灾害引起的经济损失，丧亲的悲痛都有可能使受灾者产生恐惧、悲伤、绝望等急性压力症候群。这些心理问题如不能得到及时解决，将会在很长时间内严重影响受灾人群的生活质量。护理人员还必须面对自己和护理队伍可能出现的心理应激反应及可能的心理问题。

3. 护理工作重心的改变　灾害早期，主要是躯体疾病，护理人员的工作主要集中于各种具体操作，包括：开展紧急救治，进行预检分诊以确定最需要优先救治的患者，协助保证水、卫生设施及避难场所的洁净，疾病检测与报告，紧急实施治疗饮食计划，关注弱势群体如妇女儿童。灾害后期，护理人员的主要职责在于预防与及时制止流行病的发作，对受灾人群开展心理干预及人文关怀等。

（三）护士在灾难护理中的作用

国外学者将灾难的医学救援分为三个阶段，即预备期、实施期和评价期。根据灾难医学救援的三个阶段分析护士在灾难护理中的作用。

1. 灾难前的作用　第一阶段，护士的作用着重于预防、保护和准备。在这个阶段，应对护士加强训练，评估灾难救援资源，制订和训练灾难应对反应计划。护士的应急准备训练分三个步骤，第一个步骤是个人的准备，包括身体、情感、军事技能、家庭支持等准备；第二个步骤是临床技能训练，主要包括创伤救护的技能、患者分类和现场疏散，灾难中的工作程度及对患者的评估、个人防护设备的使用等；第三个步骤是团队训练，包括操作能力、相关知识、领导和管理能力及单位整合和认同的共同训练。在这个阶段的另一重要任务就是制订灾难应急准备计划。

2. 灾难中的作用　第二阶段，即灾难救援的实施阶段，护士的主要作用包括与其他灾难救援的人员的通信联系，建立患者接收点（安置点）并进行患者分类，进行现场营救和就地抢救，对其他人员（如担架员、志愿者）的工作进行安排，安排患者分类或转诊，救援区域的安全保障以及合理分配工作人员的职责等。

3. 灾难后的作用　第三阶段，灾后评价期。护士要对安置区内的患者进行护理，并进行合理的转诊；加强心理干预，建立共同的心理目标；进行灾难设施的重建工作，恢复医院设施和修复损坏的设备。特别要对现有的灾难应急反应计划进行评价，发现不足并提出修改意见。对于灾难救援中的积极行为和消极行为进行识别，奖励积极行为，矫正消极行为，撰写严重事故报告等。

第2节　灾难应对反应

灾难现场医疗救援的程序包括搜救、评估和检伤分类、现场救治、转运及灾难恢复过程中的防疫、治病、心理干预等。

一、搜　　救

搜救定位是指寻找被埋压人员并准确判断其位置的过程。搜救的方式大致可分为人工搜索、搜救犬搜索和仪器搜索。当发现某建筑下可能埋压幸存者时，首先对建筑物残痕和余震的影响进行评估，之后封锁现场，由搜救人员和营救人员利用生命探测仪、搜救犬等在废墟中搜救幸存者。每个现场救护组可有2～3名医生和1～2名护士组成，医务人员的任务是发现幸存者后迅速接近，评估幸存者的伤情和病情的严重程度，指导营救方式并采取措施，根据实际情况在营救成功前后积极开展院前急救。

二、现场评估与检伤分类

（一）现场评估

1. 评估灾难　评估灾难的规模、患者人数，伤情的严重程度等。

2. 评估患者　迅速评估所有患者的病情，尤其注意无反应能力的患者。按A、B、C、D、E的顺序评估每一位患者的病情。

A. 气道：判断气道是否通畅。

B. 呼吸：观察呼吸的频率和节奏，注意有无开放性气胸和张力性气胸。

C. 循环：评估有无活动性出血并测血压、脉搏。

D. 神经系统：确定意识状态，并观察瞳孔大小。

E. 暴露：尽量充分暴露患者各部位及发现重要的损伤。

（二）检伤分类

1. 分类要求

（1）边抢救边分类：分类工作是在特殊而紧急情况下进行的，不能耽误抢救。

（2）专人承担分类：应由经过训练、经验丰富、有组织能力的技术人员承担分类工作。

（3）分类先后有序：分类应遵循先危后重、再轻后小（伤势小）的原则。

（4）分类应做到快速、准确、无误。

2. 重视患者的检伤分类及伤票的填写，灾难发生时，当地的医疗卫生资源往往处于不足的状态，高效率、高质量的灾难救援必须依靠及时有效的检伤分类，将患者分为不同优先等级，并做好标记，以便合理高效地应用医疗救援资源。

3. 检伤分类后，给患者挂上相应的病情分类卡，以便参加抢救的医护人员按分类卡进行相应处理。分类卡上的项目包括患者的姓名或编号、初步诊断、是否需要现场紧急处理等。分类卡统一挂在患者左胸的衣服上。患者病情轻重程度通常用不同颜色的卡片来区分：①重度标记为红色。此类患者病情重、危及生命、需立即进行抢救。如窒息、昏迷、大出血，严重头、颈、胸、腹部创伤，严重烧伤等。②中度标记为黄色。此类患者病情较严重、未危及生命，短时间内可以等待治疗，不会导致生命危险或永久性损伤或残疾。如脑外伤、骨折、大面积软组织损伤、严重挤压伤等。③轻度标记为绿色。此类患者伤情较轻，可行走。如软组织损伤、扭伤、轻度烧伤、脱位等。④死亡标记为黑色。此类患者意识丧失，大动脉搏动消失，心搏、呼吸停止，瞳孔散大。

三、伤员的安置与现场救护

（一）患者的安置

设立救护区，用彩旗显示救护区的位置，在混乱的现场尤为重要。将患者依照伤情分别送往不同的救护区，以便于医护人员的救治。

1. Ⅰ类患者救护区插红色旗显示。

2. Ⅱ类患者救护区插黄色旗显示。

3. Ⅲ类患者救护区插绿色旗显示。

4. O类患者救护区插黑色旗显示。

（考点：救护区彩旗的颜色所代表的患者病情等级）

（二）患者的现场救护

1. 现场救护的原则 ①先抢后救的原则；②全面检伤，科学分类，分级救治的原则；③连续性监护与治疗后送的原则；④先重后轻，防治结合的原则；⑤整体治疗的原则。

（考点：灾难现场患者的救治原则）

2. 现场救护的范围 ①对呼吸、心搏骤停的患者，立即行心肺复苏；②对昏迷的患者，安置适当的体位，把头偏向一侧，保持呼吸道通畅，防止窒息；③对于张力性气胸的患者，用带有单向引流管的粗针头在患侧锁骨中线第2肋间隙穿刺排挤；④对于有活动性出血的患者，立即采取有效的止血措施；⑤对于有伤口的患者行有效的包扎，对疑有骨折的患者行临时固定，对于内脏脱出的患者进行保护性包扎，对开放性气胸者立即封闭伤口；⑥对休克或有休克先兆的患者进行抗休克治疗；⑦对有明显疼痛的患者，给予镇痛药。⑧对大面积烧伤患者，给予创面保护；⑨对伤口污染严重者，给予抗菌药物，防治感染；⑩对中毒患者，及时注射解毒药或给予排毒处理。

（考点：开放性气胸和张力性气胸的处理原则）

3. 现场救护的程序 ①根据灾难现场患者的情况，应协助医生对患者的伤情或病情进行初步评估，迅速判断伤情或病情；②立即实施最紧急的急救措施，如开放气道、心肺脑复苏、止血、给氧、抗休克等，特别必要时可在现场实施紧急手术，尽可能地稳定伤情或病情；③稳定患者的情绪，减轻或消除强烈刺激对其造成的心理反应。

四、伤员的转送与护理

伤员的转送是将经过现场初步处理后的患者，送到医疗技术条件较好的医院的过程。现场救护小组应依照伤员后指征，指挥医务人员和救护人员后送。途中严密观察病情变化，必要时做紧急处理。伤员送到医院后，陪送人员应向医务人员交代病情，介绍现场处理经过，以便入院后的进一步救治。

1. 转送指征 符合以下条件之一者可转送：①应在现场实施的救治措施都已经完成，如出血伤口的止血、包扎和骨折的临床固定等；②确保伤员不会因搬动和转运而使伤情恶化甚至危及生命。

2. 暂缓转送指征 有以下情况之一者应暂缓转送：①病情不稳定，如出血未完全控制、休克未纠正、骨折未妥善固定等；②脑外伤疑有颅内高压、可能发生脑疝者；③脊髓损伤伴有呼吸功能障碍者；④心肺等重要器官功能衰竭者。

五、灾难心理干预

突如其来的天灾人祸，不仅给人带来物质上的损失、躯体上的创伤，也会给人的精神和心理带来重大影响，形成心理应激性障碍。应激相关障碍是指一组主要由心理、社会（环境）因素引起异常心理反应而导致的精神障碍，也称为反应性精神障碍。灾后最常见的类型为急性应激障碍（ASD）和创伤后应激障碍（PTSD）。

（一）灾难救援中的心理评估

1. 心理评估的目的

（1）筛查：通过心理评估从受灾人群中筛选出需要进行心理干预的高危人群。

（2）判定：对于重点人群的个体通过详细的心理评估，确定其心理问题及严重程度，以便制定有针对性的干预措施。

（3）追踪：干预过程中在不同时间点上进行阶段性评估，以了解前期干预的效果，并为下一阶段干预措施的制定调整提供依据。

2．心理评估的原则

（1）尊重：即尊重评估对象，应征得评估对象的同意，对评估对象无条件地接纳、关心和爱护。

（2）保密：恪守职业道德，向评估对象承诺保密，不向无关人员透露。

（3）针对性：目的要明确，事先明确评估问题。

（4）综合性：综合运用访谈、观察和心理测验等评估方法，从多渠道收集信息，进行综合分析，从而做出可靠的诊断。

（5）与干预相结合：保证在能持续进行心理干预的前提下进行心理评估。

3．心理评估的实施　根据受灾救援进行和幸存者应激反应特点，心理评估和干预的实施可分为急性期和恢复期两个阶段。

（1）急性期评估：是指灾难后约1个月。这个时期是幸存者完成生命救助，生活安全得到基本保证，但心理处于混乱，甚至绝望，产生各种应激反应的时期。急性期心理评估的主要内容是：①针对幸存者当前需求和担忧收集信息，识别风险因素；②筛查识别高危人群，作为心理干预的重点人群。

（2）恢复期评估：通常着眼于灾难后3个月、6个月、1年和2年。这个时期的心理评估主要是在了解受灾人群整体心理健康状况的基础上，对PTSD、适应障碍、抑郁、焦虑、恐惧等心理障碍进行诊断评估，并在不同时间点上进行阶段性的随访评估，检验心理干预的效果，调整心理干预措施。

（二）灾难救援中患者的心理干预

灾难后心理干预应以不干扰为满足基本需要而进行的活动为前提，主要包括心理干预和对ASD和PTSD患者的干预。

1．一般干预　目的是帮助身处灾难性事件中的各类人员，特别是灾难幸存者，减轻因灾难所造成的痛苦，增强其适应性和应对技能，包括以下内容。

（1）接触与介入：通过首次接触建立咨询关系。

（2）确保安全感：确保干预场所的安全。

（3）稳定情绪：安抚和引导情绪崩溃的幸存者，帮助求助对象理解自己的反应，指导一些基本应对技巧。

（4）收集信息：目的是识别求助对象的需求和担忧，制定针对性的干预措施。需要收集的信息主要包括灾难经历的性质和严重程度，家庭成员或朋友的死亡情况，原有的身心疾病救治情况，社会志愿系统，有无负面情绪和物质及药物滥用情况等。

（5）实际帮助：从最紧迫的需要着手为求助对象提供帮助，首先要满足其对物质的需求。

（6）联系社会支持系统：帮助求助对象尽可能利用即时可用的社会支持资源。

（7）提供必要信息：包括目前灾难的性质与现状、救助行动的情况、可以获得的服务、灾后常见的应激反应、自助和照顾家人的应对方法等。

2．急性应激障碍（ADS）的干预应遵循以下原则　①正常化原则：强调在应激干预活动中的任何想法和情感都是正常的，尽管它们可能是痛苦的。②协同化原则：强调干预者和当事人双方的积极参与和协同。③个性化原则：强调心理干预应个性化。常用的干预方法有以下三种。

（1）认知干预：其原理是危机植根于对事件和围绕事件境遇的错误思维，而不是事件本身或与事件和境遇有关的事实。当改变了个体的思维方式，尤其是改变其认知中的非理性和自我否定，就可能改变个体对自己生活中危机的控制。

（2）社会支持：包括物质上和心理上的支持，来自家庭、社区、干预者的自助群体等。其中家庭支持效果最为明显。干预者应正确评估当事人的家庭支持能力，并帮助其强化这些能力，以减少个体缺乏理性的恐惧。

（3）药物治疗：对急性期有明显紧张、焦虑、恐惧、抑郁反应和失眠、心悸、出汗等躯体症状的患者，适当使用药物可缓解症状，有助于心理干预的开展和起效。但注意药物使用剂量要小，疗程要短。

3. 创伤后应激障碍（PTSD）的干预　原则是以帮助患者提高应对技巧和能力，发现和认识其应对资源，尽快摆脱应激状态，恢复心理和生理健康，避免不恰当地应对造成更大损害为主。其干预的焦点是帮助危难中的个体认识和矫正因创伤性事件引发的暂时认知、情绪和行为扭曲。干预重点是预防疾病和缓解症状，以心理环境干预为主，药物治疗为辅。常用的心理干预技术有认知技术、创伤稳定技术、认知暴露技术、应激接种训练、自我对话训练等，通常由专业心理咨询师实施。

第 3 节　常见灾难救援

一、交 通 事 故

（一）概述

交通事故是指车辆在道路上因过错或者意外造成人身伤亡或者财产损失的事件。交通事故不仅是由特定的人员违反交通管理法规造成的，也可以是由于地震、台风、山洪、雷击等不可抗拒的自然灾害造成。公路交通事故已成为全球意外伤害中最常见的事件。严重的车祸可导致人员伤亡，死亡的主要原因为头部损伤、严重的复合伤和辗压伤。

由于公众医疗急救知识的缺乏，无论交通事故的当事人或现场的目击者，面对事故中的受伤人员，往往束手无策，因此我国交通事故现场急救水平较发达国家还有一定距离，交通事故中因伤致死、致残率较高。

（二）抢救原则

现场救护的原则是排除险情、紧急呼救、保护现场、救治运转患者。

1. 排除险情　交通事故发生后，密切注意周围环境，避免发生二次损伤。车祸发生后，应在事故现场设立警示标志，并选择一处安全的位置示意后面车辆绕行，亮起危险警告灯，避免他人再次受到其他车辆伤害；对油箱破裂、燃油溢出的现场，要严禁烟火，以免造成火灾，扩大事故后果。反光背心、强光手电在夜间可起到更加明显的提醒作用。

2. 紧急呼救　交通事故出现后，可立即拨打交通事故报警电话“122”，有人员伤亡时还要拨打急救电话“120”。拨打“122”电话的主要内容为：事故发生的时间、地点、车型、车牌号码、事故起因、有无发生火灾或爆炸、有无人员伤亡、是否已造成交通堵塞，联系人的姓名、性别、年龄、住址、联系电话等，注意要等对方挂断电话后联系人才能挂机。

3．保护现场　不准移动现场上的任何车辆、物品，并要劝阻围观群众进入现场。对于易消失的路面痕迹、散落物，应该用塑料布、苫布、苇席等可能得到的东西加以遮盖；及时报警，拨打“122”电话；抢救伤者移动车辆时，应做好标记；将伤者送到医院后，应告知医务人员对伤者衣物上的各种痕迹，如轮胎花纹印痕、撕脱口，要进行保护。

4．救治运转患者　当交通事故发生后，要遵循先救后送的原则，宜就地对重患者检查伤势和初步处理后再搬运。就地查看伤情，确认有无意识、呼吸、脉搏、出血等。如呼吸、心搏停止者立即做心肺复苏，大出血者应立即采取止血措施；将患者从车内救出的过程应根据伤情区别进行，如脊柱损伤者不能采用拖、拽、抱等方式，避免发生脊髓损伤；担架搬运患者时，患者头部应向后，利于搬运途中观察病情变化；病情较重的患者救护车运送时，患者头部也应采取头在后的平卧位，保证大脑血流供应。

（三）现场救护

成功的交通事故现场急救主要包括正确的伤情判断，并在此基础上及时正确的抢救措施。如出现大量患者时，必须进行伤情分类，分清轻重缓急，听从现场指挥，有计划、有组织地进行抢救。现场急救措施主要包括通气、止血、包扎、固定及转运等。

1．头部损伤　在交通事故死亡者中，头部外伤占半数以上，而且 60%～70%死于伤后 24h 以内。

（1）发现患者，应尽快检查头部有无外伤，是否处于危险状态。注意不要随便移动患者，并按以下程序迅速抢救：①让患者侧卧，头向后仰，保证呼吸道畅通；②如发现患者呼吸、心搏停止立即行心肺复苏；③头皮出血时，用无菌纱布直接压迫止血。

（2）头受伤后，有血液和脑脊液从鼻、耳流出，要让患者平卧，患侧向下，即左耳、鼻流出脑脊液时左侧向下，右侧流时右侧向下。不要用纱布、脱脂棉等塞在鼻腔或外耳道内，以免脑脊液逆流导致颅内感染；脑组织如有脱出不能加压，可用无菌碗扣住脱出部位再包扎。

2．胸部损伤　开放性气胸尽快用无菌纱布封闭伤口，给予氧气吸入并尽快送入医院手术；清除呼吸道分泌物及血块，保持呼吸道通畅，呼吸停止时给予人工呼吸；根据病情安置好体位以半卧位为主，做好病情观察，观察其面色、呼吸、口唇、四肢温度及意识等；多根肋骨骨折时做好加压包扎。

3．腹部损伤　检查腹部是否有疼痛，腹部压痛是最主要的体征。腹部损伤的主要表现：血压下降、脉搏快、呼吸浅快、皮肤黏膜苍白、腹部局限或弥漫性压痛、反跳痛、腹胀等；开放性腹部损伤用无菌纱布覆盖，加压包扎；如有脏器脱出，让患者屈膝，放松腹肌，用消毒巾将腹腔内脏器覆盖，再用盆或碗将脏器盖住；如有大量脏器脱出则将脏器送回腹腔，以免暴露过久导致休克发生。

4．脊髓损伤　脊柱骨折患者时应将患者身体放直，用均衡力量轻抬起或放下，宜用硬板平车，取仰卧位或俯卧位，减少脊髓再次损伤机会；颈髓损伤患者时要有 3～4 人搬运，其中 1 人负责头部的牵引固定，使头保持与躯干部成直线的位置，维持其颈部不动，防止头部扭转屈伸损伤脊髓而致死，其他 3 人站在患者同一侧，2 人托躯干，1 人抱住下肢，患者仰卧于平车上，颈下放一小垫，两边放沙袋防止头部左右摇动。

二、火　灾

（一）概述

在各类自然灾害中，火灾是一种不受时间、空间限制，发生频率较高的灾害。火灾即是“天灾”，也是“人祸”。所谓“天灾”，大多因雷电、干旱等气候原因导致森林大火或一些建筑物失火，此类火灾约占18%；“人祸”则是因生产、生活中不慎，或因战争、人为纵火等原因引起。现代社会中，火灾的原因及范畴逐渐扩展，家庭使用的电器、煤气、电线等，石油化学工业中的大批危险品都可能引起火灾、爆炸。据统计，人为因素所致火灾占89.4%。对此我们应当充分重视，积极防范。

火灾不仅烧毁财物，造成严重的经济损失，而且可以致人死伤、残障和心理创伤。发生火情时，火场烟雾的蔓延速度是火的4～6倍，烟气流动的方向即是火势蔓延的途径，温度极高的浓烟在2min内就可以形成烈火，由于浓烟烈火升腾，严重影响了人们的视野，使人看不清逃离的方向而陷入困境。

火灾中被浓烟熏死呛死者，是被火烧死者的几倍。在一些火灾中，被“烧死”的人实际是先烟气中毒窒息死亡后遭火烧的。浓烟致人死亡的主要原因是一氧化碳中毒。人吸入一氧化碳的允许浓度为0.2%，当空气中一氧化碳浓度达到13%时，人吸上两口就会失去知觉，吸入1～3min就会导致死亡。常用的建筑材料燃烧时所产生的烟气中，一氧化碳的含量高达2.5%。火灾中的烟气还含有大量的二氧化碳。在通常情况下，二氧化碳在空气中约占0.06%，当浓度达到2%时，人就会感到呼吸困难，达到6%～7%时，人就会窒息而死亡。聚氯乙烯、橡胶、尼龙、羊毛、丝绸等原料和物品燃烧时，能产生大量剧毒气体，对人的威胁更大。

救护人员应掌握火场烟雾的特点、火场烟雾中毒的表现、火灾的扑救措施、如何报警及火灾的救护要点，以便及时、有效、科学地施救。

（二）救护原则发生火灾后，要根据情况，因地制宜开展救援

1. 报警　不论何时何地，一旦发生火灾，立即拨打火警电话“119”。报警内容主要包括起火单位、地址、燃烧部位、燃烧物质、起火原因、火势大小、进入火场路线及联系人姓名、电话等，并派人到路口接应消防车进入火场。

2. 扑灭火灾　初起阶段火势较弱，范围较小，若及时采取有效措施，就能迅速将火扑灭。建筑物起火后5～7min是灭火的最佳时间。据统计，70%以上的火灾都是在场人员扑灭的。如果不早期扑灭，后果不堪设想。对于远离消防队的地区，首先应号召群众自救，力争将火势扑灭于初起阶段。通常可使用灭火器、自来水或盆缸的存水灭火，使燃烧物迅速冷却，达到熄灭的效果。也可使用窒息、扑打等方法扑灭较小的火势。

3. 撤离　发生火灾时若被大火包围，应想法设法尽早撤离。起火后10～15min，一氧化碳已经超过人体接触的允许浓度，而空气中氧含量又迅速下降，火场温度已经接近400℃左右，此时人在火场是相当危险的，逃生时间应在15min以内。撤离方法：①匍匐前进，逃出门外。火初起，烟雾大，热气烟雾向上升，应弯腰低头或趴在地面匍匐前进，用湿口罩、毛巾捂住口鼻，逃出门外。若火势来自门外，开门前应先用手探查门的温度，如已发烫，不宜开门。②浸湿外衣，冲下楼梯。楼梯已着火，火势尚不太猛烈时，披上浸湿的外衣、毛毯或棉被冲下楼梯。③利用阳台或铁质落水管向下滑。若房间火盛，门被烈火封住或楼梯已被烧断，无法通行时，利用阳台或铁质落水管向下滑。也可将绳子或床单撕成条状连接起来，一端拴在门窗栏杆上，另一端甩向楼下，然后攀附向下滑。④被迫跳楼时要缩小落差。若楼层不太高，被迫跳楼时，先扔下棉被、海绵床垫等物，以便缓冲，然后爬出窗外，手扶窗台向下滑，尽量缩小落差。

（三）现场救护

1. 迅速转移患者　应立即离开烟雾环境，将患者置于安静通风凉爽处，解开衣领、腰带，

适当保暖。对于高浓度的硫化氢或一氧化碳污染区和严重的缺氧环境，必须立即通风。救护人员需佩戴供氧式防毒面具，对其他毒物也应采取有效的防护措施。

2. 立即抢救生命　确保呼吸道通畅，对呼吸、心搏骤停者立即实施心肺脑复苏。

3. 气体中毒的救治　应立即将患者撤离现场，移至空气新鲜处，静卧休息。

4. 保护创面　迅速脱去或顺衣缝剪开患者的衣服，摘除饰物，暴露创面。创面要用清洁的被单或衣服简单包扎，尽量不要弄破水疱，保护表皮，防止创面污染。严重烧伤者不需要涂抹任何药粉、药水和药膏，以免给入院后的诊治造成困难。患者口渴可饮淡盐水。

三、公共卫生事件

公共卫生事件是指造成或可能造成社会公众健康严重损害的重大传染病疫情、群体性不明原因疾病、重大食物和职业中毒，以及其他严重影响公众健康的事件。

（一）传染性非典型肺炎

1. 概述　传染性非典型肺炎（严重急性呼吸综合征，SARS）是由 SARS 冠状病毒引起的一种具有明显传染性、可累及多个脏器系统的特殊肺炎，世界卫生组织（WHO）将其命名为严重急性呼吸综合征，临床上以发热（>38℃）、乏力、头痛、肌肉关节酸痛等全身症状和干咳、胸闷、呼吸困难等呼吸道症状为主要表现，部分病例可有腹泻等消化道症状；胸部 X 线检查可见肺部炎症浸润影，实验室检查外周血白细胞计数正常或降低，抗菌药物治疗无效是其重要特征。重症病例表现明显的呼吸困难，并可迅速发展成为急性呼吸窘迫综合征（ARDS）。

（考点：SARS 的主要临床表现）

2. 流行病学特点

（1）传染源：患者及隐形感染者。SARS 患者是本病的主要传染源。2002 年 11 月在我国广东地区首次出现 SARS 患者，是本次发病的源头，随后出现人传人暴发流行，至 2003 年 7 月份，共有 39 个国家和地区报告 8454 例，908 例死亡。将 SARS 病毒传给 10 人以上的患者称为“超级传播者”，一般为老年人或有慢性基础疾病的患者。

（2）传播途径：①呼吸道飞沫传播。SARS 患者的呼吸道、口腔、鼻腔等分泌物中含有大量的 SARS 病毒，通过咳嗽形成飞沫，以近距离接触传播为主。②消化道传播。患者可出现消化道症状，腹泻、恶心、呕吐等，在患者的粪便中可找到冠状病毒，提示病毒有经消化道传播的可能，说明接触患者分泌物污染的物品也会受到感染。③医院内传播。SARS 流行期有大量的医务人员被感染，出现医源性传播。

（3）易感人群：人群对 SARS 普遍易感，无年龄、性别及种族差异；以中青年（20～50 岁）为主。医护人员、SARS 家庭成员及密切接触者为高危人群。

3. 临床表现　SARS 潜伏期 3～15d，平均为 4～6d，长者达 1 个月。起病急，自发病之日起，2～3 周病情都可处于进展状态，主要有以下三类症状。

（1）发热及相关症状：通常发热为首发和主要症状，体温一般高于 38℃，常呈持续性高热，可伴有畏寒，肌肉酸痛，关节酸痛，头痛，乏力。

（2）呼吸系统症状：可有咳嗽，多为干咳，少痰，少部分患者出现咽痛，常无上呼吸道卡他症状，可有胸闷，严重者逐渐出现呼吸加速、气促，甚至呼吸窘迫症状，呼吸困难和低氧血症多见于发病 6～12d 以后。

（3）其他方面症状：部分患者出现腹泻、恶心、呕吐等消化道症状。

4．治疗

（1）一般治疗与病情监测：卧床休息，注意维持水、电解质平衡，避免用力和剧烈咳嗽。密切观察病情变化。一般早期给予持续鼻导管吸氧（吸氧浓度一般为 1～3L/min）；根据病情需要，每日定时或持续监测脉搏容积血氧饱和度（sPO_2）；定期复查血常规、尿常规、血电解质、肝肾功能、心肌酶谱和 X 线胸片等。

（2）对症治疗：①发热＞38.5℃，或全身酸痛明显者，可使用解热镇痛药。高热者给予冰敷、乙醇擦浴、降温毯等物理降温措施，儿童禁用水杨酸类解热镇痛药；②咳嗽、咳痰者可给予镇咳、祛痰药；③有心、肝、肾等器官功能损伤者，应采取相应治疗；④腹泻患者应注意补液及纠正水、电解质紊乱。

（3）抗菌药物的使用：抗菌药物的应用的主要目的有两个，一是用于对疑似患者的试验治疗，以帮助鉴别诊断；二是用于治疗和控制继发细菌、真菌感染。

（4）糖皮质激素的使用：应用糖皮质激素的目的在于抑制异常的免疫病理反应，减轻全身炎症反应状态，从而改善机体的一般状况，减轻肺的渗出、损伤，防止或减轻后期的肺纤维化。应用指征如下：①有严重的中毒症状，持续高热不退，经对症治疗 3d 以上最高体温仍超过 39℃；②X 线胸片显示多发或大片阴影，进展迅速，48h 以内病灶面积增大＞50%且在正位 X 线胸片上占双肺总面积的 1/3 以上；③达到急性肺损伤（ALI）或 ARDS 的诊断标准。具备以上指征之一即可应用。

（5）重症 SARS 的治疗原则：尽管多数 SARS 患者的病情可自然缓解，但大约有 30%的病例属于重症病例，其中部分可能进展至急性肺损伤或 ARDS，甚至死亡。因此对重症患者必须严密动态观察，加强监护，及时给予呼吸支持，合理使用糖皮质激素，加强营养支持和器官功能保护，注意水、电解质和酸碱平衡，预防和治疗继发感染，及时处理并发症。

5．预防和控制措施

（1）控制传染源和切断传播途径：禁止对野生动物的捕杀、交易和消费，可减少人类与 SARS 动物疫源地接触的机会。加强实验室安全措施，SARS 病毒实验研究必须在 P_3 实验室进行。加强疾病检测，建立 SARS 早期预警机制。建立早期快速的 SARS 诊断方法，早发现、早诊断、早隔离、早治疗。加强医院院内感染的控制，SARS 患者必须严格隔离在负压病房治疗，医护人员严格按照标准做好个人防护，患者的污染物和周围环境要进行严格的消毒。追踪 SARS 病例的所有密切接触者，对其进行严格的留验观察。

（2）保护易感人群：安全有效的 SARS 疫苗是保护易感人群最有效的方法，经过我国科技人员的共同努力，SARS 病毒灭活疫苗进入Ⅰ期临床研究，不久将首次进入人体临床研究，但 SARS 病毒的表面抗原决定簇改变迅速，而且感染了许多动物，加上异种移植医学的发展，使 SARS 病毒更易获得毒力增加和基因重组发生变异，从而使有效疫苗的研制更加困难。为了应对 SARS 危机，卫生行政部门应对卫生保健工作人员进行传染病控制技术的演练和知识培训，加强传染病防治设施的建设，保障工作人员的安全，协调传染病暴发时报告和反应的一致性，有充足的资源处理突发公共卫生事件。

（二）甲型 H1N1 流感

1．概述　甲型 H1N1 流感是由甲型 H1N1 流感病毒引起的急性呼吸道传染病。人感染该病毒后出现发热、咳嗽、疲劳及食欲缺乏症状，少数病例病情重，进展迅速，可出现肺炎、呼吸衰竭、多脏器功能损伤等并发症，严重者可导致死亡。自 2009 年 3 月以来甲型 H1N1 流感首先在墨西哥和美国流行，随之蔓延到全球各地，虽然疫情已被有效控制，但仍可能卷土重来再次引起暴发流行。

2. 流行病学特点

（1）传染源：甲型 H1N1 流感患者和隐性感染者是主要传染源。虽然猪体内已发现甲型 H1N1 流感病毒，但目前尚无证据表明动物为传染源。

（2）传播途径：主要通过空气飞沫传播，也可以通过口腔、鼻腔、眼睛等处的黏膜直接或间接接触传播。接触患者的呼吸道分泌物、体液和污染病毒的物品也可能引起感染。另外，流感病毒也可以通过气溶胶经呼吸道传播。

（3）易感人群：人群普遍易感，以青壮年为主，婴幼儿和老年人最低。

3. 临床表现　甲型 H1N1 流感的临床表现与季节性流感和其他流感症状类似，为自限性传染病。主要包括发热、流涕、鼻塞、咽痛、咳嗽、头痛、肌痛、乏力、呕吐和（或）腹泻。少数病例病情进展迅速，可出现呼吸衰竭、多器官功能不全或衰竭。但大多数症状温和，预后良好，部分患者甚至不出现流感样症状而自行痊愈。重症和死亡病例多见于慢性病患者和孕妇。

（考点：甲型 H1N1 的传播途径）

4. 治疗

（1）一般治疗：注意休息，加强营养，多饮水。

（2）药物治疗：①抗病毒治疗。应及早应用抗病毒药物，发病初 48h 是最佳治疗期，对奥司他韦和扎那米韦敏感，但对金刚烷胺、金刚乙胺有抗药性。②抗生素及激素的应用。如继发细菌感染给予相应抗生素治疗。对病情严重者，可考虑给予小剂量糖皮质激素治疗。

（3）对症支持治疗：发热>38.5℃伴有全身酸痛明显者，予以物理降温或使用解热镇痛药。咳嗽、咳痰者可给予镇咳祛痰药。腹泻患者应注意补充和液体及电解质。有心、肝、肾等脏器功能损害者，应采取相应治疗措施。如出现低氧血症或呼吸衰竭的情况，应及时给予吸氧、无创机械通气或有创机械通气等治疗措施。

5. 预防和控制措施

（1）控制传染源和切断传播途径：开展疫情监测，严格执行疫情报告制度。对患者及疑似患者进行隔离，并对患者所在单位、家庭等进行消毒。加强医院防控措施，建立健全工作规范，严格做好院内感染的预防工作。对甲型 H1N1 流感预防应加强全民的健康教育，提高广大群众自我防范意识。做好以下预防措施：多喝水，进食营养丰富的食物；做运动，保持身体健康及充足的睡眠；避免与患者近距离接触；咳嗽和打喷嚏时应用手帕或纸巾遮挡口鼻，并将使用过的手帕和纸巾丢弃；接触沾染病毒的物体表面后，特别是在打喷嚏和咳嗽之后，应使用肥皂或含乙醇的洗手液认真洗手，经常开窗通风。

（2）保护易感人群：疫苗接种是防控流感最有效的途径，能有效减少由流感及其并发症引起的发病和死亡。尽量少去人群密集的场所；对于合并心脏病，呼吸器官疾病及糖尿病且不适合进行疫苗接种的高频患者可给予奥司他韦胶囊作为预防药物使用。

四、地　震

（一）概述

地震在自然灾害中属于受灾面积广、破坏性强、死亡人数多的地质灾害，往往会在瞬间给人类、社会造成巨大损失。我国是地震灾害严重的国家之一，20 世纪死亡人数在 20 万人以上的两次特大地震均发生在我国。地震造成人员伤亡的原因有建筑物倒塌、煤气泄漏、触电、溺水和火灾等，其中最多是倒塌。人员被倒塌的建筑构件掩埋或围困在土石、瓦砾之中，伤情严重者往往还来不及抢救而在早期死亡，也有不少人是因为口鼻被沙土堵塞窒息致死。

地震致伤中的头面部伤、颅脑损伤、内脏大出血及挤压综合征是死亡率最高的。地震后几天内，因大量的厌氧菌入侵，伤口极易受感染而发生破伤风、气性坏疽导致的死亡也占较大比例。

地震灾区的医疗救援工作，是一项多部门配合、协同作战的艰巨任务，它需要交通运输、通信联络、水电供应、工程技术等各方面密切配合，才能取得医疗救援工作的高效率，完成救灾任务。

（二）救治原则

在保证救护员安全前提下，现场采取先近后远、先抢后救的原则，即对震区人员的搜寻、脱险、救护医疗一体化的大救援观念。

1. 先近后远。先救近处的人，再救远处的人。如果舍近求远，会错过救人良机。

2. 先挖后救，挖救结合。在地震救灾中，时间就是生命，要抓住一切机会挽救生命。在基本查明人员被埋情况后，应立即组织骨干力量，建立营救小组，就近分片展开救援。一般群众以挖为主，医护人员以救为主，按抢挖、急救、运送进行合理分工，提高抢救工作效率。

3. 先救命，后治伤。

4. 对开放性伤口给予包扎，骨折应予固定。

5. 脊柱骨折在地震中十分常见。运送脊椎损伤的患者要用硬质担架，并将患者固定在担架上，防止脊髓损伤的发生。

6. 检伤分类。对需要进行医疗救援的患者，必须检伤分类，分清轻重缓急。对危及生命的重症患者要先抢救。在交通运输条件允许的情况下，必须实施分级医疗救护，以减轻灾区救护任务的压力。

7. 由于灾害的瞬间降临，对人的心理伤害十分严重，因此在救援中应体现人文关怀，积极开展心理支持工作。

（三）现场救护

1. 对埋在瓦砾中的幸存者，应先建立通风孔道，以防窒息。

2. 挖出后应立即清除口鼻异物和压在伤者头面部、胸腹部的泥土。检查患者，判断意识、呼吸、循环体征。注意保持呼吸道通畅。

3. 从缝隙中缓慢将患者救出时，应保持脊柱呈中立位，以免伤及脊髓。

4. 救出患者后，及时检查伤情，遇神志不清、大出血等危重急症者优先救护。外伤、出血给予包扎、止血、予以固定，脊柱骨折要正确搬运。

5. 因恐惧，原有心脏病、高血压可加重、复发，引起猝死，对此类患者要格外关注。

6. 身处危险环境中的自救。设法避开身体上方不结实的倒塌物、悬挂物或其他危险物，用砖石、木棍等支撑残根断壁，以防余震时再被埋压；搬开身边可搬动的碎砖瓦等杂物，扩大活动空间；不要随便动用室内设施，包括电源、水源等，不要使用明火；不要大喊大叫，应保存体力，节约氧气，用敲击的方法求救；闻到煤气及有毒异味时，要用湿衣物捂住口鼻；保护和节约使用饮用水、食物。

7. 危重患者的现场救护。呼吸心搏停止者，在现场立即行心肺脑复苏；休克患者取平卧位，对伴有颅脑、胸腹外伤者，要迅速护送转至医疗单位；对严重的开放性污染的创伤面，要除去泥土秽物，用无菌敷料或其他干净物覆盖包扎。

（四）各种场所的避震

躲避原则：就近选择形成三角空间的地方躲避；逃离危险场所；避开易发生再次灾害的地方；切断危险源；避免人为事故。

1. 在室内避震　迅速躲在坚固家具附近或内墙墙根、墙角等易形成三角空间的地方；如果离厨房、厕所、储物室等空间小的地方很近，可以迅速躲到里面；不要跳楼，不要站在窗边及靠阳台的墙边，不要到阳台上去。

2. 在学校避震　正在上课时，要在老师指挥下迅速抱头、闭眼、躲在各自的课桌旁；在操场或室外时，可原地不动蹲下，双手保护头部，注意避开高大建筑物或危险物；逃离时不要拥挤，不要跳窗、跳楼和在楼梯间停留。

3. 在公共场所避震　听从现场工作人员的指挥，就近在牢固物旁蹲伏；撤离有序，不要慌乱，避免拥挤，避开人流，不要乘坐电梯，不要在楼梯间停留；在体育场馆、影剧院内，就地蹲下或趴在排椅旁，注意避开悬挂物，用书包等保护头部；在商场、书店、展览馆、地铁站等地，选择结实的柜台、商品或柱子边及内墙角等处就地蹲下，用手或其他东西保护头部；在行驶的电车、汽车内，要抓牢扶手，降低重心，躲在座位附近。

4. 在户外避震　就地选择开阔地蹲下或趴下，以免摔倒；不要乱跑，避开人多的地方；不要随便返回室内；避开高大建筑物，特别要避开有玻璃幕墙的建筑；避开过街桥、立交桥、高烟囱、水塔等；避开危险物，如变电器、电线杆、路灯、广告牌等；避开其他危险场所，如狭窄的街道、危旧房屋、危墙、雨棚下、砖瓦木料等物堆放处；避开公路、铁路。

自测题

A_1/A_2型题

1. 设立救护区，用彩旗显示救护区的位置，在混乱的现场尤为重要，以下错误的是（　　）

   A. Ⅰ类患者救护区插红色旗显示

   B. Ⅱ类患者救护区插黄色旗显示

   C. Ⅲ类患者救护区插绿色旗显示

   D. Ⅳ类患者救护区插黑色旗显示

   E. 0类患者救护区插黑色旗显示

2. 灾难现场救治的原则，以下除外（　　）

   A. 先抢后救　B. 先重后轻

   C. 分级救护　D. 即刻入院

   E. 整体治疗

3. 对脊柱损伤患者搬运时应选用下列何种方法（　　）

   A. 硬质担架搬运法　B. 背负搬运法

   C. 软质担架搬运法　D. 抱持搬运法

   E. 拉车搬运法

4. 由于车祸导致张先生严重损伤，用汽车转运患者时，应保持何种体位（　　）

   A. 头在前平卧位　B. 头在后平卧位

   C. 侧卧位　D. 坐位

   E. 半卧位

5. 交通事故后现场救护措施不包括（　　）

   A. 通气　B. 止血

   C. 包扎　D. 固定及转运

   E. 输血

6. 现场急救开放性气胸患者的首要措施是（　　）

   A. 吸氧，输液　B. 镇静镇痛

   C. 清创缝合　D. 封闭胸壁伤口

   E. 应用抗生素

7. 建筑物起火后，灭火的最佳时间是（　　）

   A. 5～7min　B. 10～15min

   C. 15～20min　D. 20～30min

   E. 30min 以上

8．当地震发生时应如何避震（　　）

A．躲在桌子下等坚固的家具下面、墙角、小空间

B．夺路而跑　　C．跳窗

D．跳楼　　E．涌向楼梯

9．SARS 多以发热为首发症状，体温一般（　　）

A．＜37.5℃　　B．＞37℃

C．＞38.5℃　　D．＞38℃

E．＞36.5℃

10．甲型 H1N1 的主要传播途径是（　　）

A．呼吸道传播

B．通过接触感染的猪或粪便或气溶胶等途径

C．共用注射器

D．吸毒

E．输血

（杨春晖）

实 训 指 导

实训一　心电监护技术

心电监护技术是指通过应用各种监护技术连续监测患者的心率、血压、血氧饱和度和呼吸等的变化，为医护人员应急处理和治疗提供依据的技术。

【案例设计】

王华，女，40 岁。因突发呼吸困难伴心悸入院。医嘱：立即进行心电监护。

讨论：为该患者进行心电监护前，需要做哪些准备？

【实训目的】

1. 了解　心电监护的使用范围。

2. 熟悉　心电监护仪测量多种主要生理参数。

3. 掌握　心电监护仪的操作方法。

【实训准备】

1. 用物准备　器械车、心电监护仪、电源线、导联线、电极片 7 个（其中 2 个备用）、弯盘 2 个、干纱布 2～3 块、生理盐水纱布 1 块，笔、秒表、护理记录单，一次性备皮刀、滑石粉。需要时备配电盘。

2. 操作者准备　衣帽整齐、规范洗手、戴口罩。

3. 患者准备　了解操作目的、配合方法及注意事项，做好相关准备。

【操作流程及护理配合】

操作前准备	评估患者病情及皮肤情况，询问需要并协助解决（口述）；评估环境：温湿度适宜、安静、整洁、无电磁波干扰（口述）；连接导联线、无创血压充气管、血氧探头电缆线，检查监护仪性能，检查物品完好齐全（口述），将用物按照使用顺序摆放在器械车上，摆放合理美观；规范洗手，戴口罩
核对解释	携用物至患者床前，核对患者床号、姓名；向清醒患者告知操作目的、方法和配合要点，并取得合作；询问患者需要并协助解决
接通电源	接通电源，开启监护仪再次检查监护仪，将电极片连接在监护导联线上
连接导联线	根据病情协助患者取平卧位或半坐卧位，暴露胸部，有胸毛者予以剔除（口述）；选择粘贴电极片部位，正确清洁皮肤，并口述粘贴部位；按导联线标志粘贴电极片：RA 在右侧锁骨中点外下方，LA 在左侧锁骨中点外下方，V 在剑突下偏左心前区处，RL 在右侧腋前线第 6 肋间，LL 在左侧腋前线第 6 肋间
连接导联线	正确连接手指血氧探头，正确连接血压袖带
调节参数	根据医嘱或病情调整各参数，设置合理指标报警界限（心率、血压、呼吸、血氧饱和度）（口述），出现正常心电示波信号后开始监护，按无创血压按键开始第一次自动测量
操作后处理	整理床单位，协助患者取舒适卧位，交代注意事项，整理用物，快速洗手，记录
停止监护	核对患者床号、姓名，向患者说明停止监护的原因
后处理	观察监护仪上的监测数据，测量血压后关闭机器，正确去除连接线，正确处理粘贴电极片处皮肤，协助患者穿好衣服，取舒适卧位，整理床单位，询问患者有无其他需要，拔下电源整理用物，仪器及导联线按要求消毒，用物按医疗垃圾分类处理，规范洗手，记录

【实训评价】

1. 态度严谨，程序正确，动作规范，操作熟练。

2. 各参数调整正确，指标报警界限设置合理。

3. 患者用过的各种物品（包括导联线、电源线等）处理正确。

4. 护患沟通有效，解释符合临床实际，操作过程体现人文关怀。

【注意事项】

1. 注意定期维护保养监护仪，避免其受阳光直射或接近热源。

2. 电极片位置应避开疖肿、破溃、瘢痕、除颤部位。注意观察局部皮肤及指甲情况，要定时更换电极片及血氧饱和度探头位置。

3. 血压袖带缠绑松紧应适度，以放入一指为宜。长期监测血压要经常更换袖带位置，以预防测量部位皮下淤血。

【实训作业】

1. 用箭头表述出操作流程。

2. 电极片粘贴的位置分别在哪儿？

（张 路）

实训二 创伤急救技术

创伤是指人体在各种致伤因子作用下，机体组织结构完整性破坏或功能障碍。创伤的早期处理包括外伤止血、包扎、固定、搬运等，任何环节处理不当都会影响患者的生命安全。

【案例设计】

患者，男性，30 岁，司机，在高速公路发生车祸，救护人员赶到现场检查后发现：伤者神志清楚，呼吸、脉搏尚正常，左前臂可见外伤出血；左小腿前面见约 8cm 左右渗血创面，疼痛明显，在现场不能排除其左小腿骨折。

讨论：现场如何对该患者进行创伤急救？

【实训目的】

1. 了解 出血部位的判定。

2. 熟悉 人体各个部位出血的止血点。

3. 掌握 止血、包扎、固定、搬运的方法及注意事项。

【实训准备】

1. 用物准备 模型人、无菌敷料、三角巾、各类绷带、纱布垫、止血带、纱布、胶带、别针、夹子、夹板、各式担架。

2. 操作者准备 确定现场环境安全，做好个人防护。

3. 患者准备 患者取仰卧或平卧位。

【操作流程及护理配合】

一、外伤止血

（一）加压包扎止血法——适用于小动脉、小静脉和毛细血管的出血

用无菌敷料覆盖伤口，用绷带或三角巾绞紧包扎，包扎时用力要均匀，包扎范围略大于伤口。

包扎后抬高患肢，以减少出血。

（二）指压止血法

1. 头面部出血

（1）颈总动脉压迫法——适用于头颈部、面深部出血：在同侧胸锁乳突肌前缘平喉的环状软骨高度可摸到颈总动脉搏动，用拇指向后内将其压向第6颈椎的颈动脉结节。禁止同时压迫双侧颈总动脉，以免引起脑缺氧。

（2）颞浅动脉压迫法——适用于前额、颞部的出血：在伤侧耳屏前方颧弓根部摸到颞浅动脉搏动，用拇指或示指将其压向下颌关节面。

（3）面动脉压迫法——适用于颜面部出血：在咬肌前缘绕下倾骨下缘处摸伤侧下颌角前约1cm的凹陷处（应为红还是绿），到面动脉搏动，用拇指或示指将其压向下颌骨面动脉在面部有很多小分支相互吻合，即使一侧面部出血，也要压迫双侧面动脉。

2. 上肢出血

（1）锁骨下动脉压迫法——适用于肩部、腋部出血：在同侧锁骨中点上方的锁骨上窝处摸到锁骨下动脉搏动，用示指将其压向后下方的第1肋骨。

（2）腋动脉压迫法——适用于上臂出血：上肢外展90°，在同侧腋窝中点摸到腋动脉搏动，用拇指将其压向肱骨。

（3）肱动脉压迫法——适用于前臂出血：在同侧肱二头肌内侧沟中部摸到肱动脉搏动，用拇指或其他四指指腹将其压向肱骨干。

（4）尺、桡动脉压迫法——适用于手部出血：在同侧手腕横纹稍上处可触及尺动脉和桡动脉搏动，用两手拇指分别将其压向尺侧与桡侧骨面。

3. 下肢出血

（1）股动脉压迫法——适用于大腿出血：在同侧腹股沟韧带稍下方摸到股动脉的搏动，用双手拇指重叠或拳头用力将其压向耻骨下肢。

（2）腘动脉压迫法——适用于小腿出血：在同侧腘窝中部摸到腘动脉搏动，用拇指将其压向股骨。

（3）足背动脉、胫后动脉压迫法——适用于足部出血：在同侧踝关节（又称距小腿关节）前方，内踝与外踝连线中点可触及到足背动脉和跟骨与内踝之间的胫后动脉搏动，分别将其压向趾骨和跟骨。

（三）止血带止血法——适用于四肢大动脉出血

1. 勒紧止血法　用无菌敷料覆盖伤口，用绷带或带状布条在伤口的近心端缠绕两圈，第一圈作为衬垫，第二圈在第一圈上勒紧止血。标记上止血带时间，每0.5～1h松止血带1次，上止血带时间不能超过5h。

2. 橡皮止血带止血法　在伤口近心端加衬垫，以左手的拇指、示指、中指持止血带的头端，将长的尾端绕肢体一圈后压住头端，再绕肢体一圈，然后用左手示指、中指夹住尾端后将止血带下拉过，由另一边拉出，形成一个活结。标记时间，定时放松。

3. 充气止血带止血法　将充气止血带缚扎在伤口近心端肢体上后充气止血。

【注意事项】

1. 有骨折或异物存在时，不宜行敷料加压包扎，以防加重病情。

2. 止血带止血法是止血的应急措施，过紧会压迫损伤神经或软组织，过松起不到止血作用，反而加重出血，因此要预防止血带并发症。

二、包 扎

（一）绷带包扎法

1. 环形包扎法　常用于肢体较小部位的包扎，或用于其他包扎法的开始和终结。包扎时打开绷带卷，把绷带斜放伤肢上，用手压住，将绷带绕肢体包扎一周后，再将带头和一个小角反折过来，然后继续绕圈包扎，第二圈盖住第一圈，包扎 3～4 圈即可。

2. 螺旋包扎法　先用环形包扎固定起始端，再将绷带卷斜行缠绕，每圈压住前圈的 1/2 或 1/3。多用于上臂和大腿的包扎。

3. 螺旋反折包扎法　先用环形包扎固定起始端，再稍倾斜绷带卷螺旋缠绕，用一拇指压住绷带上方，将其反折向下，压住前一圈的 1/2 或 1/3，反折部位尽量在同一直线上。多用于小腿和前壁的包扎。

4. 8 字形包扎法　先用环形包扎固定数圈，然后将绷带斜行缠绕，自上而下，自下而上，反复进行 8 字形缠绕，每圈压过前一圈 1/2 或 1/3，多用于关节部位的包扎。

5. 回返式包扎法　先将绷带以环形法缠绕两圈，由助手在后部将绷带固定，反折后绷带由后部经肢体顶端或截肢残端向前，也可由助手在前部将绷带固定，再反折向后，如此反复包扎，每一来回均覆盖前一圈 1/2 或 1/3，直到包住整个伤处顶端，最后将绷带再环绕数圈把反折处压住固定。适用于没有顶端的部位，如指端、头顶部或截肢残端。

（二）三角巾包扎法

1. 头面部包扎法

（1）帽式包扎法：适用于头顶部外伤。先在伤口上覆盖无菌纱布，把三角巾底边的正中放在患者眉间上部，顶角经头顶拉到枕部，将底边经耳上向后拉紧压住顶角，然后抓住两个底角在枕部交叉返回到额部中央打结。

（2）风帽式包扎法：适用于头顶部、两侧面部、下颏部、枕部外伤。在三角巾顶角、底边中点各打一结，将顶角结放在额前正中，底边结置于枕部，将两底边向面部拉紧，并分别向外折成宽条状将下颌部包住，在颏部交叉后绕到枕部打结。

（3）额部包扎法：将三角巾折成 3～4 指宽的带状，将中段放在覆盖伤口的敷料上，然后环绕头部，打结位置以不影响睡眠和不压住伤口为宜。

（4）下颌部包扎法：适用于下颌骨骨折的临时固定。将三角巾折成 3～4 指宽的宽带状。将顶角置于枕后，两端分别经耳下绕向前，一段托住下颌，至对侧耳前与另一端交叉后再耳前向上绕过头顶，另一端交叉后向下绕过下颌经耳后拉向头顶，然后两端和顶角的带子一起打结。

（5）面具式包扎法：适用于颜面部外伤。把三角巾一折为二，顶角打结放在头正中，两手拉住底角罩住面部，然后双手持两底角拉向枕后交叉，最后在额前打结固定。可以在眼、鼻、口处提起三角巾，用剪刀剪洞开窗。

（6）单眼包扎法：适用于一侧眼球受伤。将三角巾折叠成四指宽的带形，将带子的上 1/3 盖住伤眼，下 2/3 从耳下至枕部，再经健侧耳上至前额，压住另一端，最后绕经伤侧耳上，枕部至健侧耳上打结。

（7）双眼包扎法：适用于双眼外伤。将三角巾折叠成三指宽带状，中段放在头后枕骨上，两旁分别从耳上拉向眼前，在双眼之间交叉，再持两端分别从耳下拉向头后枕下部打结固定。

2. 胸背部包扎法

（1）三角巾包扎法：适用于胸部包扎。将三角巾的顶角放在受伤一侧的肩上，然后把左右底角从两腋窝拉过到背后打结，再把顶角拉过肩部与双底角结系在一起。也可利用顶角小带与其打结。

（2）燕尾巾包扎法：将三角巾折成鱼尾状，并在底部反折一道边，横放于胸部，两角向上，分别放于两肩上并拉至颈后打结，再用顶角带子绕至对侧腋下打结。燕尾巾包扎背部的方法与胸部相同，只是位置相反。

3. 腹臀部包扎法

（1）腰部包扎法：把三角巾横放在腹部，将顶角朝下，底边置于脐部，拉紧底角至围绕到腰后打结，顶角经会阴拉至臀部上方，用底角余头打结。

（2）单侧臀部包扎法：将三角巾置于大腿外侧，中间对着大腿根部，将顶角系带围绕缠扎，然后将下边角翻上拉至健侧髂嵴部与前角打结。

（3）双侧臀部包扎法：将两块三角巾顶角连接，形成蝴蝶巾，打结部放在腰骶部，底边的各一端在腹部打结，另一端则由大腿后方绕向前，与其底边打结。

4. 四肢部包扎法

（1）前壁悬吊带包扎法：适用于手腕、手臂、肘部上肢中间部分的悬吊。将三角巾底边的一端置于健侧肩部，顶角与肘部方向一致，将伤肢屈曲成 80° ～85° 角（手略高于肘），将前臂放在三角巾上，然后将三角巾向上反折，将底边拉向伤侧肩部，在颈后与另一端打结，将三角巾顶角反折固定。

（2）上肢三角巾包扎法：适用于上肢大面积损伤。将三角巾一底角打结后套在伤侧手上，结留余头稍长些备用，另一底角沿手臂后侧拉到对侧肩上，顶角包裹伤肢，前臂屈至胸前，拉紧两底角打结，并起到悬吊作用。

（3）手足部包扎法：将伤手（足）平放在三角巾中央，指端向顶角，底边横于腕（踝）部，再把顶角折回拉到手（足）背上面，然后把左右两底角在手（足）背交叉地向上拉到腕（踝）的左右两侧缠绕打结。

【注意事项】

1. 包扎松紧应适宜，过紧会影响局部血液循环，过松易致敷料脱落或移动。

2. 打结注意避开伤口、骨隆突处或易于受压的部位。

3. 选用宽度适宜的绷带和大小合适的三角巾，学会适当折叠。

4. 绷带包扎要求在活动肢体时不应滑脱。不要用潮湿的绷带，因干后收缩可能造成过紧。

5. 解除绷带时，先解开固定结或取下胶布，然后以两手互相传递松解。紧急时可以用剪刀剪开。

三、固　　定

（一）锁骨骨折固定

用毛巾或敷料垫于两腋前上方，用绷带或带状三角巾两端分别绕两肩呈 8 字形；拉紧三角巾的两头在背后打结，尽量使两肩后张。

（二）肱骨骨折固定

用长、短两块夹板，长夹板置于上臂外侧，短夹板置于内侧，用绷带在骨折部位上、下两端固定，然后用大手挂将伤肢悬吊于胸前，再用绷带将悬吊的伤肢固定在身体上。

（三）尺骨、桡骨骨折固定

使患者屈肘 90°，拇指在上，取两块合适夹板，其长度超过肘关节至腕关节的长度，分别置于前臂内、外侧，用绷带或带状三角巾分段固定，再用角巾将前臂悬吊于胸前，置于功能位。

（四）股骨骨折固定

把长夹板（长度约为足跟到腋下）放在伤肢外侧，另用一短夹板（长度约为足跟到大腿根部），关节与空隙部位加棉垫，用绷带、带状角巾或腰带等分段固定，同时使脚与小腿呈直角。

（五）胫骨、腓骨骨折固定

取足跟到大腿长度的两块夹板，分别放在伤腿内、外侧，用绷带或带状三角巾分段固定。紧急情况若无夹板，可将患者两下肢并紧，两脚对齐，将健侧肢体与伤肢分段用绷带固定在一起，在关节和小腿之间的空隙处加棉垫，以防包扎后骨折部弯曲。

（六）脊柱骨折固定

使患者俯卧于硬板上，不可移动，必要时可用绷带固定，胸部与腹部需垫上软垫，减轻局部组织受压程度。

【注意事项】

1. 查体后应先行止血、包扎，再固定骨折部位；若有休克，先行抗休克处理。
2. 处理开放性骨折时，不可把暴露的骨折端送回伤口，以免发生感染。
3. 骨折部位要加垫。夹板不可与皮肤直接接触，其间应用棉垫或其他软织物衬垫，尤其是夹板两端，防止局部组织受压或固定不稳。
4. 固定松紧要适度，并定时检查，以免影响血液循环。
5. 固定过程中避免不必要的搬动。

四、搬　运

（一）一般患者的搬运方法

1. 担架搬运法　适用于病情重和运送远途的伤患者。由 2～4 人合成一组，将患者移上担架，患者头部在后，脚在前，抬担架的人需行动一致，平稳前进，使患者保持在水平状态，并随时注意观察患者的病情变化。

2. 徒手搬运法

（1）单人徒手搬运法：①扶持法。适用于伤情较轻、清醒且能够站立行走的患者。搬运者站在患者一侧，使患者靠近并用手臂揽住搬运者头颈，搬运者用外侧手紧握患者手腕，另一手扶持患者腰背部，扶其行走。②手抱法。适用于体重较轻者。搬运者贴近患者身旁蹲下，一手臂从患者腋下绕过其肩背，环抱身体，另一只手臂紧抱患者双腿，将患者抱起。③背负法。适用于清醒，但不能行走、体重较轻的伤者。搬运者站在患者前面，微弯背部，将患者背起。着患者卧于地上，搬运者可躺在患者一侧，一手抓紧患者双臂，另一手抱其腿，用力翻身，使其负于搬运者的背上，然后慢慢站起。

（2）双人徒手搬运法：①扶行法。适于清醒、上肢无损伤的一般患者。两人站在伤者两旁，患者手臂绕过救护人员肩膀，救护人员握紧患者手腕，步伐一致行走。②靠椅法。适应清醒一般患者，患者坐在靠椅上，一人在后抬靠椅背部，另一人在前抬椅脚，两人同方向步调一致抬起前行。③椅托式搬运法。适用清醒但体弱无力的一般患者。一人以右膝、另一人以左膝跪地，各以一手伸入患者大腿近腘窝处，互握对方手腕；各伸另一手在伤者背后交叉，同时抓住患者腰部。尽量将身体贴近伤者，保持背部挺直，慢慢站起，同时起步、外脚先行。④轿式搬运法。适用清醒、能合作的一般患者。两人在伤者背后面对面站立，各自用右手握住自己的左腕，再用左手握住对方的右腕，然后蹲下让患者两手搭在救护员肩膀，然后坐在相互握紧的手座上。尽量将身体贴近伤者，保持背部挺直，慢慢站起，同时起步、外脚先行。

（3）三人或多人搬运法：适用于脊柱骨折的伤者。三人可并排将患者抱起，齐步一致向前；3～4 人可单膝跪在患者未受伤的一侧，分别托头颈、肩背、腰臀、下肢同步抬起前进。

（二）特殊患者的搬运方法

1. 昏迷患者搬运法　昏迷患者，在排除脊柱损伤后，使其侧卧或俯卧于担架上，头偏向一侧，以利于呼吸道分泌物的引流。

2. 颅脑损伤患者搬运法　使患者取半卧位或侧卧位，保持呼吸道的通畅，保护好暴露的脑组织，并用衣物、枕头等将患者的头部垫好，以减轻震动。

3. 脊柱损伤患者搬运法　应使患者脊柱保持伸直，严防颈部与躯干前屈或扭转。对于颈椎伤的患者，要有 4 人一起搬运，1 人专管头部的牵引固定，保持头部与躯干成一直线，其余 3 人蹲在患者的同一侧，2 人托躯干，1 人托下肢，同时起立，将患者放在硬质担架上。患者头部两侧用沙袋固定住。腰部垫一软枕，以保持脊椎的生理弯曲。

4. 骨盆损伤患者搬运法　将骨盆用外固定器固定或用三角巾、大块包扎材料进行环形包扎后，由数人将患者平托置于硬质担架上，膝微屈，膝下加垫。

5. 身体有刺入物患者搬运法　先包扎好伤口，用绷带等用物将刺入物固定。搬运途中避免震动、挤压、碰撞，刺入物外露部分较长时，应有专人负责保护刺入物。严禁震动，以防刺入物脱出或深入。

【注意事项】

1. 搬运前应先急救，妥善处理后才能搬动。

2. 搬运时尽可能不摇动患者的身体。

3. 搬运过程中随时观察患者呼吸、体温、出血、面色变化等情况，注意患者姿势，为患者保暖。

4. 在人员、器材未准备好时，切忌随意搬动。

【实训评价】

1. 熟练程度　操作熟练，顺序正确，环境、患者评估正确，抢救迅速。

2. 效果评价　护士操作过程规范、准确、稳重、安全。

【实训作业】

1. 模拟练习创伤急救技术。

2. 完成实训报告。

（李　敏　孙嘉伟）

实训三　电除颤技术

电除颤是以较高的电压弱电流短暂地电击心脏，使所有的心肌瞬间去极化，从而消除折返激动而终止异位心律，然后由心脏具有较强自律性的窦房结发生冲动，控制心脏活动恢复正常心律。

【案例设计】

患者，男性，52 岁。阵发性心悸半年，时有胸闷，爬二楼觉气急 3 个月，下肢水肿 3d 来院门诊。心电图示窦性心律，心率 64/min，P-R 间期 0.24s 伴完全性右束支传导阻滞，诊断为扩张型心肌病，心功能不全。入院后予以洋地黄、利尿药和扩血管药物治疗。第 4 天突然神志不清，抽搐，心电监护仪提示心室颤动，现拟行电复律治疗。

讨论：请结合所学知识对患者进行电除颤。

【实训目的】

1．了解电除颤的原理，尽快纠正患者心律失常，并配合心肺复苏，实施有效抢救。

2．熟悉电除颤的适应证，患者心电图变化及临床表现，迅速有效地评估除颤的最佳时机。

3．掌握现场电除颤的操作方法及注意事项，并能正确实施抢救。

【实训准备】

1．用物准备　电除颤仪（检查通电后性能）、电极片（导电糊）、快速消毒剂、生理盐水、纱布垫、心电监护仪及抢救用物、药品等。

2．操作者准备　着装规范、衣帽整洁、洗手、戴口罩，核对患者床号、姓名、医疗诊断，评估患者年龄、体重、意识状态，颈动脉搏动，心电图情况，熟悉电除颤的操作方法。

3．患者准备　模型模拟患者。去枕仰卧于硬板床或地面，检查并去除身体相关金属异物及导电物品。

【操作流程及护理配合】

1．确定心电情况　患者平卧，充分暴露胸壁。术前监测、分析患者心律，确认心房颤动、心室颤动、心室扑动、无脉性室性心动过速，需要电除颤。

2．开启除颤仪　连接除颤仪电源，打开开关，机器设置状态，心房颤动——“同步”状态；心室颤动——“非同步”状态。

3．准备电极板　将手控除颤电极板涂专用导电糊，并均匀分布于两块电极板上。不可涂于手柄上，或将电极板用 4～6 层生理盐水纱布包裹。

4．放置电极板　操作者一个电极板置于患者心底部（即右锁骨中线第 2 肋间），另一个电极板置于患者心尖部（即左侧腋中线第 5 肋间）。将电极板紧贴皮肤，压力适当，充电再次观察心电图波形，确认室颤嘱他人离开床边，自身离开床缘大声呼叫“放电”，双手拇指同时按下放电按钮。在放电结束之前不能松动，以保证有较低的阻抗，有利于除颤成功。

5．选择能量，根据不同的除颤仪选择合适能量。单相波除颤仪的电功率 360J，双相波除颤仪的电功率 200J。儿童 2J/kg，第二次可增加至 4J/kg。

6．放电后立即观察心电图波形，查看除颤效果。如果未能复律，立即给予 5 个循环（约 2min）胸外心脏按压，增加组织灌流，再观察除颤后心律，必要时再次进行电除颤。如除颤成功示窦性心律，继续心电监护，观察生命体征，判断患者意识。

7．除颤完毕　移开电极板，擦干患者胸壁皮肤，关闭除颤仪电源，将电极板清洁、消毒，收存备用。

【实训评价】

1．熟练程度　操作熟练，顺序正确，抢救迅速，时间＜10min。

2．效果评价　护士操作过程规范、准确、稳重、安全。

【注意事项】

1．除颤前应详细检查除颤仪，充好电，使之处于抢救状态。

2．除颤前应确保患者除颤部位无潮湿、无敷料。去除义齿，剃除过多胸毛，擦干皮肤，以便有效除颤。如患者带有植入性起搏器，应避开起搏器部位至少 10cm。

3. 除颤前确保患者周围无直接或间接接触患者，以免触电；操作者勿站在有水的地方，保持双手干燥卧电极板，且身体不可与患者或金属接触，

4. 准确放置除颤电极板，两电极板之间至少相隔 10cm。

5. 在患者呼气终时实施放电，迅速、准确、牢固按压电极板，减少胸壁压力，利于除颤成功，同时避免烧伤患者皮肤。

6. 尽可能缩短除颤前后胸外按压的中断时间，注意每次除颤后立即实施胸外按压，且除颤过程对胸外按压的中断不应超过 5s

7. 除颤有效的指征　除颤后监测心电图，电击后 5s 心电图提示心搏停止或非室颤无电活动均视为除颤成功。

【实训作业】

1. 模拟练习电除颤技术。

2. 完成实训报告。

（李　敏　孙嘉伟）

实训四　人工气道的建立与呼吸机的应用

人工气道是指通过各种辅助设备及特殊技术在生理气道与空气或其他气源之间建立的气体通道，以保证气道通畅，维持有效通气。常见建立人工气道的技术有气管内插管术、气管切开术、环甲膜切开术等。

【案例设计】

患者，男性，67 岁，发热、咳嗽 3d，气促，胸闷 1d 入院。查体：体温 39.5℃，脉搏 148/min，呼吸 37/min，血压 80/50mmHg，口唇发绀，呼吸急促，双肺可闻及干、湿啰音，心率 148/min，心律齐，腹软，无压痛，肝脾未触及，血气分析结果 PaO_2 50mmHg，$PaCO_2$ 30mmHg。初步诊断为重症肺炎合并 ARDS。

讨论：请结合所学知识帮助患者建立人工气道，并连接呼吸机。

一、气管内插管术

【实训目的】

1. 了解气管内插管术的适应证和禁忌证。

2. 掌握气管内插管术的操作方法及注意事项。

【实训准备】

1. 用物准备　喉镜、镜片、气管导管、导管管心、牙垫、10ml 注射器、表面麻醉喷雾器、血管钳、听诊器、吸痰管、吸引器、呼吸器、胶布、消毒液、石蜡、吸氧用品及抢救车等。

2. 操作者准备　穿好工作服，戴好口罩帽子，修剪指甲，洗净双手。

3. 患者准备　模型模拟患者，核对患者信息，解释气管内插管的目的及步骤。

【操作流程及护理配合】

气管内插管分为经口腔明视插管术和经鼻腔插管术两种，急诊抢救以经口腔明视插管术为主，本节课重点讲述此方法。

1．患者取仰卧位，头后仰，使口、咽、气管基本保持一条直线，如喉头暴露仍不好，可在患者肩颈部垫一小枕，使头部尽量后仰。

2．用带密封面罩的简易呼吸器加压给氧 2min。

3．选择合适的气管导管，并检查是否漏气，在导管前段涂上润滑剂。

4．将管芯插入气管导管，使其前端距导管开口 0.5～1cm，并固定尾部。

5．安装喉镜片，并检查发光是否足够明亮和稳定。

6．操作者站于患者头侧，以右手拇指推开患者下颌，示指抵住上门齿，以两手指为开口器，使口张开，必要时可借助开口器。

7．口完全张开时，操作者左手持喉镜，使其呈直角倾向喉头，沿右侧口角置入，轻柔地将舌体推向左侧，使喉镜片移到正中，此时可见暴露声门的第一个标志悬雍垂，顺舌背，将喉镜片稍深入至舌根，稍稍上提即可见到暴露声门的第二个标志会厌的边缘。

8．接着用弯形喉镜片稍做深入；若用直喉镜片，需将其前端插至会厌腹面，上提喉镜，即可暴露声门。

9．暴露声门后，右手持润滑好的导管，前端对准声门，在患者吸气末（此时为声门开大时），顺势轻柔地将导管插入。导管插过声门 1cm 左右，迅速拔除导管芯，防止损伤气管，将导管继续旋转深入气管，成年人 4～5cm，小儿 2～3cm，注意导管在门齿上标记的厘米数，以便了解导管插入的深度，导管插入过浅易脱出，过深则易进入右支气管，造成单侧肺通气。

10．置牙垫于磨牙间，后将喉镜退出。操作者用耳凑近导管外端，感觉有无气流。若为呼吸暂停的患者，应用嘴对导管吹气或用呼吸囊挤压，观察胸部有无起伏，并用听诊器认真对比两肺呼吸音，注意两侧是否对称。如果听诊两侧呼吸音不对称，可能为插入过深，进入一侧支气管所致，可将导管稍向后退出，直至两侧呼吸音对称。

11．确认完毕，用长胶布妥善固定导管和牙垫。

12．为防止漏气，需向导管前端的套囊内注入适量空气（3～5ml）。

13．确定导管是否在气管内。在气管导管内壁可见随呼吸凝聚的水分，按压胸廓有气体自导管逸出，接简易呼吸器人工通气可见胸廓抬起，两肺部听诊有呼吸音，而上腹部听诊无气过水声，呼出气 CO_2 的监测。

14．用胶布将气管导管和牙垫一并固定，或用气管插内管固定器将气管导管固定，连接简易呼吸器或呼吸机给予呼吸支持。

【注意事项】

1．对明显呼吸困难或呼吸骤停的患者，插管前应先进行人工呼吸或吸氧，以免因插管延长患者缺氧时间，尤其是脑细胞的缺氧损害。

2．插管前检查插管物品是否齐全，根据患者年龄、性别、身材、插管目的及途径来选择合适的导管。检查气管导管气囊有无漏气，检查喉镜片的电珠有无松动、灯泡是否明亮。

3．插管时应使喉部暴露充分视野清晰，声门显露困难时，可请助手按压喉结部位，有助于声门显露。必要时，可能行经鼻的指管、进行导管引导插管或纤维支气管镜引导插管。

4．插管操作要轻、准、快，以免引起反射性心搏呼吸骤停。

5．吸痰时注意无菌操作，每次吸痰时间不应大于 15s。必要时，应吸氧 2～3min 后再吸引，以免加重缺氧。

6．注意气囊的充气与放气。气囊内充气一般为 3～5ml。

7. 插管留置时间不能超过 72h，时间过长可考虑行气管切开术。

8. 加强气道护理。注意吸入气体的湿化，以防气管内分泌物稠厚结痂影响呼吸道通畅。

9. 拔管后应注意观察患者的生命体征、血氧饱和度等变化。重症患者拔管后 1h 应查动脉血气变化。

二、气管切开术

【实训目的】

1. 了解气管切开术的操作流程。

2. 熟悉气管切开术的术前准备和术中护理配合。

3. 掌握气管切开术的术后护理。

【实训准备】

1. 用物准备　气管切开盘 1 个、气管切开包 1 个、一次性气管切开套管 1 套或金属套管 1 套、一次性吸痰管数根、无菌手套、消毒物品、注射器、局部麻醉药、负压吸引器、吸氧装置及必备的抢救药品等。检查用物性能是否良好。

2. 操作者准备　着装整洁，洗手，戴口罩，戴手套，戴防护面罩。

3. 患者准备　患者一般取仰卧位，肩下垫一小枕，头后仰取正中位，使下颌、喉结、胸骨切际在同一直线上，气管向前突出，使气管上提并与皮肤接近，充分暴露。小儿由助手固定其头部；严重呼吸困难者可采用半卧位，头略向后仰。气管切开前先吸纯氧，并监测血氧饱和度、心电图和血压，清除口腔分泌物。

【操作流程及护理配合】

1. 患者取仰卧位，肩背部垫高，头后仰并保持中立位。使下颌、喉结、胸骨切际在同一直线上，气管前凸，以便充分暴露，便于寻找。呼吸困难不能仰卧者亦可取坐位或半卧位，头颈部保持中立位。小儿由助手协助固定头部。

2. 常规消毒颈部皮肤，戴无菌手套，铺无菌巾。

3. 局部浸润麻醉，如情况紧急或患者深昏迷，可不麻醉。

4. 自环状软骨下缘至胸骨上切际上 1～1.5cm 处，沿颈前正中线做一 3～5cm 的切口，分离皮下组织，暴露两侧颈前带状肌交界的白线。为使术后瘢痕不显著，也可作横切口，即在环状软骨下约 3cm 处，沿皮肤横纹横行切开（切口长度 4～5cm）。

5. 用血管钳沿颈前正中线分离胸骨舌骨肌及胸骨甲状肌，并用拉钩将分离的肌肉牵向两侧，暴露气管前壁及甲状腺峡部。

6. 将气管前筋膜分离，即可见气管环，并可用触及环形软骨。

7. 用刀尖挑开第 3～4 气管软骨环。

8. 用止血钳撑开气管切口，插入气管套管，快速拔除导管芯，吸出气管内的分泌物及血液。

9. 将气管套管的带子以外科结缚于颈后固定。如切口过长，可在切口上方缝合 1～2 针，加以固定。套管下方创口不予缝合，以免发生皮下气肿，便于引流及换管。

10. 最后用一侧中间剪开的纱布经套管下两侧覆盖切口。

【注意事项】

1. 勿使用过量镇静药，以免加重呼吸抑制。

2. 床边备好氧气、吸引器急救药品、气管切开包、备用气管套管等。

3．切开气管时，刀尖向上，切忌用力过猛，以防穿透气管后壁进入食管，造成气管食管瘘。

4．分离过程中，切口两侧拉钩的力量应均匀，切口保持在气管前正中线位置，防止损伤颈部两侧大血管及甲状腺，以免引起较大出血。

5．气管切开部位不得高于第 2 气管环或低于第 5 气管环，以免引起环状软骨炎及喉狭窄等后遗症。

6．在切开气管时，应注意同时切开气管及气管前筋膜，并保持切口一致、不便分离，以免引起纵隔气肿。

7．牢固固定气管套管，松紧度以能伸进一指为宜，过松套管易脱出，过紧影响局部血液循环。

8．气管切开患者的给氧，不可将氧气导管直接插入内套管内，而需用“丁”字型管或氧罩。

9．床头备有气管切开包、吸引器、给氧装置、血管钳、照明灯、急救药品等急救物品。为突发气管套管阻塞或脱出时备用。

10．手术初观察切口出血情况，随时清除套管内、气管内及口腔内分泌物，以保持气管套管通畅。

11．保持室内温湿度适宜，以防呼吸道分泌物干结堵塞导管。用 1～2 层生理盐水纱布覆盖套管口，湿化防尘。定时通过气管套管滴入少许无菌生理盐水、糜蛋白酶溶液等，以稀释痰液，便于咳出。

12．每班至少更换消毒剪口纱布和伤口消毒一次，经常检查创口周围皮肤有无感染或湿疹。

13．病情好转后，可试行拔管。对配有套管外气囊的，可先将气囊放气，然后试堵内套管管口，逐步由堵 1/3、1/2 至全堵。堵管栓子要牢固，防止吸入气管。堵管期间要密切观察患者的呼吸，如出现呼吸困难，应及时去除堵管栓子。一般如全堵 24～48h 后患者呼吸平稳、发音正常，即可拔管。

14．拔管后，消毒伤口周围皮肤，用蝶形胶布拉拢黏合，不必缝合，然后再盖以无菌纱布，2～3d 后创口即可愈合。

三、呼吸机的应用

【实训目的】

1．维持适当的通气量，使肺泡通气量满足机体需要。

2．改善通气、换气功能，维持有效的气体交换。

3．减少呼吸肌的做功。

4．预防性机械通气，用于开胸术后或败血症、休克、严重创伤情况下预防呼吸衰竭的治疗。

5．培养学生珍爱生命、敬畏生命的人文素养。

【实训准备】

1．用物准备　有创呼吸机，呼吸回路，灭菌蒸馏水，一次性输液管，瓶套，笔消毒擦手液。

2．操作者准备　着装整洁、洗手、戴口罩、戴手套。

3．患者准备　模型模拟患者、核对患者信息，向患者及其家属说明呼吸机治疗的目的并取得配合。

【操作流程及护理配合】

1．确定患者是否有机械通气的指征。

2．判断患者是否有机械通气的相对禁忌证，进行必要的处理。

3．建立人工气道　急救时可采用经口气管内插管：也可应用面罩，先给患者充分供氧，待缺氧状态改善后再考虑建立人工气道。

4. 选择适合的呼吸机，连接好呼吸机主机、管路、氧源、气源后开机，并连接模拟肺。

5. 开机自检，设置呼吸机模式：根据患者的全身情况、血气分析选择合适的通气模式，如：控制通气、辅助通气、辅助/控制通气、同步间歇指令通气、压力支持通气、双向或双水平正压通气等。

6. 调节呼吸机参数

（1）潮气量（VT）：成年人 8～12ml/kg。

（2）呼吸频率（f）：成年人 12～16/min，儿童 16～25/min，婴儿 28～30/mim，新生儿 40/min。

（3）吸呼时比（I∶E）：呼吸功能正常者，一般选择 1∶1.5～2；有阻塞性通气功能障碍，如 COPD 患者，延长呼气时间，选择吸/呼时比为 1∶2～3；有限制性通气功能障碍，如 ARDS 患者，延长吸气时间，以改善氧合，选择吸/呼时比为 1∶1～1.5。

（4）吸入氧浓度（FiO_2）：治疗初期，可设置为 100%，但应控制在 0.5～1h；低氧血症纠正，设置为 40%～60%。

（5）触发灵敏度：一般压力设置在-2～-4cmH$_2$O，流量设置在 1～3L/min。

（6）吸气压力（通气压力）：设置在 15～20cmH$_2$O 水平。

（7）呼气末正压（PEEP）：若无心功能不稳定，可常规设置 3～5cmH$_2$O 来维持必要的功能残气量和防止肺不张。若未能达到氧合目标，可缓慢增加 PEEP 每次增加 2～3cmH$_2$O。直至 SaO_2 达到目标值或 PEEP 达到 10～15cmH$_2$O。

7. 设置报警界限和气道压安全阀，气道高压上限设定在正常气道高压（峰压）之上 5～10cmH$_2$O；低压下限设定在能保持吸气的最低压力水平。

8. 调节温化、湿化器，湿化器的温度应控制在 32～34℃。

9. 利用模拟肺，检测呼吸机是否正常通气，若正常，将模拟肺替换至患者的人工气道。

10. 呼吸机连接患者，观察患者的意识，面色、生命体征、血氨饱和度、潮气量、每分钟通气量、气道压长心气体温度等。0.5～1h 后根据血气分析结果随机调整呼吸机参数。

【注意事项】

1. 操作过程中，注意各管道和电源插头的连接情况，观察有无气道松动，漏气或脱落现象。

2. 严格无菌操作。操作前后给予纯氧吸入。

3. 湿化瓶内蒸馏水必须保证在所需刻度。

4. 储水罐底朝下，并及时清空储水罐，避免罐内水返流入机器或患者气道内。

5. 加强气道管理，注意保护导管，防止导管脱出。注意维护导管套囊。

6. 吸入气的温度维持在 32～34℃ 为宜。温度低于 30℃，支气管黏膜纤毛活动减弱，气道过敏者，易诱发哮喘；温度超过 40℃，也可使支气管黏膜纤毛活动减弱或消失，呼吸道有灼热感，甚至体温升高、出汗、呼吸加速。

7. 调节呼吸机机臂，需先取下呼吸机管道，再行安装，以防在调节过程中将气管导管拔出。

8. 应用呼吸机治疗的患者须有专人进行护理。密切观察患者的治疗反应和病情变化，并做好相关记录。观察记录内容有：①生命体征及血氧饱和度；②出入液量；③呼吸机参数；④气道管理，包括吸痰、气囊放气（用气囊压力表监测气囊压力，使之维持在 27～34cmH$_2$O，每 8～12h 测压 1 次，气囊可不放气）、气道湿化、雾化、痰液颜色和量；⑤特殊病情及处置，包括患者的意识、瞳孔、皮肤情况、特殊操作和阳性检查结果等。

9. 严格执行无菌操作，及时清除呼吸道分泌物，保持气道通畅。吸痰管一用一换，吸痰时，先吸气管内后吸口鼻腔。做好呼吸道湿化，可通过呼吸机的加温湿化装置、直接滴注等方法进行气道湿化，防止分泌物粘连、形成痰栓或痰痂。

10. 一旦发现呼吸机与自主呼吸不协调（呼吸机对抗）的现象，即刻报告医生，紧急处置。其表现为以下四点。

（1）呼出 CO_2 监测，CO_2 波形可出现“毒箭”样切迹，严重时可出现“冰山”样改变。

（2）无法解释的气道高压或低压报警，或气道压力表指针摆动明显。

（3）潮气量不稳定，高低起伏，忽大忽小。

（4）清醒患者出现烦躁不安，不能耐受。

11. 为避免长期应用呼吸机而产生依赖，应指导患者加强自主呼吸的锻炼，争取早日脱机。

12. 熟悉呼吸机常见的报警原因。异常情况报警无法处理时，及时通知医生。对疑难报警无法处理时，立即断开呼吸机与患者连接处，给于简易呼吸器辅助通气。视呼吸机情况更换呼吸机。

13. 呼吸机使用完毕应进行终末处理，防止交叉感染。

【实训评价】

1. 熟练程度　正确连接呼吸机导管，确保呼吸机功能完好，注意节力原则。

2. 效果评价　患者/家属知晓护士告知的事项，对服务满意；护士操作过程规范、安全。

【实训作业】

1. 模拟练习人工气道的建立技术与呼吸机的应用。

2. 完成实训报告。

（李　敏　孙嘉伟）

实训五　洗　胃　术

洗胃是指将一定成分的液体灌入胃腔内，混和胃内容物后再抽出，如此反复多次，以清除胃内未被吸收的毒物或清洁胃腔的技术。对于急性中毒如短时间内吞服有机磷、无机磷、生物碱、巴比妥类药物等，洗胃术是一项重要的抢救措施。

【案例设计】

患者，女性，26 岁。误服农药后昏迷 2h 入院。途中，患者出现腹痛、恶心，并呕吐一次，呕吐物有大蒜味，逐渐神志不清。患者起病后大小便失禁，出汗多。既往体健，无肝、肾、糖尿病史，无药物过敏史，月经史、个人史及家族史无特殊。身体评估：体温 36.5℃，脉搏 60/min，呼吸 30/min，血压 100/70mmHg，平卧位，神志不清，呼之不应，压眶反射存在，皮肤湿冷，肌肉颤动，巩膜无黄染，瞳孔呈针尖样，对光反射减弱，口腔流涎，肺部叩诊呈清音，两肺可闻及较多哮鸣音和散在湿啰音，心界不大，心率 60/min，律齐，无杂音，腹平软，肝脾未触及，下肢无明显水肿。实验室检查：血 Hb124g/L，WBC 7.5×10^9/ L，N 0.69，L 0.29，M 0.02，PLT 156×10^9/L，CHE 10U。现拟行洗胃术。

讨论：结合所学知识对该患者进行洗胃。

【实训目的】

1. 掌握洗胃术的操作方法及注意事项。

2. 了解洗胃术的适应证和禁忌证。

3. 培养学生珍爱生命、敬畏生命的人文素养。

【实训准备】

1. 用物准备 根据不同的洗胃方法准备用物。治疗盘、无菌洗胃包（一次性胃管、镊子、纱布）、橡胶单、治疗巾、检验标本容器或试管、量杯、水温计、压舌板、开口器、牙垫、舌钳、弯盘、棉签、50ml 注射器、听诊器、手电筒、液状石蜡、胶布、手套，必要时准备、1%的麻黄碱滴鼻液、洗胃液、电动吸引器、Y 形三通管、调节夹或止血钳、输液架、全自动洗胃机及连接管。

2. 操作者准备 衣帽整洁、洗手、戴口罩，熟悉动脉穿刺置管术的方法。

3. 患者准备 模型模拟患者。向患者说明手术的重要性和必要性，教会配合的方法，以减轻患者思想负担，增强安全感和信心。

【操作流程及护理配合】

一、漏斗胃管洗胃法

1. 患者取坐位或半坐位，昏迷患者取平卧位头偏向一侧，并用压舌板、开口器打开口腔。

2. 患者胸前垫橡胶单和治疗巾，取下活动义齿，将污水桶置于患者头部床下，于患者的口角处放置弯盘。

3. 测量胃管插入长度，即患者前额发际到剑突的距离，并做好标记。

4. 将胃管前端涂液状石蜡，左手用纱布捏着胃管，右手用纱布裹住胃管 5～6cm 处，自鼻腔或口腔缓缓插入。当胃管插入 10～15cm（咽喉部）时，嘱患者做吞咽动作，轻轻将胃管推进。如患者呈昏迷状态，则应缓慢抬起其头部，减少咽喉部阻力，以便胃管顺利插入。当插入的胃管达到预先标记处（45～55cm）时，证实胃管在胃内后，胶布固定。证实胃管已进入胃内，先抽尽胃内容物，必要时留标本送检。

证实胃管是否插入胃内的 3 种方法：①在胃管末端连接橡胶球挤压，能抽出胃液；②听诊器置于患者胃部，经胃管向胃内快速注入 10ml 空气，听到气过水声；③将胃管末端置于盛水的治疗碗中，无气泡逸出。

5. 灌注洗胃液 300～500ml，然后引出胃内灌洗液，反复灌洗，直至洗出液澄清无味。

6. 洗胃完毕，根据病情从胃管内注入解毒剂、导泻药等，然后反折胃管，迅速拔出，以防管内液体误入气管。

二、自动洗胃机洗胃法

1. 接通电源，检查洗胃机功能完好，并连接各种管道。将进液管和接胃管放入洗胃液中，排液管放入污水桶内，按下工作开关，洗胃机循环两次以上，排出管内空气。关闭工作开关。

2. 同漏斗胃管洗胃法。

3. 将胃管与接胃管连接，按计数复位键，使计数归零。按下工作开关，洗胃机进入自动洗胃过程。进出胃一个循环计数一次，每次进胃的液量 300～500ml 直至洗出液澄清无味。

4. 洗胃完毕，反折胃管，迅速拔出。将胃管与接胃管分开，对洗胃机进行清洗消毒。关闭工作开关和电源开关，拆除与洗胃机连接的各管道。

三、电动吸引器洗胃法

1. 接通电源，检查吸引器功能。调节吸引负压小于 40kPa。

2. 安装洗胃装置，输液管与Y形管主管相连，吸引器贮液瓶的引流管与Y形管一分支相连，夹闭输液管，检查各连接处有无漏气。将洗胃液倒入输液瓶内，挂于输液架上。

3. 同漏斗胃管洗胃法。

4. 将洗胃管末端与Y形管另一分支相连，开动吸引器，吸出胃内容物。关闭吸引器，夹闭贮液瓶上的引流管，开放输液管，使溶液流入胃内 300～500ml。夹紧输液管，开放贮液瓶上的引流管，开动吸引器，吸出灌入的液体。反复灌洗，直至洗出液澄清无味。

5. 洗胃完毕，将胃管与Y形管分开，对用具进行清洗消毒。

【实训评价】

1. 毒物或胃潴留物被有效清除，患者痛苦减轻，症状缓解。

2. 操作规范，患者未发生并发症。

3. 护患沟通有效，患者自尊和隐私得到保护，能配合操作。

【注意事项】

1. 中毒物质不明时，洗胃液应选用温开水或生理盐水。待毒物性质明确后，再采用对抗剂洗胃。

2. 洗胃液的温度为 25～38℃，过热可加快局部血液循环和毒物吸收；过冷可加速胃蠕动，促进毒物排入肠腔。

3. 在洗胃过程中，严密监测患者生命体征，如有腹痛、流出血性灌洗液或休克现象，应立即停止洗胃。

4. 深昏迷、呼吸衰竭者，可先行气管内插管后，再下胃管洗胃。

5. 严格掌握洗胃原则，即先出后入、快进快出、出入平衡。每次灌洗量成年人 300～500ml，小儿为 50～200ml，每次灌入量和洗出量应基本相等。

6. 消化性溃疡、食管阻塞、食管静脉曲张、胃癌等患者不宜洗胃。幽门梗阻患者洗胃宜在饭后 4～6h 或在空腹时进行。

【实训作业】

1. 模拟练习洗胃术。

2. 完成实训报告。

（李 敏 孙嘉伟）

实训六 心肺复苏术

【案例设计】

国庆节假期，在一条高速公路上，车流穿梭，一名中年女性驾车与前车相撞，发生追尾事故，头部、胸部、肺部等全身多处受伤，处于昏迷状态，触摸颈动脉无搏动。随后有人拨打了“120”急救电话。

讨论：怀疑该患者出现了什么情况？应该如何救治？

【实训目的】

1. 了解 心搏骤停的病因及类型。

2. 熟悉 心搏骤停的进一步生命支持方法和监测和护理。

3. 掌握 心搏骤停的临床表现、心肺复苏的实际操作步骤及注意事项。

【实训准备】

1. 用物准备　心肺复苏模拟人、治疗车、纱布 2 块、弯盘、抢救记录卡、洗手液、手电筒和脚踏垫。

2. 操作者准备　着装整洁、态度严肃、反应敏捷。

3. 患者准备　心肺复苏模拟人。

【操作流程及护理配合】

1. 评估环境　现场环境安全

2. 呼救、看时间　大声呼喊："快来人啊，有人需要抢救！"报告抢救时间。

3. 判断意识　快速跑到患者身旁，双手用力拍打患者肩部在两耳分别呼喊："你怎么啦？你怎么啦？"

4. 判断呼吸心跳　右手示指和中指放于患者颈静脉搏动处（由喉结向右滑移 2～3cm），同时头部伏在患者头颈部"眼视、耳听、面感"（眼视：胸廓有无起伏；耳听：有无呼吸音；面感：有无气体逸出），评估时间为 5～10s。计数：1001，1002，1003，1004，1005，1006。

5. 摆复苏体位　患者取去枕仰卧位，身体保持平衡，两臂放于身体两侧。患者身下放硬板，医护人员放脚踏板。

6. 人工循环（C）　解开患者衣服，松开腰带，找准胸外按压位置（剑突上二横指或两乳头连线中点），一手掌根部按准位置，另一手交叉按于其上，用力按压 30 次，深度：胸骨下陷 5cm 左右。

7. 开放气道（A）　判断患者颈部有无损伤，若无损伤，使其头偏向一侧，用纱布清理口腔及鼻腔异物，恢复体位。仰面抬颌法：左手小鱼际置于患者额头部，右手示指和中指提起患者下颌，开放气道。

8. 人工呼吸（B）　取一无菌纱布盖在患者口唇部进行人工呼吸，捏住鼻翼快速吹入，随机松开，观察患者胸部起伏，吹 2 次。

9. 四个循环　如此按压、人工呼吸共进行五组。

10. 判断患者复苏效果（口述）

（1）颈动脉恢复搏动。

（2）自主呼吸恢复。

（3）瞳孔缩小，有对光反射。

（4）面色、口唇、甲床和皮肤色泽转红。

报告："心肺复苏成功，时间是某点某分"。

11. 洗手记录

（1）整理用物、洗手、记录。

（2）报告操作结束。

【实训评价】

操作方法正确、熟练，动作连贯；顺序不颠倒；动作迅速，从评估环境开始至 5 个循环后复检完成，不超过 3min（每超过 10s 扣 1 分）；注意保护患者隐私；有爱伤观念。

【注意事项】

胸外按压注意事项如下。

1. 颈动脉判断有无搏动，判断时间为 5～10s。

2. 按压部位：胸骨中下 1/3 交界处（两乳头连线的中点），按压频率＞100/min，按压与放松时间为 1：1，按压幅度＞5cm，连续按压 30 次。

3．胸外心脏按压与人工呼吸比例为 30：2，无论单人或双人操作均为 30：2。

4．若颈部无损伤，用压额提颏法，若已发生或怀疑有损伤，则用双手提颏法。

5．胸外按压时肩、肘、腕在一条直线上，并与患者身体长轴垂直。按压时，手掌掌根不能离开胸壁。

6．按压应稳定地、有规律地进行。不要忽快忽慢、忽轻忽重，不要间断，以免影响心排血量。

【实训作业】

1．心肺复苏成功指标是什么？

2．心肺复苏操作流程和操作要点是什么？

（李栓梅）

实训七　气管异物患者的救护

【案例设计】

小明，5 岁，随爸爸去参加同事的婚礼，口里含着喜糖与小朋友们在一起嬉戏打闹，突然小明停止打闹，双手扼住自己颈部，面色变得青紫，伴有剧烈咳嗽。

讨论：请模拟对小明的现场急救过程。

【实训目的】

1．了解学生对气管异物的现场判断。

2．熟悉气管异物的紧急救护方法。

3．掌握气管异物的现场急救方法，能针对气管异物情景案例实施现场救护。

【实训准备】

1．用物准备　气管异物紧急处理流程图、靠背椅等。

2．操作者准备　认真阅读实训案例，查阅资料，复习各种意外伤害的救护措施；划分实训小组，选出小组负责人，根据教师指定的案例，分配情景模拟角色；准备记录本、笔。

3．患者准备　按照案例要求模拟患者。

【操作流程及护理配合】

1．教师介绍本次实训的目的与要求，讲解气管异物救护流程图。

2．请学生依照情景模拟案例，分配模拟角色和角色任务，讨论模拟实训流程，教师给予必要的提示或指导。

3．分组进行模拟情景的紧急救护实训练习。

【实训评价】

教师认真观察学生的表现，如操作者的救护意识，操作过程中的医护合作能力，急救操作技术的熟练程度等记录评分。

【注意事项】

1．教师在整个过程中可观察指导实训，并对每位学生的表现给予评价，填写实训评价表。

2．实训结束，各小组进行总结，教师点评。

3．实训结束后，整理用物，清理实训场所。

【实训作业】

1. 写一份气管异物的紧急救护流程实训报告。

2. 写出抢救气管异物患者的动作要领。

3. 书写一份预防气管异物的宣教材料。

（杨春晖）

实训八 烧伤患者的救护

【案例设计】

学生小辉，15 岁，周末和几个同学去野外烧烤，小辉买来了一瓶 75%酒精用来生火，小辉把酒精倒在柴堆里，点燃火柴，突然火势往小辉身上扑来，小辉衣服也着火了，火势很大。

讨论：请模拟对小辉的现场急救过程。

【实训目的】

1. 了解 学生对意外伤害的观察力。

2. 熟悉 烧伤患者的紧急救护方法。

3. 掌握 烧伤的现场急救方法，能针对烧伤情景案例实施现场救护。

【实训准备】

1. 用物准备 烧伤紧急处理流程图、模拟人、担架、无菌敷料等。

2. 操作者准备 认真阅读实训案例，查阅资料，复习各种意外伤害的救护措施；划分实训小组，选出小组负责人，根据教师指定的案例，分配情景模拟角色；准备记录本、笔。

3. 患者准备 按照案例要求模拟患者。

【操作流程及护理配合】

1. 教师介绍本次实训的目的与要求，讲解烧伤救护流程图。

2. 请学生依照情景模拟案例，分配模拟角色和角色任务，讨论模拟实训流程，教师给予必要的提示或指导。

3. 分组进行模拟情景的紧急救护实训练习。

【实训评价】

教师认真观察学生的表现，如操作者的救护意识，操作过程中的医护合作能力，急救操作技术的熟练程度等记录评分。

【注意事项】

1. 教师在整个过程中可观察指导实训，并对每位学生的表现给予评价，填写实训评价表。

2. 实训结束，各小组进行总结，教师点评。

3. 实训结束后，整理用物，清理实训场所。

【实训作业】

1. 写一份烧伤的紧急救护流程实训报告。

2. 写出烧伤患者的抢救要点。

3. 书写一份预防烧伤的宣教材料。

（杨春晖）

实训九　交通事故后的救护

【案例设计】

刘先生，35 岁，刚考得驾驶证 2 个月，某天带着一家人自驾游，开车途中接了一个电话，尔后撞到路边的花圃导致车辆侧翻，车身损害严重，群众看到后立即拨打交通事故报警电话“122”和急救电话“120”。救护车很快到达现场，发现驾驶人刘先生损伤较重，头颅外伤性出血，下肢瘫痪，意识模糊，立即给予止血措施，病情稳定后搬上救护车迅速送往医院，运送途中密切观察病情变化。

讨论：交通事故后医护人员应如何对刘先生进行急救。

【实训目的】

1. 了解　交通事故患者的救护意识。

2. 熟悉　急救过程中的医护合作能力。

3. 掌握　交通事故后的紧急救护措施，能针对交通事故情景案例正确实施现场救护。

【实训准备】

1. 用物准备　担架、三角巾、绷带、橡皮止血带、纱布等。

2. 操作者准备　认真阅读实训案例，查阅资料，复习各种灾难救援的救护措施；划分实训小组，选出小组负责人，根据教师指定的案例，分配情景模拟角色；准备记录本、笔。

3. 患者准备　按照案例要求模拟患者。

【操作流程及护理配合】

1. 教师介绍本次实训的目的与要求，讲解交通事故救护流程。

2. 请学生依照情景模拟案例，分配模拟角色和角色任务，讨论模拟实训流程，教师给予必要的提示或指导。

3. 分组进行模拟情景的紧急救护实训练习。

【实训评价】

教师认真观察学生的表现，如操作者的救护意识，操作过程中的医护合作能力，急救操作技术的熟练程度等记录评分。

【注意事项】

1. 教师在整个过程中可观察指导实训，并对每位学生的表现给予评价，填写实训评价表。

2. 实训结束，各小组进行总结，教师点评。

3. 实训结束后，整理用物，清理实训场所。

【实训作业】

1. 写一份交通事故后的紧急救护流程实训报告。

2. 写出脊柱损伤患者的现场搬运方法和注意事项。

3. 书写一份预防交通事故的宣教材料。

（杨春晖）

参 考 文 献

马仙惠．急救护理与重症监护技术．郑州：河南科学技术出版社，2008．

成守珍．急危重症护理学．第2版．北京．人民卫生出版社，2013．

周会兰．急危重症护理学．第2版．北京：人民卫生出版社，2013．

程忠义．急救护理技术．北京：中国医药科技出版社，2013．

毛静芳，彭美娣．急危重症护理学．北京：科学出版社，2014．

张凤梅，贾丽萍．急救护理技术．案例版．北京：科学出版社，2010．

王惠珍．急危重症护理学．第3版．北京：人民卫生出版社，2014．

杨建芬．急救护理技术．修订版，北京：科学出版社，2016．

许虹．急救护理学．第4版．北京：人民卫生出版社，2014．

陈妮．急救护理学．北京：中国协和医科大学出版社，2013．

周秀华．急危重症护理学．第2版．北京：人民卫生出版社，2006．

王晓军，许翠萍．临床急危重症护理．北京：中国医药科技出版社，2011．

张波，桂莉．急危重症护理学．第3版．北京：人民卫生出版社，2013．

傅一明．急救护理技术．北京：科学出版社，2015．

王为民，来和平．急救护理技术．第3版．北京：人民卫生出版社，2016．

赵文静，周丽娟．急诊专科护士一本通．北京：人民军医出版社，2014．

李相中，蒋淑昆．急危重症护理学．北京：军事医学科学出版社，2013．

刘美红，刘爱国．急诊医学．吉林：吉林科学技术出版社，2013．

尤黎明，吴瑛．内科护理学．北京：人民卫生出版社，2012．

魏秀红，赵书娥．内科护理学．北京：人民卫生出版社，2013．

任小芳．临床新编急危重症护理学．西安：西安交通大学出版社，2015．

教学基本要求

一、课程性质和任务

急救护理是临床护理工作的重要组成部分，急救护理技术是急诊医学的重要组成部分。本课程主要研究各种急危重症患者救护和灾难现场救护的一门综合性学科。可进一步培养学生综合应用各学科知识快速发现与判断急危重症患者，救治患者，尽可能提高成活率、减少伤残率的一门专业课程。

课程的主要任务是，学生通过对急救护理基本理论、基本知识和基本技能的学习，学会在不同工作情境中，对急危重症病人和灾难事故需救护的人员进行快速评估、判断，并能正确有效地运用所学救护技术配合医生或单独完成急救工作，为今后从事或参与救护工作奠定基础。

二、课程教学目标

通过本课程的学习，学生能够达到下列要求。

（一）职业素养目标

1. 树立热爱生命、实事求是的科学态度、培养学生人道主义精神。

2. 具有良好的职业素质、行为习惯和职业道德修养。

3. 具有良好的护患沟通能力和团队合作精神。

4. 具有严谨的学习态度、敢于创新的精神、勇于创新的能力。

（二）专业知识

1. 掌握院前急救原则及院前急救特点。

2. 掌握临床急性发热、常见神经系统、循环系统、呼吸系统、消化系统、泌尿系统和其他常见急症患者的病情观察、急救原则和急救护理。

3. 掌握急诊科工作任务、护理工作流程。

4. 掌握心肺脑复苏术、电除颤术，并能在不同急救情境中正确实施。

5. 熟悉我国急诊医疗服务体系的概念、组成、管理和任务。

6. 熟悉院前急救的概念、任务和管理。

7. 熟悉灾难现场的医护救援。

8. 熟悉掌握创伤急救相关技术，并能针对模拟病例正确实施救护。

9. 熟悉气管内插管、气管切开操作中护理配合和术后护理。

10. 了解急诊科设置、工作特点及管理。

11. 了解急救护理学范畴和发展史。

12. 了解重症监护病房及患者的各系统功能监护。

13. 学会各项基本监护技术。

14. 学会临床常见急危重症救护措施。

（三）能力培养目标

（1）通过实训教学，使学生具备规范、熟练的基本操作技能。

（2）培养学生用所学基本知识解释临床护理问题的能力。

（3）培养学生发现问题、分析问题、解决问题的能力。

三、教学内容和要求

教学内容	教学要求			教学活动参考
	了解（实训为学会）	理解	掌握（实训为熟练掌握）	
一、绪论				
（一）概述	√			理论讲授
（二）急救护理发展简史	√			多媒体演示
（三）急救医疗服务体系			√	
（四）急救护理的人员素质要求和学习方法	√			
二、院前急救				理论讲授
（一）概述		√		多媒体演示
（二）院前急救护理			√	
三、急诊科救护				理论讲授
（一）急诊科的设置与任务	√			多媒体演示
（二）急诊科护理工作			√	
（三）急诊科的护理管理		√		
四、重症监护技术				理论讲授
（一）重症监护病房	√			案例教学
（二）ICU 的监护内容及分级	√			教学见习
（三）急危重症监护技术		√		多媒体演示
实训一　心电监护技术			√	技能实践 情景教学 临床见习 案例分析
五、常用急救护理技术				理论讲授
（一）外伤止血、包扎、固定、搬运			√	多媒体演示
（二）动、静脉穿刺置管术			√	案例教学
（三）中心静脉压监测		√		
（四）心电监护仪的使用			√	情境教学
（五）电除颤仪的使用			√	角色扮演
（六）建立人工气道技术	√			
（七）呼吸机的临床应用	√			
（八）洗胃术			√	

续表

教学内容	教学要求			教学活动参考
	了解(实训为学会)	理解	掌握（实训为熟练掌握）	
实训二　创伤急救技术			√	技能实践
实训三　电除颤技术			√	情景教学
实训四　人工气道的建立与呼吸机的应用	√			临床见习
实训五　洗胃术			√	案例分析
六、心肺脑复苏				理论讲授
（一）概述		√		多媒体演示
（二）复苏的过程			√	
（三）复苏后的监测与护理			√	
实训六　心肺复苏术			√	技能实践 情景教学 技能考核
七、临床常见急症救护				理论讲授
（一）急性发热患者的救护			√	多媒体演示
（二）神经系统急症患者的救护				案例教学 角色扮演 情境教学
1. 昏迷患者的救护		√		
2. 脑卒中患者的救护		√		
3. 癫痫持续状态患者的救护	√			
（三）循环系统急症患者的救护				
1. 严重心律失常患者的救护	√			
2. 高血压危象患者的救护			√	
3. 急性冠脉综合征患者的救护		√		
4. 急性心力衰竭患者的救护			√	
（四）呼吸系统急症患者的救护				
1. 支气管哮喘急性发作患者的救护		√		
2. 急性呼吸衰竭患者的救护				
3. 急性呼吸窘迫综合征患者的救护		√		
4. 大咯血患者的救护			√	
（五）消化系统急症患者的救护				
1. 呕吐患者的救护			√	
2. 重症胰腺炎患者的救护		√		
3. 急性肝衰竭患者的救护		√		
4. 急性上消化道出血患者的救护			√	
（六）泌尿系统急症患者的救护				
1. 急性尿潴留患者的救护			√	
2. 急性肾衰竭患者的救护		√		
（七）其他常见急症患者的救护				
1. 糖尿病急症患者的救护，包括糖尿病酮症酸中毒患者的救护、糖尿病高渗性昏迷患者的救护		√		

续表

教学内容	教学要求			教学活动参考
	了解(实训为学会)	理解	掌握 (实训为熟练掌握)	
2. 甲状腺危象患者的救护		√		
八、急性中毒患者的救护				理论讲授
(一)概述				多媒体演示
1. 发生机制	√			案例教学
2. 救护原则			√	角色扮演
3. 紧急救护措施			√	情境教学
(二)常见急性中毒的救护				教学见习
1. 急性食物中毒患者的救护		√		
2. 有机磷杀虫剂中毒患者的救护			√	
3. 急性百草枯中毒患者的救护		√		
4. 急性一氧化碳中毒患者的救护			√	
5. 急性酒精中毒患者的救护		√		
6. 镇静催眠药中毒患者的救护			√	
九、理化因素损伤患者的救护				理论讲授
(一)中暑患者的救护			√	多媒体演示
(二)淹溺患者的救护			√	案例教学
(三)电击伤患者的救护		√		角色扮演
(四)气管异物患者的救护			√	教学见习
(五)烧烫伤患者的救护			√	情境教学
实训七　气管异物患者的救护			√	技能实践
实训八　烧伤患者的救护			√	情景教学 临床见习
十、灾难救护技术				理论讲授
(一)概述				多媒体演示
1. 灾难的定义与分类	√			案例教学
2. 灾难护理		√		角色扮演
(二)灾难应对反应				情境教学
1. 搜救			√	
2. 现场评估与检伤分类			√	
3. 伤员的安置与现场救护			√	
4. 伤员的转送与护理			√	
5. 灾难心理干预		√		
(三)常见灾难救援				
1. 交通事故		√		
2. 火灾		√		

续表

教学内容	教学要求			教学活动参考
	了解(实训为学会)	理解	掌握（实训为熟练掌握）	
3. 公共卫生事件		√		
4. 地震		√		
实训九　交通事故后的救护 临床见习案例分析技能实践			√	情景教学 技能实践 临床见习

四、说　　明

（一）教学安排

本教材主要供中等卫生职业教育护理、助产等医学类专业教学使用，一般在第四学期开设，总学时数 36 学时，其中理论教学 24 学时，实践教学 12 学时，学分为 3 学分。

（二）教学要求

1. 本课程对理论部分教学要求分为掌握、熟悉、了解 3 个层次。掌握：指对基本知识、基本理论有较深刻的认识，并能综合、灵活地运用所学的知识解决实际问题。熟悉：指能够领会概念、原理的基本含义，解释护理现象。了解：指对基本知识、基本理论能有一定的认识，能够记忆所学的知识要点。

2. 本课程重点突出以岗位胜任力为导向的教学理念，在实践技能方面分为熟练掌握和学会 2 个层次。熟练掌握：指能独立、规范地解决问题，完成该操作。

自测题参考答案

第 1 章

1. E　2. D　3. E　4. E　5. A　6. A　7. E　8. A　9. E　10. B

第 2 章

1. B　2. D　3. E　4. A　5. B　6. C　7. E　8. B　9. C　10. B
11. A　12. D

第 3 章

1. A　2. E　3. B　4. C　5. E　6. D　7. A　8. A　9. C　10. C

第 4 章

1. B　2. D　3. C　4. D　5. A　6. A

第 5 章

1. C　2. C　3. D　4. A　5. C　6. E　7. C　8. C　9. E　10. B
11. D　12. B　13. D　14. B　15. B　16. A　17. E　18. C　19. D　20. C
21. A　22. D　23. A　24. A

第 6 章

1. B　2. A　3. B　4. C　5. D　6. D　7. C　8. C　9. D　10. C
11. A　12. B

第 7 章

1. A　2. D　3. B　4. E　5. C　6. D　7. C　8. E　9. D　10. B
11. C　12. C　13. A　14. D　15. B　16. C　17. E　18. C　19. B　20. E
21. B　22. B

第 8 章

1. C　2. C　3. B　4. D　5. A　6. E　7. D　8. C　9. C　10. E
11. C　12. A　13. D　14. D　15. E　16. B　17. B　18. E　19. D　20. D
21. B　22. E　23. E

第 9 章

1. B　2. C　3. C　4. E　5. E　6. B　7. C　8. A　9. A　10. D

第 10 章

1. D　2. D　3. A　4. B　5. E　6. D　7. A　8. A　9. D　10. A